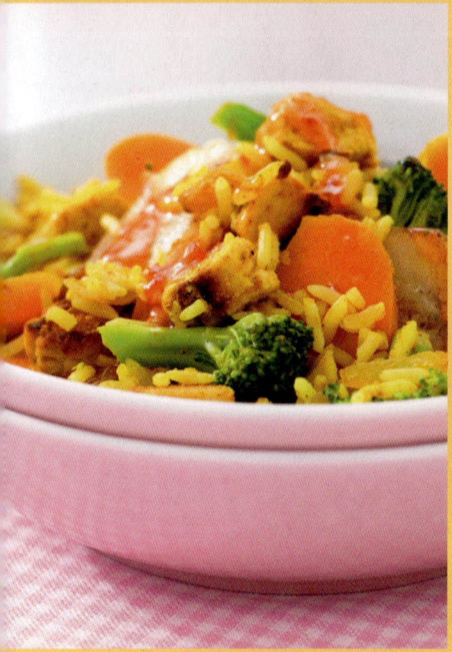

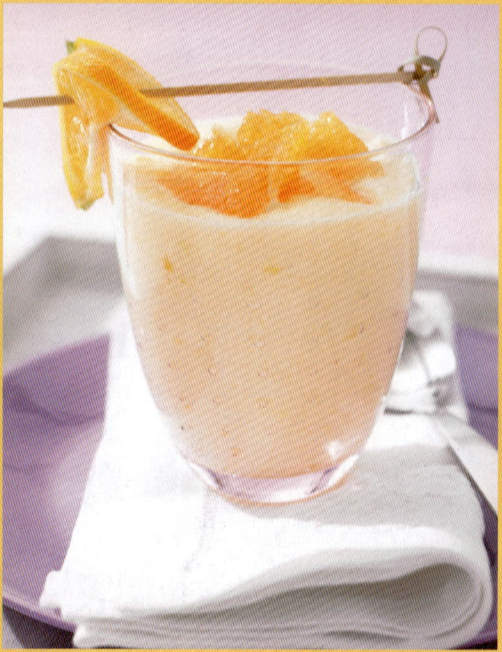

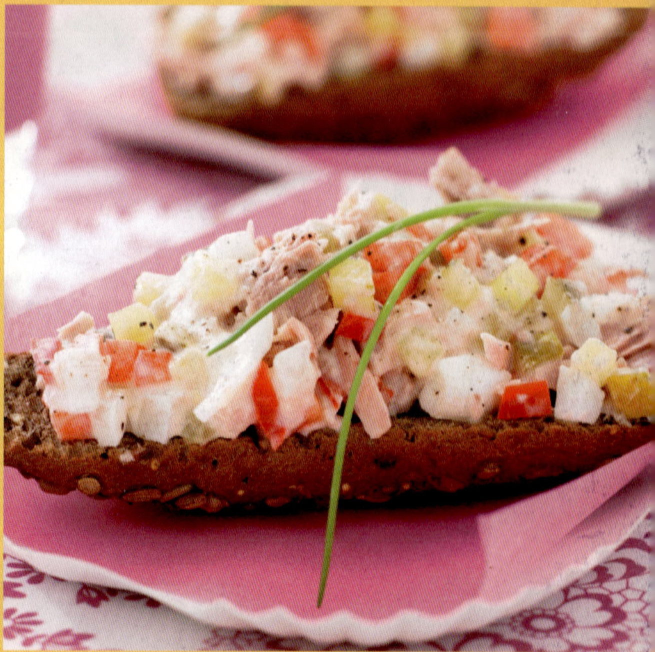

Bereik én behoud je ideale gewicht!

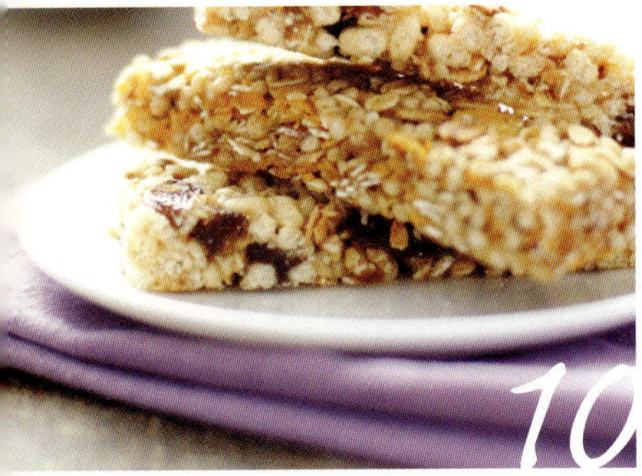
10
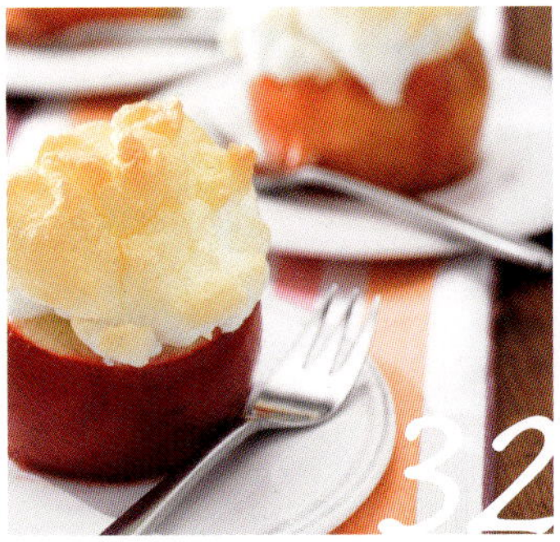
32
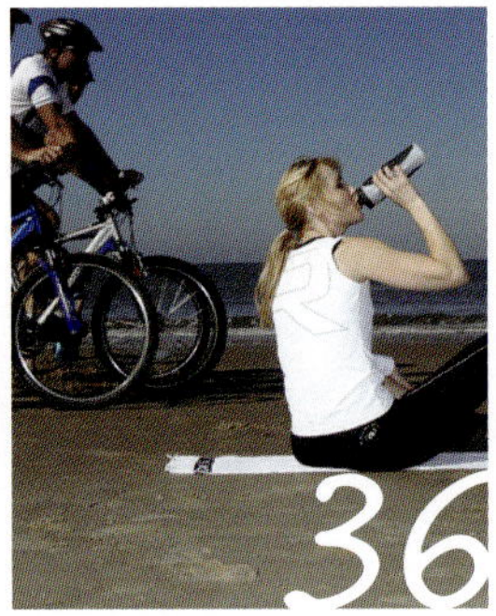
36
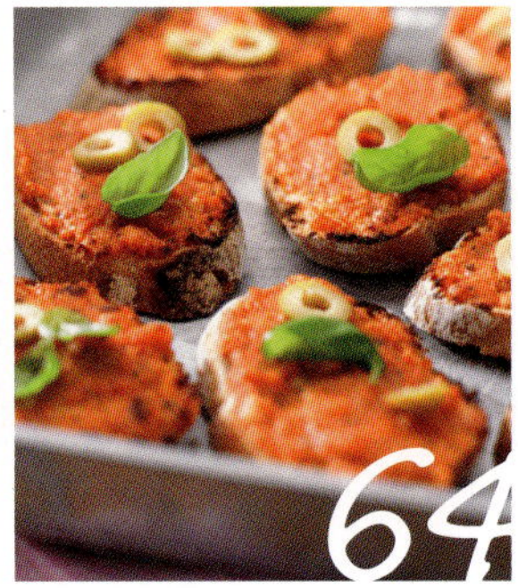
64
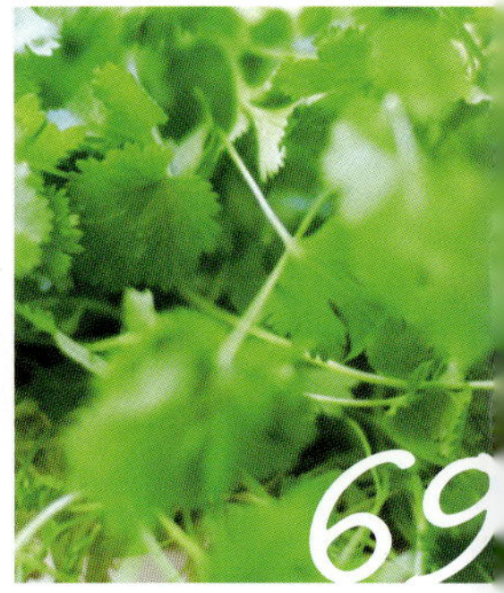
69

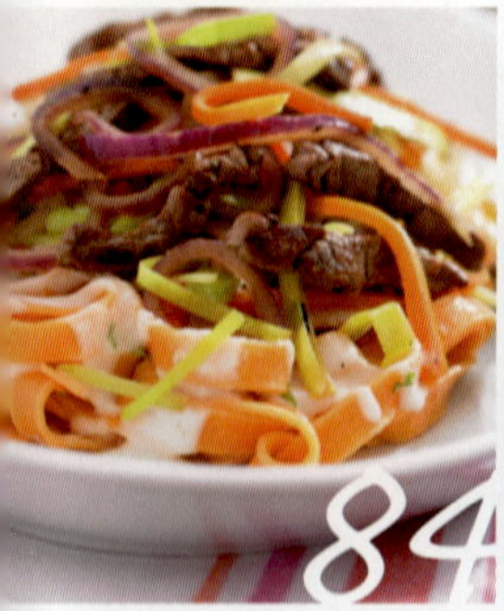
84
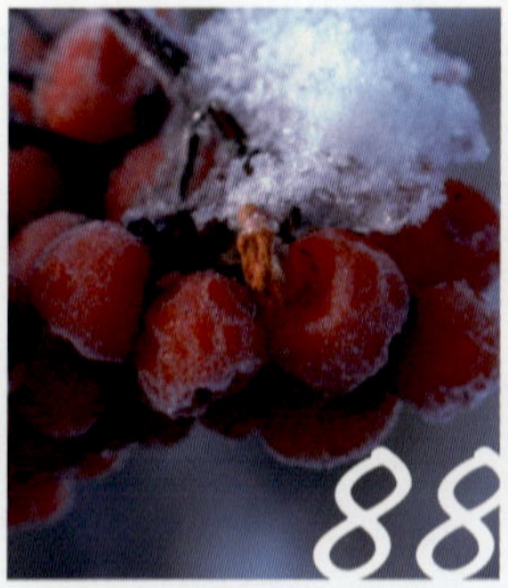
88
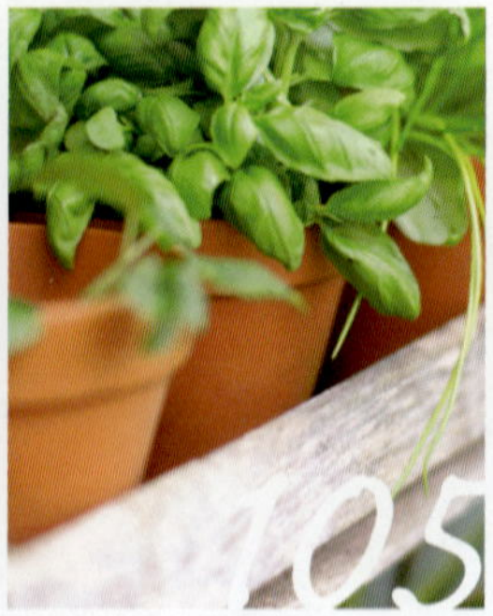
105
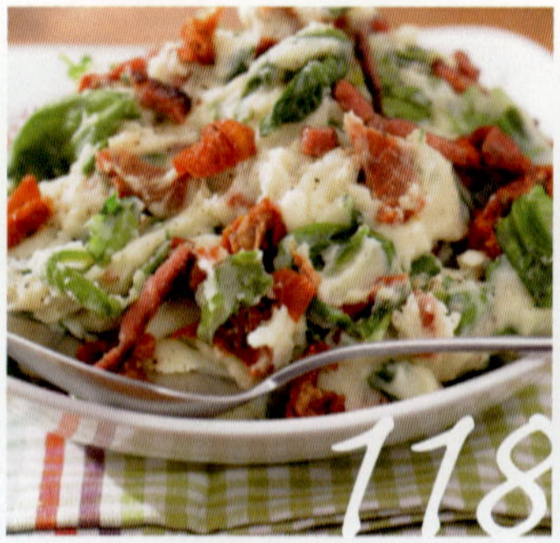
118
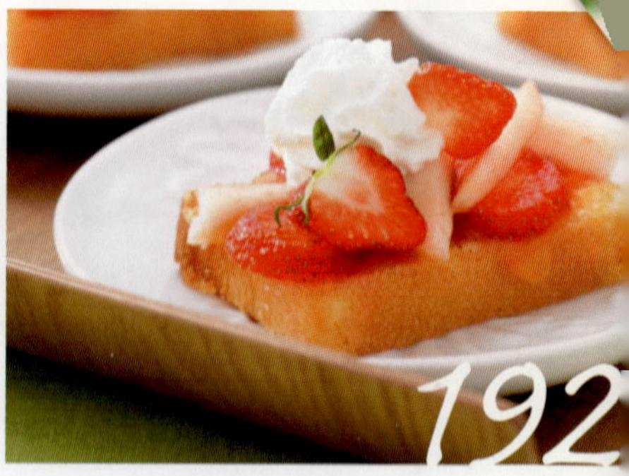
192

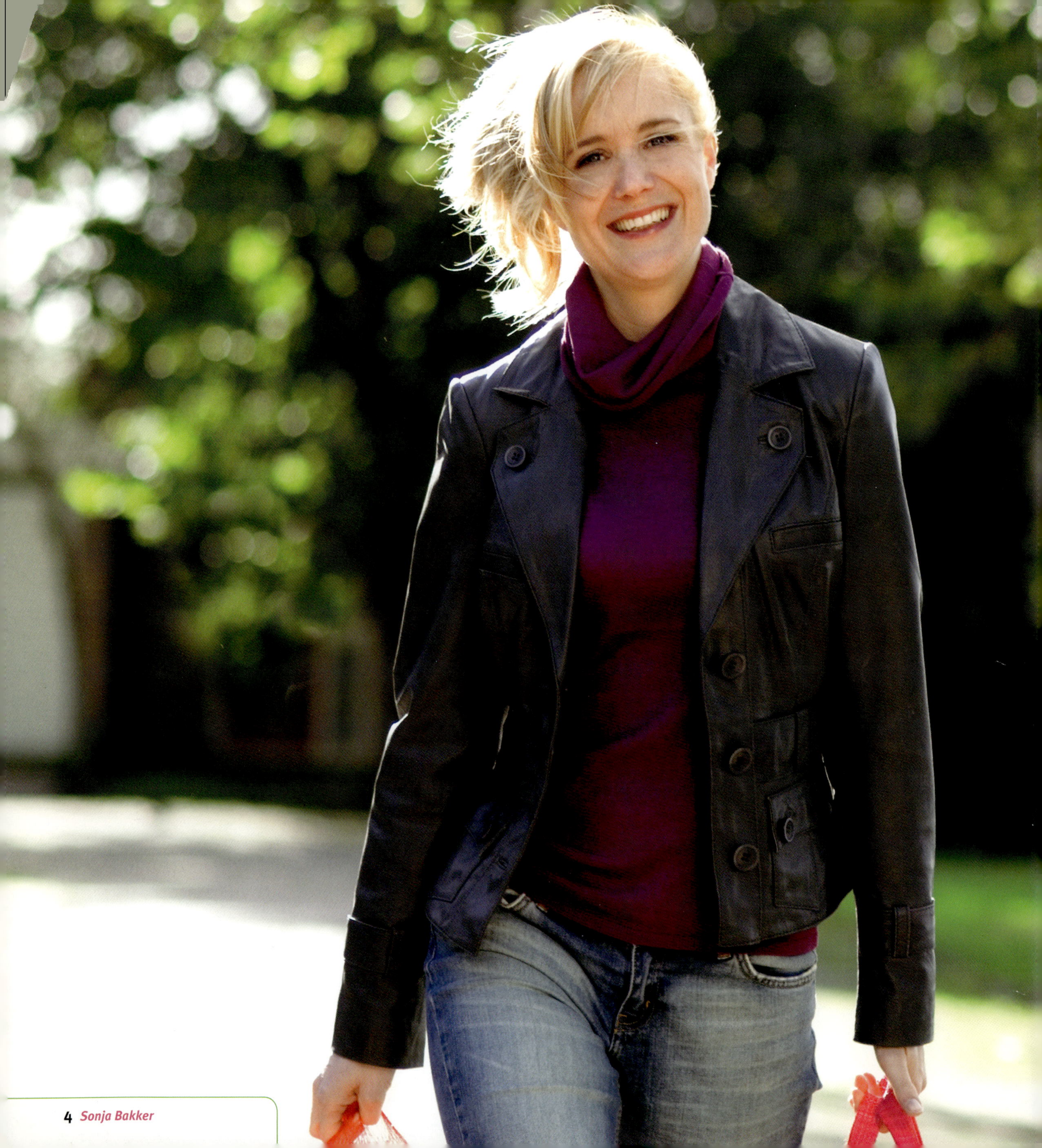

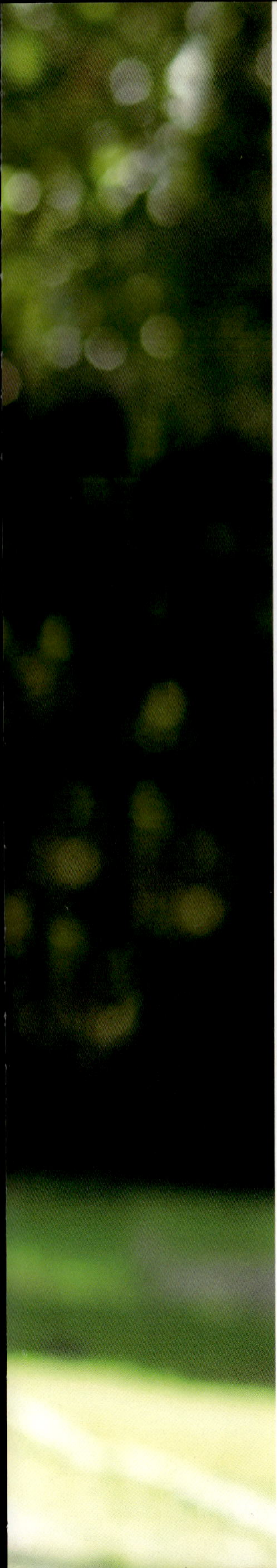

Voorwoord

'Sonja, wanneer komt je volgende boek uit?' Deze vraag is me het afgelopen jaar tientallen, misschien wel honderden keren, gesteld. Na het succes van 'Bereik je ideale gewicht!' bleek dat er veel behoefte is aan een vervolg, met veel nieuwe recepten, tips, actuele weekmenu's en natuurlijk veel nieuwe wetenswaardigheden over ons dagelijkse voedingspatroon. Het is een nieuwe stimulans en motivatie voor al die mensen die hun ideale gewicht al hebben bereikt en dat willen behouden, maar het is ook een prima leidraad voor wie wil beginnen met afvallen.

Ook deze uitgave is een praktische methode om overgewicht kwijt te raken en op gewicht te blijven. Door de weekmenu's te volgen en je voedingspatroon aan te passen, slank je snel en verantwoord af. Je voelt je binnen een paar weken een ander mens!

Voor wie mij nog niet kent: ooit was ik zelf iemand die altijd aan het lijnen was. Tot mijn negentiende volgde ik alle diëten die er voorhanden waren. Maar nooit met een bevredigend resultaat.
Op mijn twintigste begon ik met de opleiding gewichtsconsulente en ontwikkelde ik de loop der jaren uiteindelijk mijn eigen methode. Jarenlang begeleidde ik mensen met overgewicht, van vijf tot vijfenzestig kilo!

Met mijn eerste boek 'Bereik je ideale gewicht' kon ik een veel grotere groep mensen bereiken. Ik ben trots dat 'Sonjabakkeren' nu zelfs een uitdrukking is in de Nederlandse taal. Maar nog veel trotser en vooral dankbaar dat ik zo onnoemlijk veel mensen heb kunnen helpen met mijn methode. Daarom wens ik je veel plezier met het vervolg: 'Bereik én behoud je ideale gewicht!', want volgens mij is dit het beste cadeau dat je jezelf kunt geven...

Gewichtsconsulente Sonja Bakker

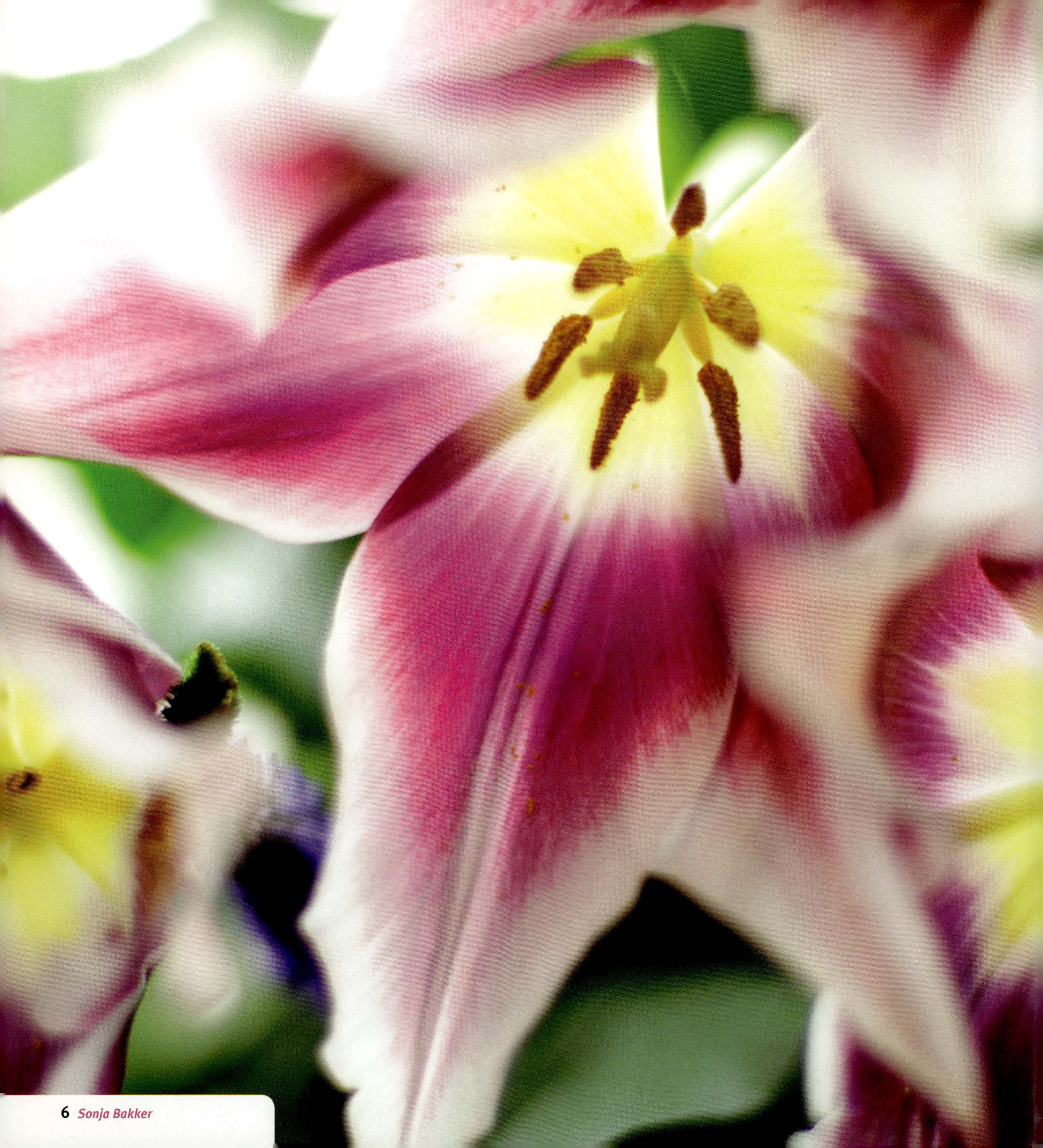

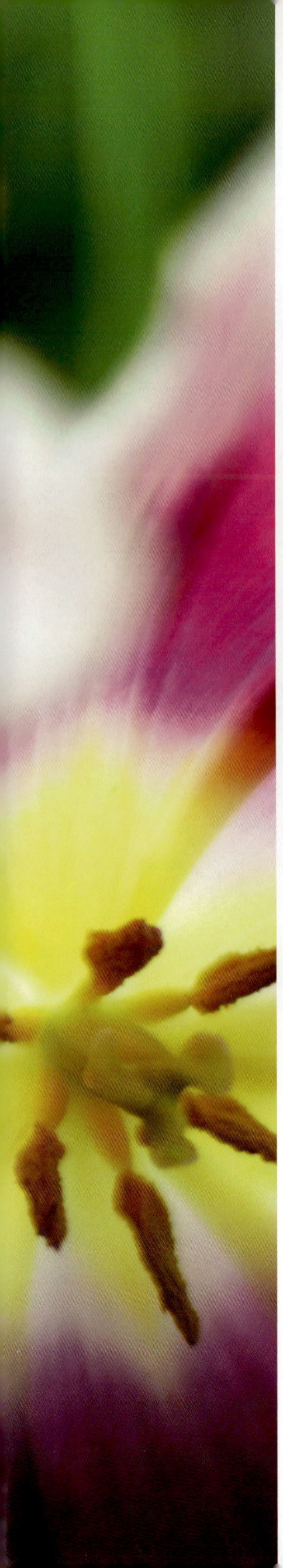

Inleiding

Waarom wil je afvallen? Slank zijn is een ideaalbeeld voor de meeste mensen met overgewicht en vaak zelfs een fantasie die nooit lijkt uit te komen. In de modewereld, tijdschriften en reclames zie je alleen maar slanke modellen. Je zou bijna denken dat overgewicht een zware zonde is. Want we kijken nu eenmaal in eerste instantie naar het uiterlijk.
Natuurlijk is het goed om een mooi figuur na te streven. Maar veel belangrijker is dat je lichaam in balans is. Dat je er een gezond leefpatroon op nahoudt. Dat je let op je voeding, dat je genoeg beweegt en dat je stress afwisselt met ontspanning. Dan ben je op de goede weg. Als je alleen maar wilt afvallen voor een goed figuur, loop je de kans ten prooi te vallen aan het jo-jo effect, want als je eenmaal je ideale gewicht hebt bereikt is je motivatie weg om door te gaan.

Daarom heet dit boek 'Bereik en behoud je ideale gewicht'. Wie al succes heeft geboekt met mijn eerste boek 'Bereik je ideale gewicht' zal in deze uitgave de inspiratie vinden door te gaan. Want uit de reacties van de lezers van mijn vorige boek is gebleken dat ze het prettig vonden dat ik de weekmenu's kant en klaar aanbiedt. In deze uitgave vind je nieuwe overzichtelijke weekmenu's om overgewicht kwijt te raken, maar ook weekmenu's om je ideale gewicht te behouden. Je kunt met dit nieuwe boek niet alleen afvallen, maar ook zorgen dat je op gewicht blijft. Als je ook nog geregeld de oefeningen doet vanaf pag. 34, ben je op weg naar een gezonder, beter en vast en zeker gelukkiger leven.
Met mijn methode zorg ik voor een goede balans tussen vetten, koolhydraten en eiwitten, máár ook besteed ik veel zorg aan het aanleren van een gezond eetpatroon.

Succes!

HOOFDSTUK 1

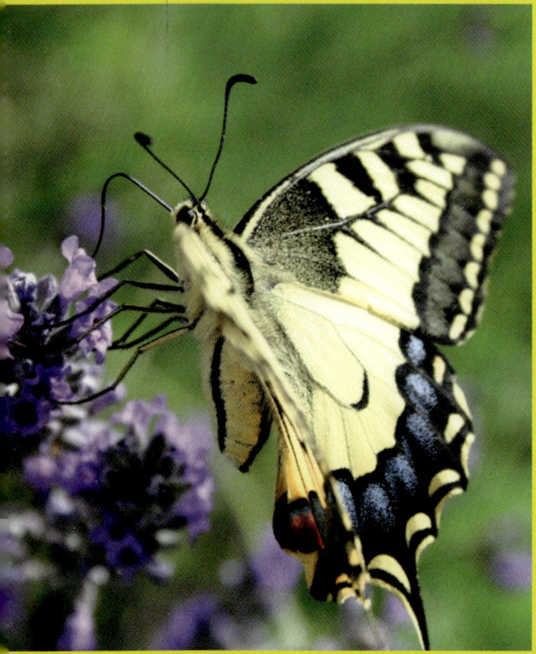 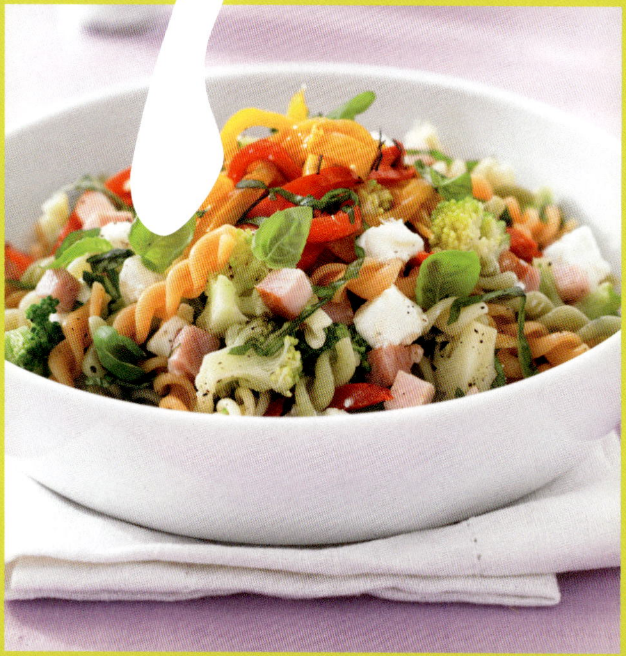 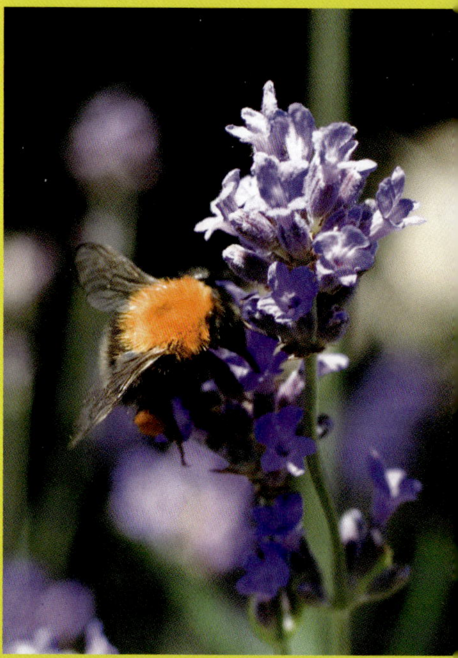

Zó werkt de Sonja Bakker-methode

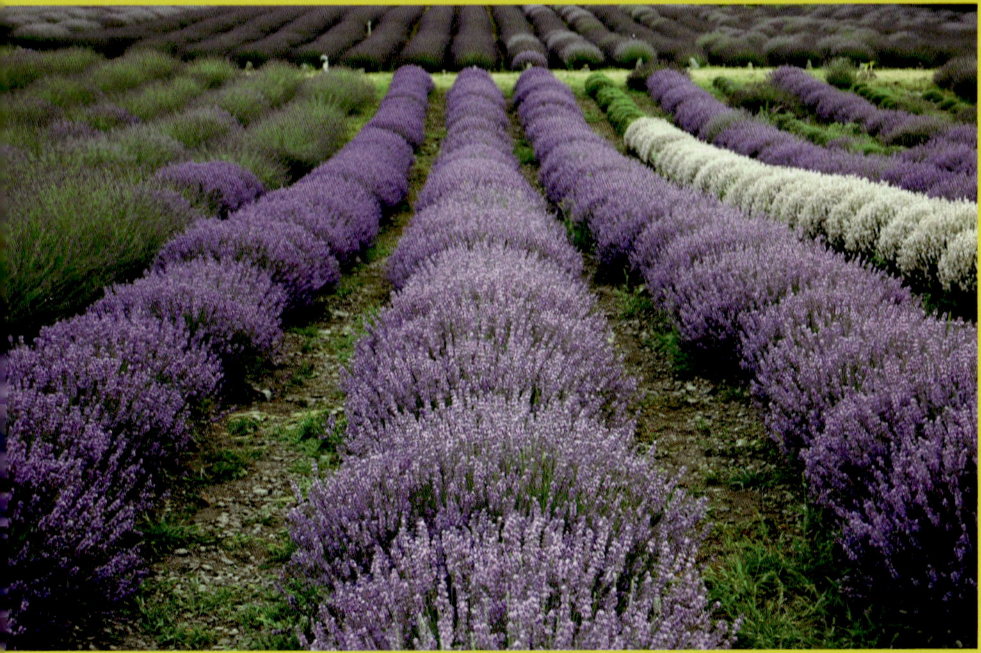
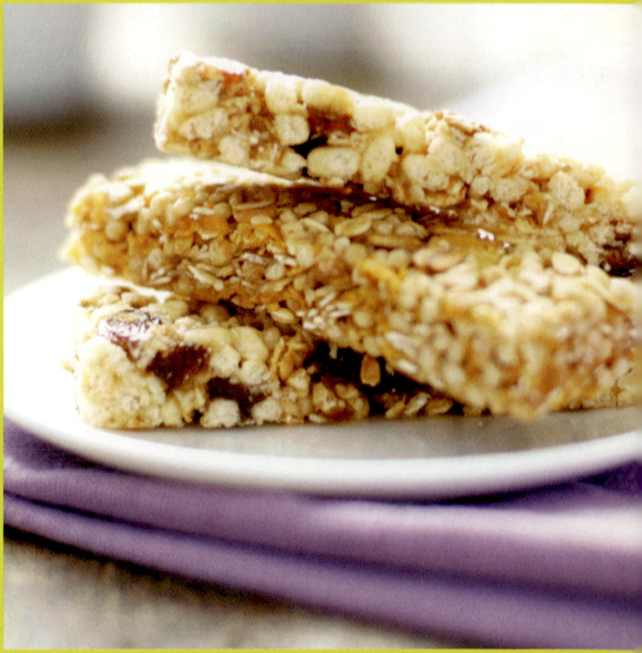

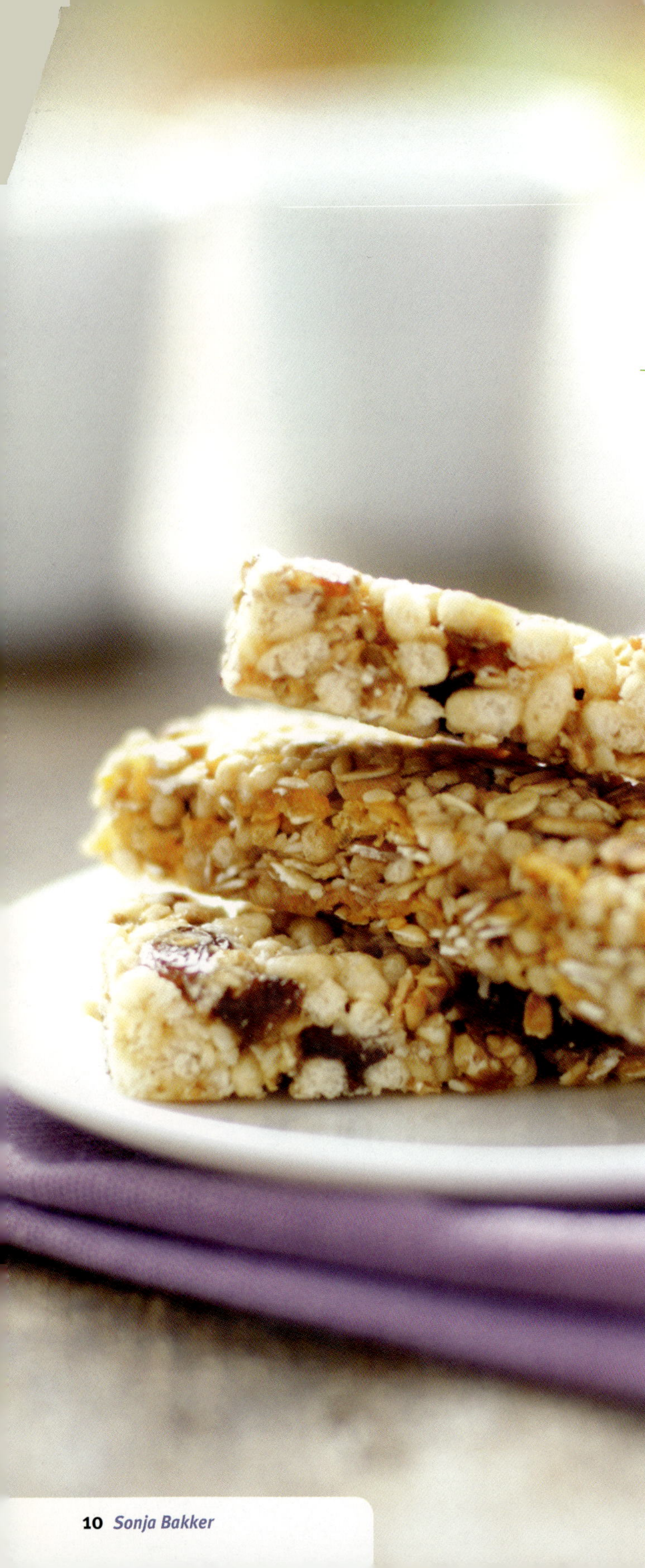

Zó werkt
de Sonja Bakker-methode

Voor je begint met het volgen van de weekmenu's, raad ik je aan dit hoofdstuk goed te lezen. Het geeft je inzicht in de manier waarop mijn methode werkt en geeft antwoord op vragen die je ongetwijfeld hebt. Voor meer veelgestelde vragen en antwoorden uit de praktijk verwijs ik je naar hoofdstuk 11.

Zó werkt 'Bereik én behoud je ideale gewicht'

Dit programma bestaat uit twaalf weken. De eerste acht weken zijn erop gericht om verantwoord af te vallen. De laatste vier weken helpen je bij het behouden van je gewicht. In elk hoofdstuk vind je een weekmenu voor de vrouw én voor de man. Volg gewoon deze weekmenu's. Je hoeft geen calorieën te tellen, wat je per dag mag eten staat helemaal voor je uitgeschreven. En het is makkelijk: je kookt maaltijden waarvan het hele gezin met smaak kan mee-eten. Gezond, verantwoord, eigentijds, maar vooral: eenvoudig.

Bereken of je een (on)gezond gewicht hebt

Om te bepalen of je een gezond gewicht hebt, kun je de Body Mass Index (BMI) uitrekenen. Je doet dit door je gewicht in kilogrammen te delen door je lengte in meters in het kwadraat.

Body Mass Index (BMI)

Minder dan 20	= te laag lichaamsgewicht
Tussen 20 en 25	= normaal, goed gezond gewicht
Tussen 25 en 30	= overgewicht met verhoogd risico voor de gezondheid
Boven de 30	= obesitas, duidelijk verhoogd risico voor de gezondheid

Deze index geldt voor mannen en vrouwen van 18 tot 70 jaar.

Voorbeeld 1

Een vrouw van 1,68 en een gewicht van 75 kilo.
1,68 x 1,68 =2,82
75 kilo : 2,82 =BMI van 26,5

Conclusie: deze vrouw heeft matig overgewicht. Een gezond gewicht bij deze vrouw is circa 65 kilo.

Voorbeeld 2

Een man van 1,89 en een gewicht van 115 kilo.
1,89 x 1,89 = 3,57
115 kilo : 3,57 = 32,21

Conclusie: deze man heeft ernstig overgewicht. Een gezond gewicht bij deze man is circa 87 kilo.

De Sonja Bakker Methode

Hoeveel kun je per week afvallen

Ieder lichaam is anders, maar gemiddeld kunnen vrouwen per week zo'n 500-800 gram afvallen. Mannen raken één à twee kilo kwijt per week. Sommige vrouwen verliezen in de eerste week misschien wel twee à drie kilo, dit komt voornamelijk door het verliezen van vocht. Val je een keer wat minder af, raak dan niet gedemotiveerd. Misschien houd je die week net wat meer vocht vast (bijvoorbeeld tijdens de eerste dagen van de menstruatie). Blijf in je ritme, je zult zien dat ook jij je doel bereikt.

TIP

Weeg je één keer per week, op een vast tijdstip. Ga niet elke dag op de weegschaal staan, dit om te voorkomen dat het wegen een obsessie wordt.

Je krijgt alle voedingsstoffen binnen die je nodig hebt

Door de weekmenu's in dit boek te volgen, leer je nieuwe voedingsgewoontes aan waarmee je een leven lang slank kunt blijven. De weekmenu's zijn zo samengesteld dat je alle voedingsstoffen binnenkrijgt die je nodig hebt om gezond te blijven. Dat wil zeggen: voldoende melkproducten, fruit, vlees(vervangers), groenten, brood(vervangers) en vetten. Hierdoor krijg je voldoende eiwitten, mineralen, vitaminen, vetten en koolhydraten binnen. Het sleutelwoord is variatie. Als je elke dag hetzelfde eet, hoe gezond ook, raakt je stofwisseling daaraan gewend. Je zult merken dat niet elke dag dezelfde hoeveelheid calorieën worden gebruikt, maar wees gerust: je krijgt absoluut voldoende binnen! Door goed te variëren houd je de stofwisseling actief, waardoor je meer calorieën verbrandt. Ook krijg je door deze broodnodige variatie alle voedingsstoffen binnen.

Ook geschikt voor vegetariërs

In de weekmenu's komen soms dagen zonder vlees voor, omdat vlees moeilijker te verteren is. Maar wil je elke dag vegetarisch eten, dan kun je in plaats van de voorgeschreven hoeveelheid vlees of vis eenzelfde hoeveelheid vleesvervanger nemen. Denk bijvoorbeeld aan Quorn, Valess, tofu, maar ook vegetarische producten van een huismerk. Ik adviseer je geen gepaneerde producten, te veel noten of kaas te gebruiken, in verband met het vetgehalte.

De basisregels voor het volgen van de weekmenu's

Om een goed resultaat te kunnen bereiken, is het van belang dat je een aantal regels onthoudt.

- Wanneer een bepaald menu je niet goed uitkomt, omdat je bijvoorbeeld de hele dag op pad bent, wissel dan het gehele menu van die dag met het gehele menu van een andere dag. Het is dus toegestaan om dagen uit het weekmenu met elkaar te wisselen. Het is niet toegestaan om het ontbijt van de maandag te gebruiken, de lunch van de dinsdag en het diner van de donderdag. Het menu is één geheel, dus volg altijd het gehele dagmenu.

- Volg de eerste vijf weken de weekmenu's zo nauwkeurig mogelijk. Gaat dat goed, dan mag je daarna ook af en toe een gerecht vervangen voor een van de lekkere recepten die je achter in dit boek vindt.
- Sla geen maaltijd of tussendoortje over. Het eten is zodanig over de dag verdeeld dat je bloedsuikerspiegel stabiel blijft. Sla je bijvoorbeeld het ontbijt of tussendoortje over, dan is de kans groot dat je later op de dag in de verleiding komt om iets ongezonds te eten. Een maaltijd overslaan kan ook concentratieproblemen veroorzaken.
- Als je enorme 'honger' hebt, niet te verwarren met 'lekkere trek', neem dan een stuk fruit of een extra Evergreen.
- Slaap je graag uit in het weekend? Voeg dan je ontbijt en tussendoortje (kies voor fruit) samen voor een lekkere brunch.
- Bak altijd (dus ook vlees en vis) in olijfolie, dit is plantaardig en goed tegen een te hoog cholesterolgehalte. Lust je geen olijfolie probeer dan Becel Multi voor koken, (roer)bakken en braden.
- Drink twee liter water per dag naast andere warme of koude dranken. Rooibosthee en groene thee mogen ook in plaats van water worden gedronken. Om je te helpen, schrijf ik elke dag een aantal glazen water voor in het menu, neem zelf tussendoor gerust een paar glazen extra.
- Lightdranken zijn toegestaan, maar nooit meer dan vier glazen per dag.
- Naar behoefte mag je elke dag één of twee stukken fruit toevoegen aan je dagmenu. Wees voorzichtig met bananen en mango's in verband met de suikers.

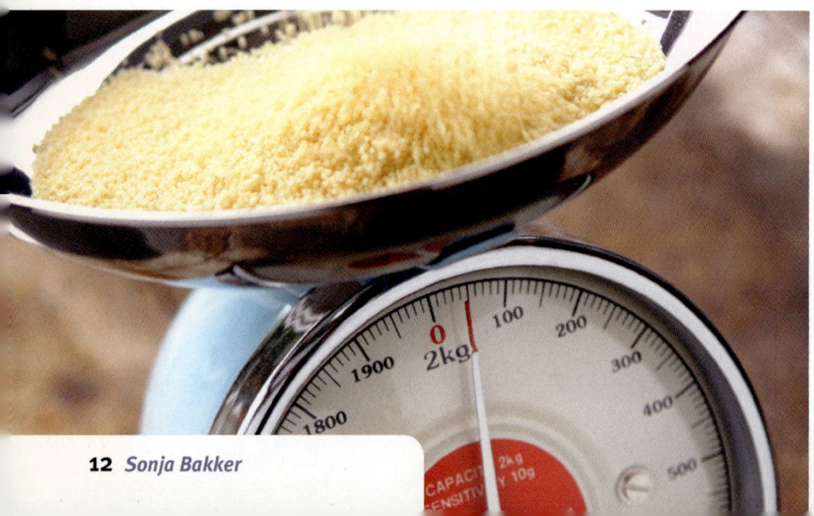

- Zet een keukenweegschaal op het aanrecht en weeg het avondeten altijd goed af. De hoeveelheden die ik beschrijf zijn na het bereiden. Na een paar weken weet je hoeveel je mag hebben en hoef je niet meer te wegen. Meer groenten opscheppen mag altijd, maar natuurlijk zonder sausjes.
- Rauwkost (is rauwe/licht gekookte groente) en sla mag je altijd nemen, ook als het niet in het menu staat. Alle dressings die minder dan 250 kcal. per 100 ml zijn toegestaan.
- In verband met vetten die je lichaam nodig heeft, schrijf ik regelmatig jus voor bij de aardappelen. Juszakjes zijn een aanrader als je magere jus gebruikt. Maak magere jus altijd aan met water.

Wisselen van producten

Het kan natuurlijk voorkomen dat je een bepaald product echt niet lust, of dat je het niet in huis hebt. In zo'n geval mag je wisselen met een ander product uit dezelfde groep. Bijvoorbeeld karnemelk in plaats van Optimel of een plak ontbijtkoek in plaats van een Evergreen. In sommige gevallen gebruik ik merknamen, dit maakt het duidelijker om aan te geven welk product ik bedoel. Een goed voorbeeld hiervan is Evergreen. Het voordeel van de merknaam is dat iedereen weet wat hiermee bedoeld wordt. Als ik dit zou omschrijven als een krentenkoekje, zou dit snel tot verwarring kunnen leiden. Voor alle producten die ik benoem geldt: je mag altijd een goed alternatief gebruiken, maar let goed op het aantal kcal. dat op de verpakking vermeld staat. Ik help je een eindje op weg met onderstaande 'wissellijstjes':

Zuivel:

250 gram magere yoghurt
250 gram Optimel yoghurt
250 gram Optimel gele vla
250 gram Vitalinea chocolademousse
250 gram Optimel chocoladevla
250 gram magere (vruchten)kwark
250 gram Optimel kwark
1 glas karnemelk
1 glas halfvolle melk
1 glas Optimel drink
1 glas chocolademelk light
1 glas sojamelk

TIP

Tegenwoordig zijn er ook veel yoghurt/drinkyoghurt met 0% vet en geen suikers toegevoegd. Als deze produkten onder de 40 kcal per 100 ml zijn, dan zijn ze Sonja 'proof' en kan je ze gebruiken in plaats van bijvoorbeeld Optimel.

TIP

Je kunt ook jus d'orange met karnemelk mengen, super gezond. Of karnemelk met een scheutje Roosvicee in plaats van Optimel drink.

Zoet beleg:
halvajam of jam zonder toegevoegde suikers
appelstroop
vruchtenhagel
honing
plakje ontbijtkoek (als beleg)
gestampte muisjes

Hartig beleg:
sandwichspread (naturel of komkommer)
1 plak 30+ kaas
20+ smeerkaas
roomkaas light (b.v. Boursin light, St. Moret, Philadelphia)
pindakaas (dun laagje)
1 plakje rosbief
1 plakje achterham
1 plakje rookvlees
1 plakje kipfilet (eventueel met tuinkruiden)
1 plakje kalkoenfilet
magere smeerworst
ossenworst
filet americain (hoe roder hoe magerder, hoe lichter de kleur, hoe meer mayonaise er is gebruikt).

TIP

Aan hartig beleg mag je altijd naar smaak rauwkost, plakjes tomaat of komkommer toevoegen.

Vlees (vervangers), vis (gewicht na bereiding):
75 gram rundervink
75 gram rundergehakt(bal)
75 gram tartaar
75 gram kipfilet
75 gram rosbief
75 gram biefstuk
100 gram kabeljauw
100 gram zalm (moot of filet)
100 gram scholfilet
100 gram tonijnbiefstuk
75 gram vleesvervanger
(kies voor niet-gepaneerde producten!)

Tussendoortjes:
1 Liga Evergreen (niet het hele pakje!)
1 Sultana-koekje
1 plak ontbijtkoek
1 plak Friese kruidkoek
1 stuk taai taai (ook wel: Amsterdams korstje)
1 stuk fruit (behalve mango en maximaal twee bananen per week)
1 eierkoek
1 zakje Snack-a-Jacks
1 speculaasje
1 zelfgemaakte muffin (zie achter in het boek)
1 volkoren biscuit
1 Snelle Jelle (met mate)
1 Lu Time out koekje

Brood(vervangers):
1 snee volkorenbrood = 2 volkoren crackers
1 snee volkorenbrood = 2 beschuitjes
1 snee volkorenbrood = 2 Cracottes
1 snee volkorenbrood = 1 krentenbol
1 snee volkorenbrood = 1 mueslibol
1 snee volkorenbrood = 1 snee roggebrood
1 snee volkorenbrood = 1 bruine kadet
2 snee volkorenbrood = 1 (afbak) pistolet

Aardappelen, rijst en pasta:

150 gram gekookte aardappelen = 100 gram gebakken aardappelen (bakken in de olijfolie)
150 gram gekookte aardappelen = 150 gram gekookte zilvervliesrijst
150 gram gekookte aardappelen = 150 gram aardappelpuree
150 gram gekookte aardappelen = 150 gram gekookte couscous
150 gram gekookte aardappelen = 150 gram gekookte pasta (b.v. schelpjes)
150 gram gekookte aardappelen = 150 gram ovenfrites

Groente en fruit:

Fruitsoorten mag je onderling naar smaak wisselen. Let wel op: eet maximaal twee keer per week een banaan in verband met de suikers. Groenten mag je onderling met elkaar wisselen, maar niet elke dag hetzelfde. Ik adviseer je om maximaal twee keer per week dezelfde groente te nemen. Zo houd je voldoende variatie.
Let wel: het belangrijkste is dat je 200 gram groenten per dag eet. Lust je niet veel soorten, eet dan een soort die je wel lekker vindt. Rauwkost mag je klaarmaken met elke groentesoort die je lekker vindt, rauw of kort gekookt (geblancheerd). Als je geen rauwkost lust, laat je dit achterwege en neem je wat extra groenten.

Voor bij de borrel:

handje Japanse mix (zonder de nootjes)
handje Pepsels (zoute sticks) = 15 stuks
3 toastjes met 20+ smeerkaas, roomkaas light of filet americain1
zakje Snack-a-Jacks
3 blokjes 30+ kaas
6 plakjes ossenworst met een stukje augurk

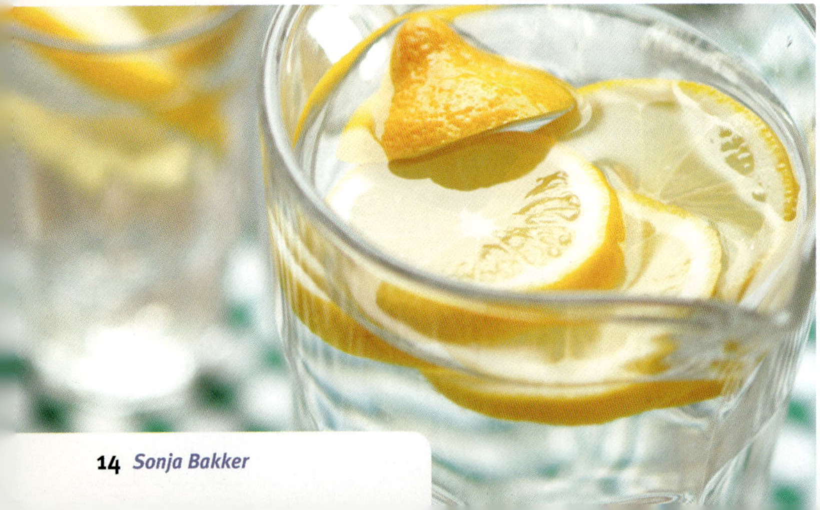

Tip: water drinken

Om je lichaam te stimuleren met afvallen, is het belangrijk elke dag voldoende te drinken. Vocht helpt afvalstoffen af te voeren en je lichaam van binnen te reinigen. Ik adviseer je om elke dag twee liter water te drinken. Vooral als je dit voorheen niet gewend was, kan dit in het begin best wat moeite kosten. Maar met deze tips gaat het je zeker lukken:

- drink bij elke maaltijd en elk tussendoortje een groot glas water;
- neem voor onderweg en op het werk een flesje water mee. Zelf gebruik ik een 0,5 liter flesje, zo kan ik makkelijk onthouden hoeveel ik gedronken heb;
- gewoon water niet lekker? Voeg een klein scheutje vruchtensap of citroensap toe;
- kies bij voorkeur voor water zonder bubbels. Van koolzuur kun je een opgeblazen gevoel krijgen;
- je mag in plaats van water ook kruidenthee drinken, bij voorkeur rooibosthee;
- Heb je hartige trek, dan mag je één glas water per dag vervangen door een kop drinkbouillon;
- een hele simpele manier om te checken of je genoeg drinkt is om te kijken naar de kleur van je urine. Hoe donkerder, hoe meer je moet drinken;
- laat sapjes en frisdrank zo veel mogelijk staan. Naast de vele calorieën die in de sappen zitten, tasten de zuren ook het tandglazuur aan;
- neem ook light frisdrank met mate (maximaal vier glazen per dag), dit in verband met de kunstmatige zoetstoffen die erin zitten zoals aspartaam. In grote hoeveelheden kan dit schadelijk zijn.

Lichamelijk zwaar werk? Neem iets extra's

Wanneer je zeer vroeg opstaat om naar je werk te gaan en lichamelijk zwaar werk doet is een licht ontbijt soms te weinig. Neem dan een plak ontbijtkoek extra en eventueel een bakje magere yoghurt of een krentenbol. Ook kun je een extra cracker of rijstwafel met mager beleg nemen als ochtendtussendoortje. Luister goed naar je lichaam.

TIP Lees eerst goed het gehele boek door.

Na acht weken nog niet op gewicht?

Als je meer dan tien kilo wilt afvallen, is de kans groot dat je na acht weken nog niet op je ideale gewicht bent. Niks aan de hand: begin gewoon weer bij week 1 en probeer als je daar behoefte aan hebt te variëren met de lijstjes uit dit hoofdstuk en de recepten achter in dit boek. Mijn belangrijkste advies: blijf bij deze methode! Als je van methode verandert, is dat echt een aanslag op je lichaam, omdat elke methode anders is samengesteld. Veel diëten van tegenwoordig mijden koolhydraten, waardoor je in het begin veel afvalt. Als je daarna weer koolhydraten gaat eten, kom je weer snel aan.

De voordelen van een gezond gewicht

Top 5

1. Je hebt veel meer energie.
2. Je ziet er vaak jonger uit.
3. Je lichaam is gezonder en sterker, klachten die bij overgewicht horen verdwijnen zelfs vaak.
4. Je krijgt meer zelfvertrouwen, waardoor zelfs de prestaties op je werk en je relaties kunnen verbeteren.
5. Het is écht leuker om te gaan winkelen voor kleding.

Tot slot

10 succestips!

1. Realiseer je elk moment van de dag dat jíj de keuze hebt.
2. Accepteer dat moeilijke momenten erbij horen als je bezig bent met afvallen. Afvallen vergt discipline en wilskracht, maar als je het echt wilt, dan lukt het je!
3. Beloon jezelf voor elke twee kilo die je kwijt bent. Een bos bloemen, een leuk truitje, een dagje sauna... Je hebt het verdiend!
4. Vergelijk jezelf niet met anderen. Ieder mens is uniek en ieder lichaam is anders.
5. Toch een keer te veel gegeten? Voel je dan niet rot, maar pak meteen je weekmenu weer op, desnoods een dagje wat strenger of neem een fruitdag. Denk niet: 'ik neem het tweede stukje taart ook wel', want dan is het hek van de dam.
6. Koop een mooi schrift of maak een map aan op je computer en schrijf daar iedere dag een positieve zin in: 'Vandaag heb ik een heerlijke wandeling gemaakt', of: 'Mijn riem kan een gaatje strakker'. Het zal je helpen om door moeilijke momenten heen te komen.
7. Vertel je omgeving dat je wilt afslanken en vraag of ze je willen steunen. Zo voorkom je dat bijvoorbeeld een collega blijft aandringen met een stuk verjaardagstaart.
8. Plak een 'dikke' foto van jezelf op de koelkast of koektrommel. Je zult je wel twee keer bedenken voor je begint te snaaien.
9. Zorg dat je altijd voldoende fruit in huis hebt en neem desnoods wat mee voor onderweg.
10. Ga bij voorkeur één keer per week naar de supermarkt en doe boodschappen voor de hele week. Zo voorkom je dat je uit je werk, moe en gehaast, allerlei ongezonde boodschappen meeneemt die je helemaal niet nodig hebt. Is het niet haalbaar om in één keer alle boodschappen te doen, maak dan in ieder geval een boodschappenlijstje voor je de supermarkt induikt en wijk daar niet vanaf.

Nu je weet hoe mijn methode werkt kunnen we aan de slag. In de volgende hoofdstukken tref je de weekmenu's aan. Ieder weekmenu bevat een thema. Dit thema bespreek ik uitvoerig en je zult zien dat je hier veel van je eigen problemen in terugvindt. Maar wat veel belangrijker is, ik reik je ook de oplossing aan.

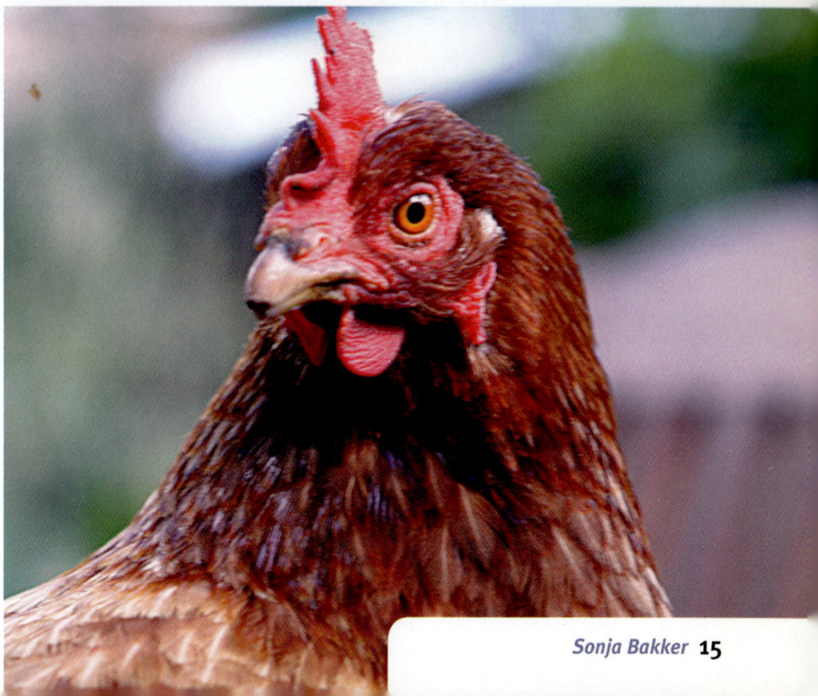

HOOFDSTUK 2

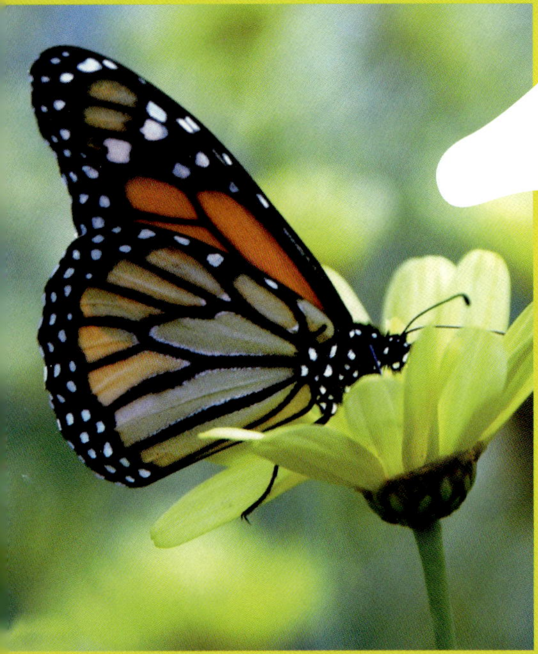
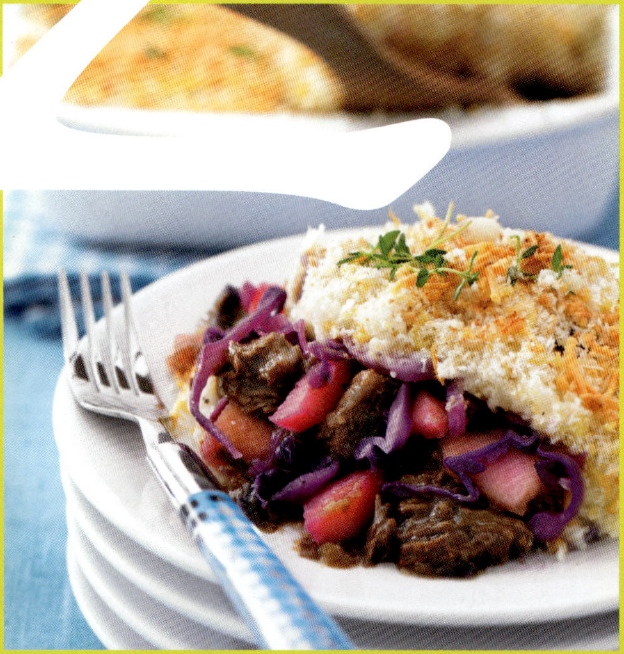
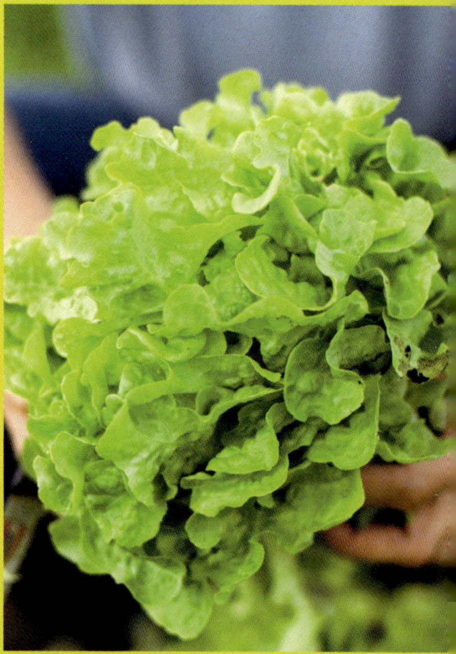

'Verander jezelf
in plaats van je omgeving!'

Verhaal uit de praktijk

Snaaien na de nachtdienst ~ *Joost*

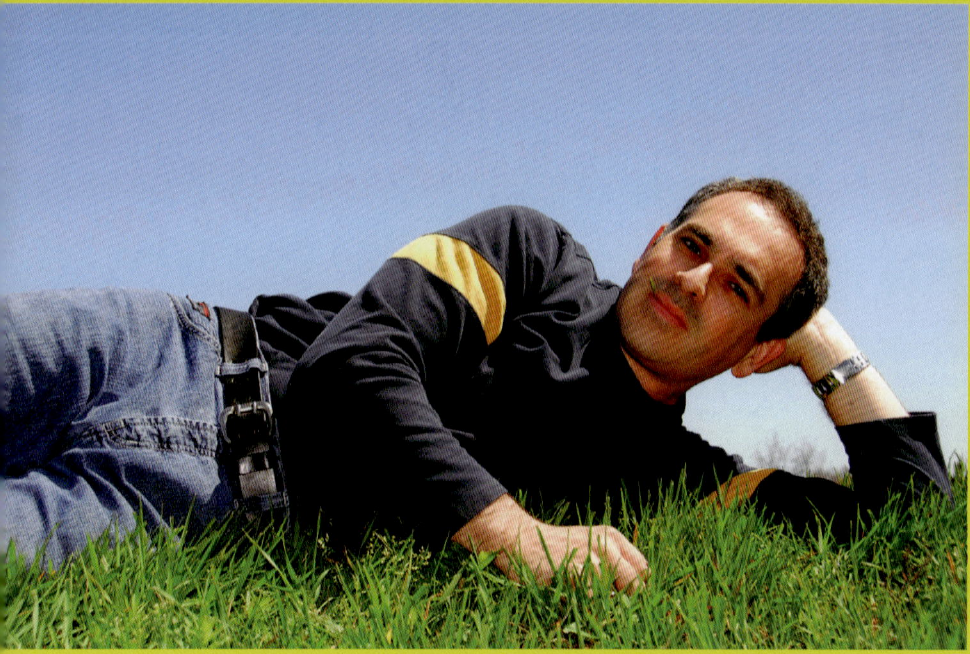

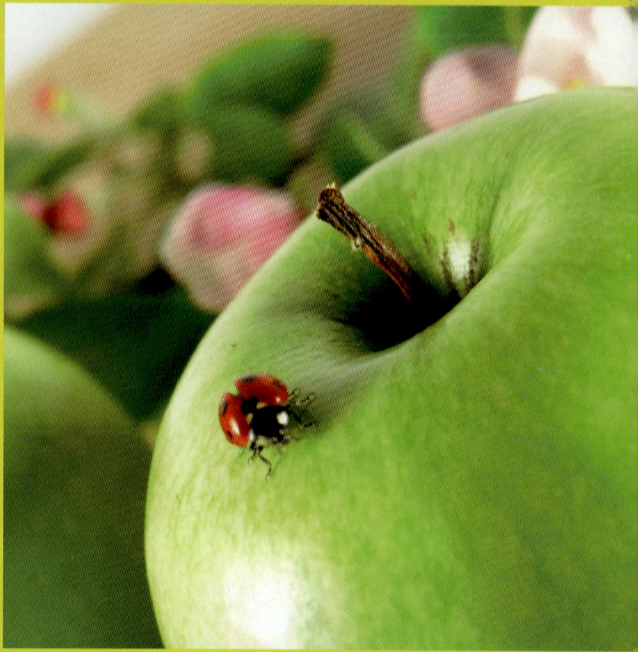

Aan Joost heb ik goede herinneringen. Hij kwam een jaar geleden bij mij in de praktijk. Hij vertelde dat hij verpleegkundige was en dat hij veel onregelmatige diensten draaide. Daardoor ging het telkens mis. Als hij 's avonds laat thuis kwam dook hij de koelkast in en pakte hartige dingen zoals kaas en worst. Dat leverde Joost 18 kilo overgewicht op. Hij had veel moeite om in een eetritme te komen, daar lag de kern van zijn probleem. Ik schreef hem een weekmenu voor en vertelde dat hij zijn ontbijt, lunch en diner op zo'n dag onderling mocht ruilen. Zo kreeg hij evengoed alles binnen en maakte hij het voor zichzelf makkelijk. Als hij laat thuis kwam nam hij voortaan zijn 'lunch'. Joost z'n kilo's verdwenen heel snel en veel collega's volgden zijn voorbeeld. Door het enthousiasme binnen het ziekenhuis mocht ik een lezing verzorgen voor alle medewerkers. Tijdens de pauze kwam Joost naar me toe en vroeg of ik wat boekjes wilde signeren voor patiënten. Die wilden ook graag 'Sonjabakkeren', want het zien van slanke en blije medewerkers werkte aanstekelijk. De kantine is inmiddels ook omgetoverd met verantwoorde producten.

eerste weekmenu

Het is vandaag een mooie dag om knopen door te hakken. Stel niet uit, want dan komt er niets van terecht. Ik weet zeker dat als je vandaag begint met afvallen, je er geen spijt van krijgt en dat je over acht weken apetrots rondloopt. Ga deze eerste week op tijd naar bed. Je lichaam moet hard werken om zichzelf van binnen te reinigen. Zie dit als een nieuwe start. Check je urine als je 's avonds plast. Is het helder, dan heb je voldoende gedronken. Is het nog geel? Drink dan de volgende dag meer water.

Boodschappenlijst week 1

Groep brood, ontbijtgranen: volkorenbrood, volkoren crackers, mueslibollen, Cracottes, volkoren stokbrood, volkoren pistolets, Cruesli Light, All Bran of Kellog's K

Groep beleg: vruchtenhagel, halvajam, pindakaas, kipfilet, 30+ kaas, filet americain, magere smeerworst, smeerkaas 20+, achterham, rosbief

Groep tussendoortjes: Opkikker, Sultana, cake, toastjes, eierkoeken, ontbijtkoek, Evergreen

Groep groenten, fruit: bloemkool, spinazie à la crème, witlof, tomaten, sla, augurken, sinaasappels of mandarijnen, kiwi's, aardbeien of appels, druiven, bananen

Groep zuivel, vlees, vis, ei en vleesvervangers: magere yoghurt of Breaker light (yoghurt in een zakje, makkelijk mee te nemen), halfvolle melk, magere vruchtenkwark, Optimel drink, Vitalinea chocolademousse, kipfilet, tartaar, rundergehakt, kipsaté, ei

Groep aardappelen, rijst en pasta: aardappels, krieltjes, spaghetti

Groep vetten en oliën: halvarine, magere jus, olijfolie, magere sladressing op yoghurtbasis

Dranken: water, jus d'orange of fruitontbijt, rode wijn of rosé

Overige: spaghettisaus, satésaus

Boodschappenlijst recepten week 1

Volkoren broodjes met eiersalade voor 4 personen blz. 161:
4 bruine broodjes (volkoren, meergranen- of waldkornbollen), mosterd, eieren, magere yoghurtdressing, demi crème fraîche, versgemalen peper, zout, kerriepoeder, bieslook (vers of diepvries), sla

Italiaanse tomatensoep voor 4 personen blz. 168:
1 ui, 3 stengels bleekselderij, 1 winterwortel, 2 eetlepels, olijfolie, 1 blik tomatensoep, 100 gram tarly (voorgekookte tarwe, pak à 250 gram), 1 pot witte bonen (330 gram), 1 ciabatta (Italiaans brood), verse basilicum

Tosti met geitenkaas voor 4 personen blz. 164:
2 eetlepels honing en 2 theelepels tijm, 8 sneetjes casinobrood, 150 gram zachte verse geitenkaas, zwarte peper

Gegratineerde rundvleesschotel met rode kool voor 4 personen recept van de week:
350 gram mager rundvlees, 2 uien, 1 scheut olijfolie, 2 dl bouillon, tijm, laurier, 0,5 rode kool, aardappelmeel, 2 goudrenetten, 1 pakje aardappelpuree gemaakt of aardappelpuree van 1 kilo aardappelen, 50 gram geraspte kaas 30+, 3 eetlepels paneermeel

N.B. Je kan ieder recept vervangen voor een gelijkwaardig recept uit hoofdstuk 16: recepten (vanaf blz. 158).

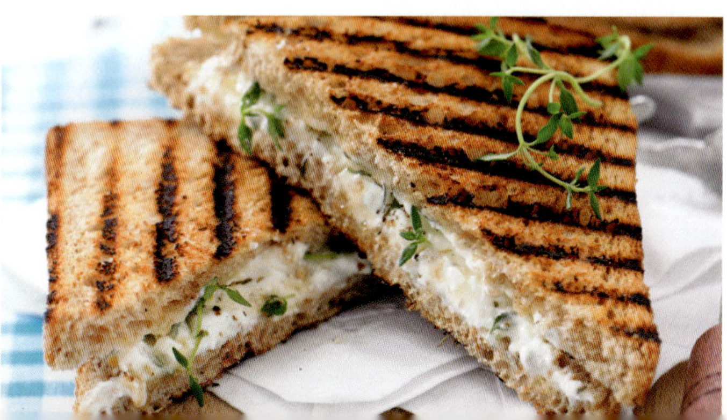

Tosti met geitenkaas

1e weekmenu

VROUW

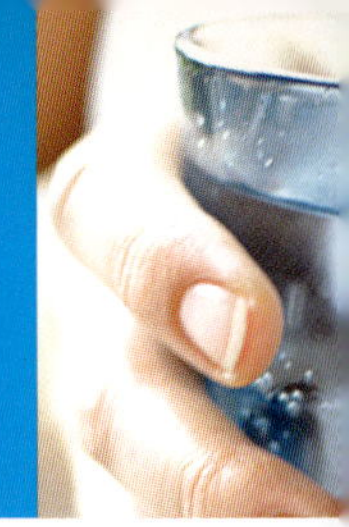

Maandag

Ontbijt: 1 volkoren boterham met halvarine en vruchtenhagel, 1 glas fruitontbijt, 1 glas water – **Tussendoor:** 1 sinaasappel – **Lunch:** 250 gram magere yoghurt, 2 eetlepels Cruesli Light, 1 banaan, 2 glazen water – **Tussendoor:** 1 Sultana, 1 Opkikker, 1 glas water – **Diner:** 125 gram gekookte aardappelen, 200 gram bloemkool, 75 gram kipfilet, 1 juslepel magere jus, 1 schaaltje komkommersalade, 1 glas water – **'s Avonds:** 1 glas Optimel drink of 250 gram magere vruchtenkwark, 1 glas water

Dinsdag

Ontbijt: 250 gram Optimel vruchtenkwark, 1 sinaasappel, 1 glas water – **Tussendoor:** 2 kiwi's, 1 glas water – **Lunch:** 3 crackers met halvarine, 1x kipfilet en 2x 30+ kaas, 1 glas halfvolle melk, 1 glas water – **Tussendoor:** 1 eierkoek, 1 glas water – **Diner:** 125 gram gekookte aardappelen, 200 gram spinazie à la crème, 75 gram tartaar, 1 juslepel magere jus, 1 glas water – **'s Avonds:** 1 glas Optimel drink, 1 glas water

Woensdag

Ontbijt: 2 crackers met halvarine, 1x halvajam en 1x vruchtenhagel, 1 glas water – **Tussendoor:** 1 appel, 1 glas water – **Lunch:** 2 crackers met halvarine en 20+ smeerkaas, 1 Opkikker, 1 mueslibol met halvarine, 2 glazen water – **Tussendoor:** 1 sinaasappel, 1 (meeneem) bakje magere kwark, 1 glas water – **Diner:** 125 gram krieltjes of gebakken aardappel, 200 gram witlof of asperges, 30 gram achterham, 1 gekookt ei, 1 schaaltje rauwkost – **'s Avonds:** Streng! 1 glas water

Donderdag

Ontbijt: 1 volkoren boterham met halvarine en een dun laagje pindakaas of smeerkaas 20+, 1 glas halfvolle melk – **Tussendoor:** 1 kiwi, 2 glazen water – **Lunch:** 1 volkoren boterham met halvarine, 1x halvajam, 250 gram magere kwark, 2 eetlepels All Bran, 1 glas water – **Tussendoor:** 20 stuks druiven, 1 glas water – **Diner:** 125 gram gekookte spaghetti, 200 roerbakgroenten, 3 scheplepels rode spaghettisaus, 75 gram rundergehakt, 1 schaaltje tomatensalade – **'s Avonds:** Streng! 1 glas water

Vrijdag

Ontbijt: 1 volkoren boterham met halvajam, 1 glas jus d'orange, 1 glas water – **Tussendoor:** 1 eierkoek, 2 glazen water – **Lunch:** 2 crackers met halvarine, 1x rosbief en 1x 20+ smeerkaas en komkommerschijven, 1 glas halfvolle melk, 20 stuks druiven, 1 glas water – **Tussendoor:** 1 bakje Vitalinea chocolademousse – **Diner:** 5 stukjes stokbrood, 3 satéstokjes (kip), 1 eetlepel satésaus, 1 bakje rauwkost – **'s Avonds:** 1 glas rosé of rode wijn, 1 glas water, 3 toastjes met magere smeerworst

Zaterdag

Ontbijt: 1 cracker met halvarine en een dun laagje pindakaas of 1x achterham, 1 glas Optimel drink, 1 glas water – **Tussendoor:** 1 appel – **Lunch:** 1 volkoren broodje met eiersalade (recept zie bladzijde 161), 1 Opkikker, 1 glas water – **Tussendoor:** 1 bakje magere yoghurt, 2 glazen water – **Diner:** 250 gram gegratineerde rundvleesschotel met rode kool (recept van de week), 1 bakje rauwkost – **'s Avonds:** 3 blokjes 30+ kaas of drie rolletjes van augurk gewikkeld in achterham, 1 glas rode wijn of 1 glas rosé, 1 glas water

Zondag

Ontbijt: 1 volkoren pistolet met halvarine en 30+ kaas, 1 gekookt ei, 1 glas jus d'orange, 1 glas water – **Tussendoor:** 150 gram aardbeien of 1 appel, 1 glas water – **Lunch:** 2 Cracottes met halvarine, 1x halvajam, 1x filet americain, 1x Opkikker, 1 glas water – **Tussendoor:** 1 eierkoek, 1 glas water – **Diner:** 1 kom Italiaanse tomatensoep (recept zie bladzijde 168) en 1 tosti met geitenkaas (recept zie bladzijde 164), 1 schaaltje rauwkost – **'s Avonds:** 1 glas jus d'orange, 1 glas water

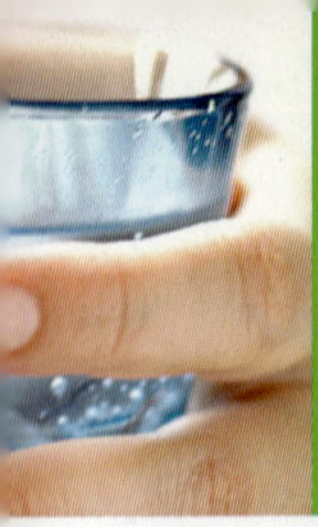

MAN

Maandag

Ontbijt: 1 volkoren boterham met halvarine en een dun laagje pindakaas, 1 cracker met halvarine en 30+ kaas, 1 glas fruit-ontbijt, 1 glas water – **Tussendoor:** 1 sinaasappel, 1 Breaker Light of 1 bakje magere yoghurt – **Lunch:** 1 krentenbol met halvarine, 1 volkoren boterham met magere smeerkaas, 1 Opkikker, 1 banaan, 2 glazen water – **Tussendoor:** 1 pakje Evergreen, 1 glas water – **Diner:** 150 gram gekookte aardappelen, 200 gram bloemkool, 75 gram kipfilet, 1 juslepel magere jus, 1 schaaltje komkommersalade – **'s Avonds:** 1 sinaasappel, 2 glazen water

Dinsdag

Ontbijt: 250 gram magere vruchtenkwark, 1 plak ontbijtkoek met halvarine, 1 glas jus d'orange, 1 glas water – **Tussendoor:** 1 Evergreen (1/2 pakje), 1 glas water – **Lunch:** 3 crackers met halvarine 2x 30+ kaas en 1x kipfilet, 1 glas halfvolle melk, 1 trosje druiven, 1 glas water – **Tussendoor:** 1 eierkoek, 1 glas water – **Diner:** 150 gram gekookte aardappelen, 200 gram spinazie à la crème, 75 gram tartaar, 1 juslepel magere jus – **'s Avonds:** 1 glas Optimel drink, 1 glas water

Woensdag

Ontbijt: 3 crackers met halvarine, 2x halvajam en 1x vruchtenhagel, 1 glas water – **Tussendoor:** 1 glas fruitontbijt of 2 mandarijnen – **Lunch:** 2 crackers met halvarine en 2x 20+ smeerkaas, 1 krentenbol met halvarine, 1 kop Opkikker, 2 glazen water – **Tussendoor:** 1 sinaasappel of 1 appel, 1 glas water – **Diner:** 150 gram krieltjes of gebakken aardappelen, 200 gram asperges of witlof, 30 gram achterham, 1 gekookt ei, 1 schaaltje rauwkost – **'s Avonds:** Streng! 1 glas water

Donderdag

Ontbijt: 2 volkoren boterhammen met halvarine, 2x dun laagje pindakaas, 1 glas halfvolle melk – **Tussendoor:** 1 kiwi of 1 appel, 1 glas Optimel drink, 2 glazen water – **Lunch:** 2 crackers met halvarine en 2x halvajam, 250 gram magere kwark of magere yoghurt met 3 eetlepels All Bran óf Kellog's K, 1 glas water – **Tussendoor:** 1 eierkoek, 1 glas water – **Diner:** 150 gram spaghetti, 200 gram roerbakgroenten, 4 scheplepels rode spaghettisaus, 75 gram rundergehakt, 1 schaaltje tomatensalade – **'s Avonds:** 1 plak ontbijtkoek, 1 glas water

Vrijdag

Ontbijt: 250 gram magere yoghurt of Optimel vruchtenyoghurt (i.v.m. suikers), 2 eetlepels Kellog's Special K of 2 eetlepels All Bran, 1 peer, 1 glas water – **Tussendoor:** 1 eierkoek, 1 glas water – **Lunch:** 2 volkoren boterhammen met halvarine, 1x rosbief en 1x 20+ smeerkaas en komkommerschijven, 1 glas halfvolle melk, 1 trosje druiven, 1 glas water – **Tussendoor:** 1 Opkikker, 1 appel, 1 glas water – **Diner:** 5 stukjes stokbrood, 4 stokjes kipsaté, 2 eetlepels satésaus, 1 bakje rauwkost – **'s Avonds:** 1 glas rosé of 1 glas rode wijn, 3 toastjes met magere smeerworst of 20+ smeerkaas, 1 glas water

Zaterdag

Ontbijt: 1 volkoren boterham met halvarine, 1x dun laagje pindakaas, 1 cracotte met magere smeerworst, 1 glas Optimel drink, 1 glas water – **Tussendoor:** 1 appel, 2 glazen water – **Lunch:** 1 volkoren broodje met eiersalade (recept zie bladzijde 161), 1 kop Opkikker, 2 glazen water – **Tussendoor:** 2 mandarijnen, 1 Evergreen, 1 glas water – **Diner:** 250 gram gegratineerde rundvleesschotel met rode kool (recept van de week), 1 bakje rauwkost – **'s Avonds:** 4 blokjes 30+ kaas of drie rolletjes augurk gewikkeld in achterham, 1 glas rode wijn of rosé, 1 glas water

Zondag

Ontbijt: 1 volkoren pistolet met halvarine en 30+ kaas, 1 gekookt ei, 1 glas jus d'orange, 1 glas water – **Tussendoor:** 150 gram aardbeien of 1 appel, 1 plak ontbijtkoek met halvarine, 1 glas water – **Lunch:** 1 krentenbol met halvarine en 1x 30+ kaas, 250 gram magere kwark van Optimel, 2 eetlepels Kellog's K, 1 glas water – **Tussendoor:** 1 eierkoek, 1 glas water – **Diner:** 1 kom Italiaanse tomatensoep (recept zie bladzijde 168) en 1 tosti met geitenkaas (recept zie bladzijde 164), 1 schaaltje rauwkost – **'s Avonds:** Streng! 2 glazen water

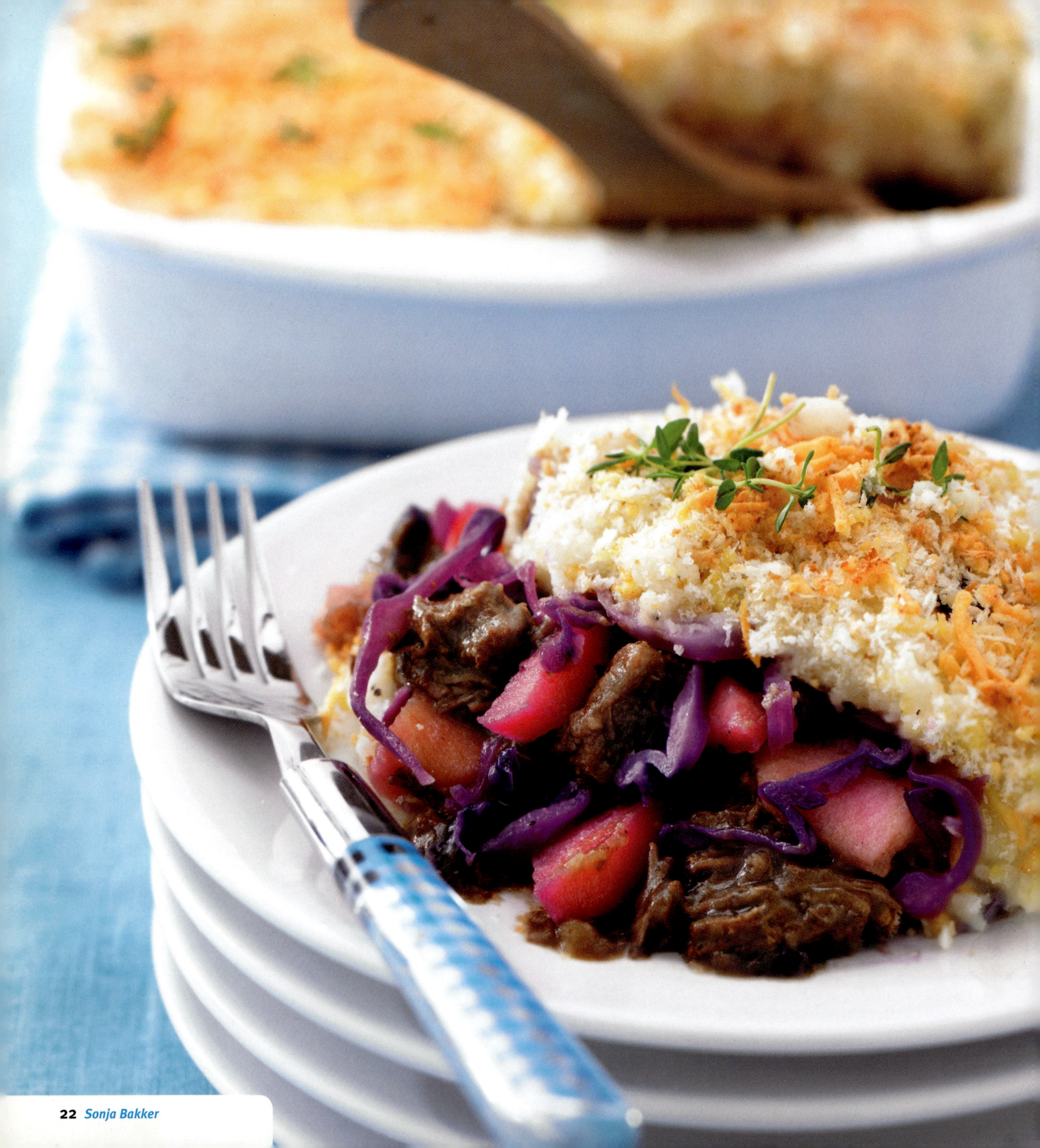

Recept van de week

Gegratineerde rundvleesschotel met rode kool

voor 4 personen

ingrediënten

350 gram mager rundvlees
2 uien
1 scheut olijfolie
2 dl bouillon
tijm, laurier (naar eigen smaak toevoegen)
0,5 rode kool of 1 pot rode kool
aardappelmeel (naar eigen inzicht)
2 grote goudrenetten
aardappelpuree gemaakt van 1 kilo aardappelen of aardappelpureepakje
50 gram geraspte kaas 30+
3 eetlepels paneermeel

bereiding

Snijd het vlees in grove stukken en snipper de uien. Bak het vlees aan en fruit daarna de ui glazig in de hete olie. Bak dit mengsel rondom bruin en giet de (voorverwarmde) bouillon erbij. Voeg ook al de kruiden toe en laat het vlees op laag vuur in ca. 2 uur gaar worden. Bereid ondertussen de aardappelpuree. Snipper de rode kool en kook deze in 20 minuten gaar. Verwarm de oven voor op de hoogste stand. Strooi peper en zout over het vlees en bind het stoofvocht met aardappelmeel. Snijd de appel in dunne partjes. Leg de gekookte rode kool en de appel op het vlees en dek het geheel af met aardappelpuree. Vermeng het paneermeel met de kaas en strooi dit over het gerecht. Laat er in een hete oven een knapperig korstje op komen.

Bevat per portie circa 380 kcal.

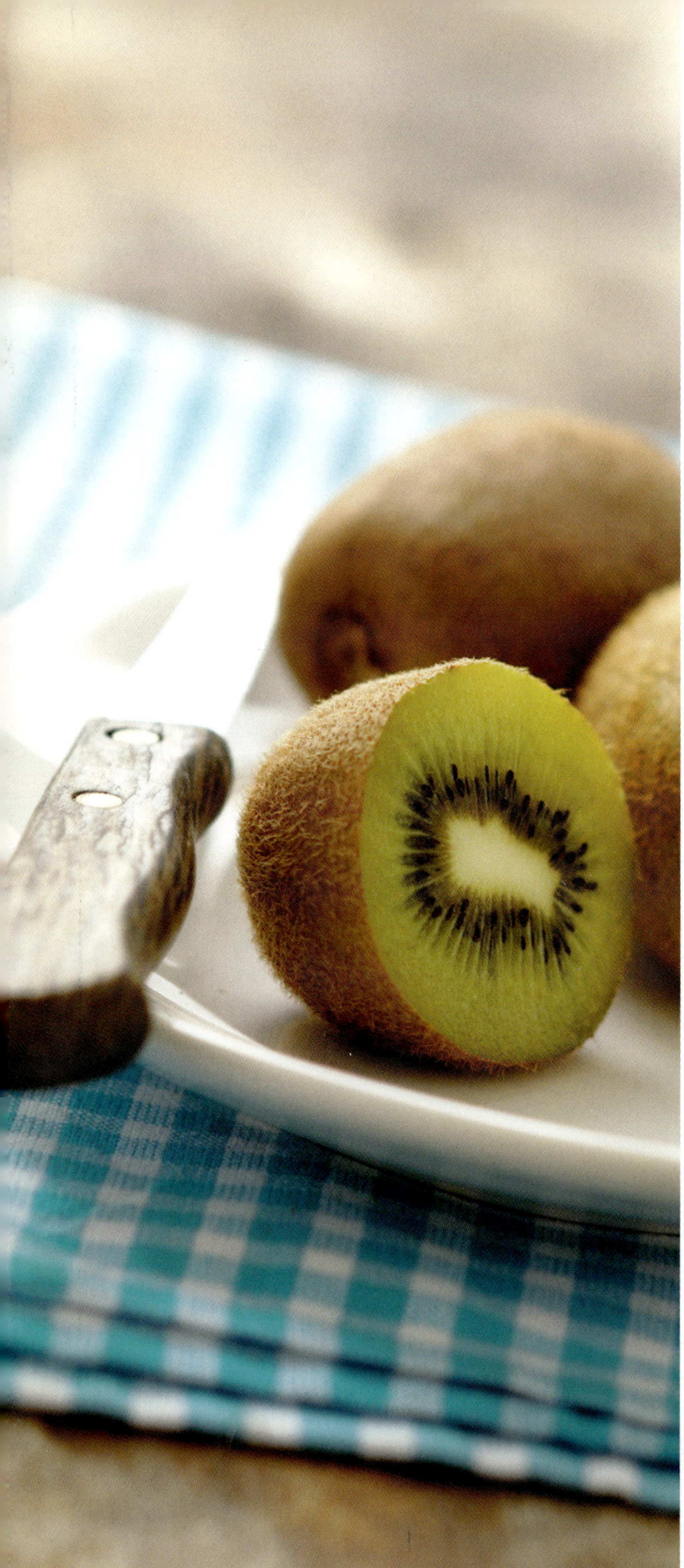

thema:

gezond eten tijdens onregelmatige diensten

Een grote groep werkende mensen heeft te maken met onregelmatige diensten. Deze groep werkt bijvoorbeeld in de gezondheidszorg en in de productie-industrie. Mijn ervaring is dat ze minder snel hun draai vinden in een dieet. Ik begeleid diverse mensen met onregelmatige diensten en bij heel vroege diensten en avond- en nachtdiensten geef ik meestal het advies om het dagelijkse menu hierop aan te passen en het eten over de hele dag te verdelen. Dat wil zeggen: voor het begin van de dienst het ontbijt nuttigen. Als je om vijf uur moet opstaan, eet dan je ontbijt vroeg, neem om zeven uur een extra ontbijt (twee keer volkoren boterham met halvarine en 30+ kaas of mager vleesbeleg). Neem om tien uur nog een tussendoortje en dan om twaalf uur de lunch.

Wanneer je overdag slaapt, begin je dus 's middags met je ontbijt en neem je het 'ochtend' tussendoortje op tijd, evenals de 'lunch'. Neem bijvoorbeeld twee boterhammen met 30+ kaas en magere vleeswaren mee en een zakje Opkikker (bouillon). Sla deze maaltijd niet over als het druk is op je werk. Het is belangrijk dat je om de 2,5 uur voedsel tot je neemt, hierdoor houd je de bloedsuikerspiegel op peil. Kies voor het 'middag' tussendoortje een product dat wat suikers bevat, zoals een krentenbol of een plak ontbijtkoek. Een echte energie-oppepper! Aan het eind van de dienst eet je een avondmaaltijd.

Met een late avond- en nachtdienst adviseer ik om de lunch en het avondeten om te draaien, neem dan bijvoorbeeld als avondeten een tosti met een glas halfvolle melk en een stuk fruit. Het is ook een kwestie van proberen en kijken wat je zelf het prettigst vindt. Kijk wel uit met je avondmaaltijd, neem die nooit vlak voor het slapen gaan. Het is voor je spijsvertering veel beter om twee uur tijd te laten zitten tussen het avondeten en naar bed gaan.

vragen v/d week

Ik ben begonnen met afvallen en merk dat mijn stoelgang minder is. Hoe kan dit?

Wanneer je gaat afvallen kan de stoelgang minder worden en moeizamer gaan. Dit komt vaak doordat je anders gaat eten met minder vetten. Drink veel water en beweeg elke dag een half uur om je darmen te stimuleren. Een goede tip is drie kiwi's op de nuchtere maag te nemen met een glas lauw water. Dit werkt uitstekend. Doe dit drie dagen achter elkaar, ik weet zeker dat je verbetering ziet. Je mag naast de kiwi's gewoon je ontbijt eten. Meer koffiedrinken helpt niet.

Een paar dagen geleden ben ik met jouw methode begonnen. Ik merk dat ik sindsdien uit mijn mond ruik. Heel vervelend!
Het is inderdaad een vervelend probleem. Het heeft te maken met de afvalstoffen die vrijkomen wanneer je lichaam de kilo's probeert kwijt te raken. Het is gelukkig een tijdelijk probleem. Let op dat je veel water drinkt, poets wat vaker je tanden en neem af en toe een suikervrij kauwgumpje voor een frisse smaak.

Ik ben een week bezig met afvallen en het gaat goed, alleen heb ik het zo verschrikkelijk koud de hele tijd. Is dat normaal?
De eerste paar weken dat je lichaam aan het afvallen is, kun je het extra koud hebben. Schrik hier niet van, je bent bezig een 'isolatie-laagje' kwijt te raken. Dat je het koud hebt, is dus een logisch gevolg. Trek een extra laagje kleding aan, kruip 's avonds onder een extra dekbed en leg een kruik of pittenzak in bed. Een warm bad met lavendelolie is ook zalig als je een rillerig gevoel hebt. Drink overdag lekker hete kruidenthee, bij voorkeur rooibosthee.

De eerste dag zit erop en ik kon het goed volhouden. Alleen begin ik nu erg te trillen. Hoe komt dat?
Je lichaam heeft de tijd nodig om af te kicken van koekjes, chocolade, chips en andere lekkere dingen. In deze eerste week kun je sterke behoefte krijgen aan je favoriete voedsel. Heb je het even moeilijk? Neem dan een stuk fruit. Onthoud dat dit trillerige gevoel hooguit een week duurt.

Beloningssysteem

Motivatie is een van de belangrijkste kernpunten van een geslaagd dieet. Toch is het niet altijd even gemakkelijk om gemotiveerd te blijven. Vandaar dat ik je ook voorstel om een beloningssysteem voor jezelf op te zetten.
Een beloning werkt motivatieverhogend. Creëer je eigen geluksmomentjes.

Opdracht 1

Schrijf hieronder je eigen beloningssysteem op. Voor iedere 2 kilo die je afvalt, geef je jezelf een beloning. Noteer hieronder wat dat zal zijn.

1 ______________________________

2 ______________________________

3 ______________________________

4 ______________________________

5 ______________________________

Schrijf op hoe je je zou voelen als je je streefgewicht hebt bereikt.

____

____

____

Mijn gewicht en motivatie - week 1:

Gewicht begin deze week: ....,....... kg

Gewicht eind van deze week: ....,....... kg

Motivatiecijfer: ....

Totaal afgevallen: ....,....... kg

HOOFDSTUK 3

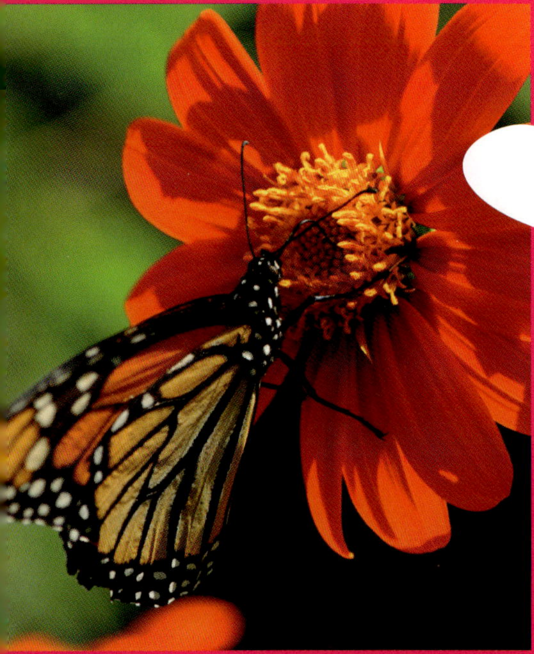

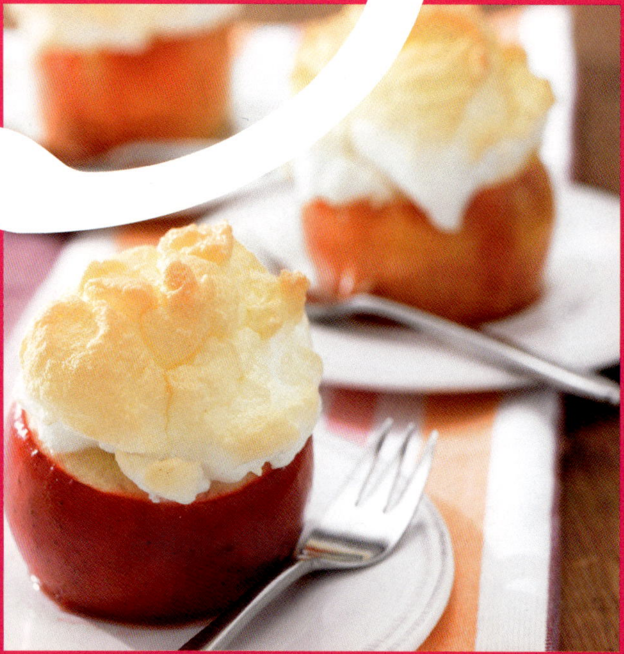

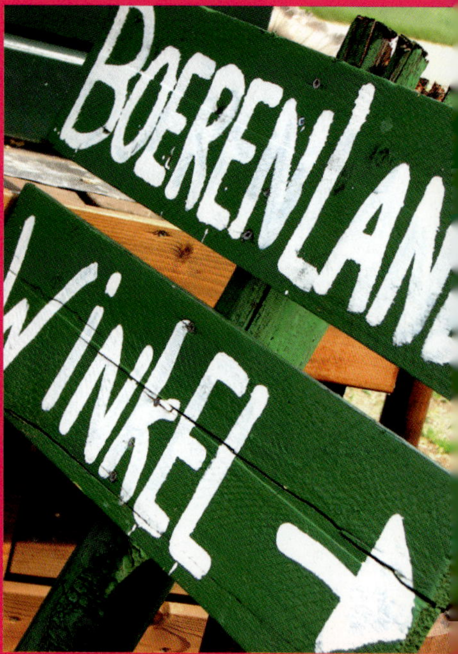

'Ik geef niet op.
Dit wordt mijn succesverhaal'

Verhaal uit de praktijk

Sneller afvallen door wandelen ~ *Anne*

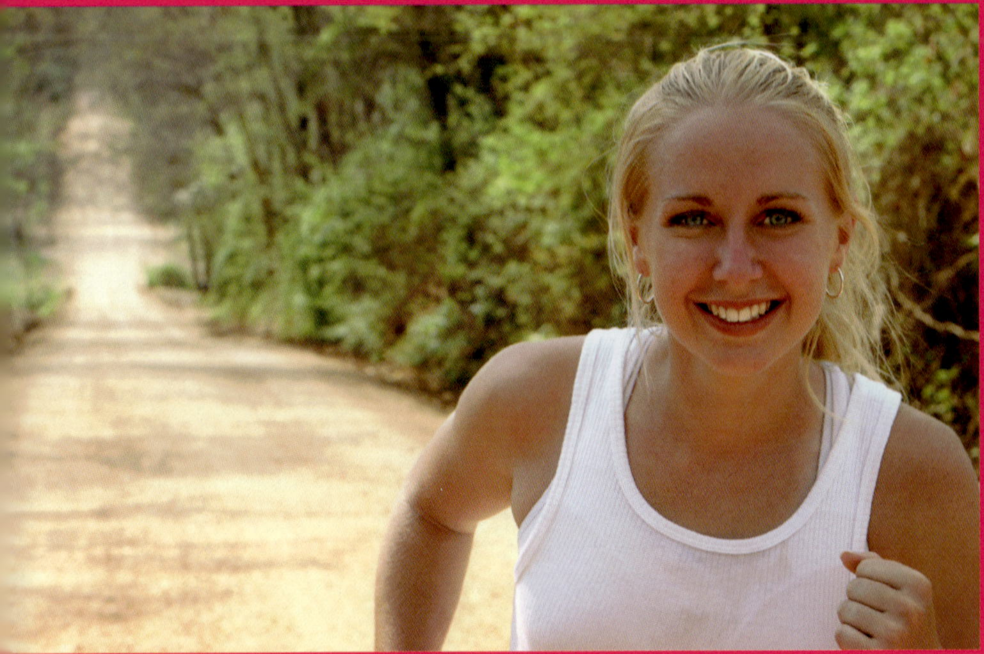

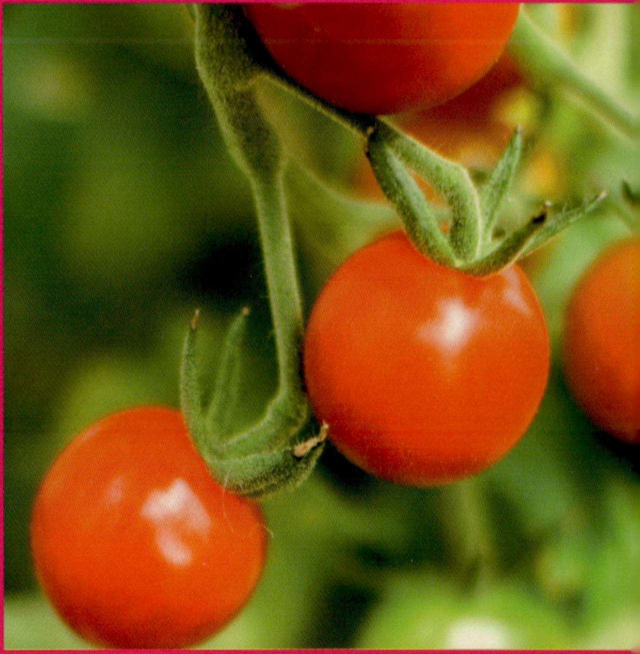

Anne zit in het laatste jaar van haar studie. Ze heeft een kleine beurs en kan geen abonnement op de sportschool betalen. Dat ze niet zo snel afvalt, komt daardoor, zegt ze tegen me tijdens ons derde consult. Twee vriendinnen gaan wel een paar keer per week fitnessen en zij vallen veel sneller af. Voor een deel moet ik haar gelijk geven: het klopt dat je de stofwisseling nog eens extra activeert door te sporten. En als je 's avonds gaat bewegen, heb je daarna vaak ook veel minder trek. Maar Anne hoeft echt niet naar de sportschool om dat voor elkaar te krijgen. 'Waarom ga je niet lekker een paar keer per week in een stevig tempo wandelen?' vraag ik haar. 'Dat kost je niets'. Ik ben heel benieuwd of Anne iets met mijn tip gaat doen. Ze is nog niet echt enthousiast, maar wil wel in de zomer haar nieuwe bikini aan. Een paar dagen later laat ik mijn hond uit en kom ik Anne tegen, samen met een vriendin. Twee tot drie keer per week maken ze samen een hele wandeling. En inderdaad, Anne begint sneller af te vallen. In plaats van met ruim een pond, valt ze nu een kilo per week af. De afleiding doet haar goed, vertelt ze me. Ze houdt het weekmenu ook makkelijker vol. Zo zie je maar, een oplossing is vaak dichterbij dan je denkt.

tweede weekmenu

Ga voor een fit lichaam! Daar hoef je echt niet zo heel veel voor te doen. Kijk eens een half uur minder televisie en ga in plaats daarvan een lekkere wandeling maken. Dit versterkt je positieve gevoel. Wanneer je terugkomt van de wandeling, zul je zien dat voldaan bent. Je kunt jezelf ook aanwennen om elke dag 15 minuten wat grondoefeningen te doen. Dit werkt heel effectief, resultaat verzekerd. De laatste tip: houd je goed aan je weekmenu, voor een optimaal resultaat. Drink voldoende water tijdens en nat het sporten, neem een bidon mee.

Boodschappenlijst week 2

Groep brood, ontbijtgranen: volkorenbrood, volkoren crackers, krentenbollen, mueslibollen, Cracottes, (afbak) volkoren pistolets, beschuitjes, Cruesli Light, Kellog's K

Groep beleg: halvajam, appelstroop, kipfilet of 30+ kaas, smeerkaas 20+, magere smeerworst, rookvlees, ei, filet americain

Groep tussendoortjes: ontbijtkoek, eierkoeken, Opkikker, Sultana, toastjes, volkoren soepstengels, speculaas, Hertog light slagroomijs, Japanse zoutjes, Indische cake, taai taai

Groep groenten en fruit: andijvie, worteltjes, sperziebonen, wokgroente, sla, komkommer, tomaten, champignons, uien, perziken of peren, druiven, pruimen of bananen, kiwi, appel, sinaasappels, mandarijnen

Groep zuivel, vlees, vis, ei en vleesvervangers: magere yoghurt, halfvolle melk of karnemelk, Optimel vruchtenyoghurt, Optimel drink, chocolademelk light, Optimel gele vla, kipfilet, tilapiafilet of kabeljauw, tartaar, varkenshaasje

Groep aardappelen, rijst en pasta: aardappelen, lasagnevellen, aardappelrozetjes (diepvries), ovenfrites

Groep vetten en oliën: halvarine, magere jus, olijfolie, magere sladressing op yoghurtbasis

Dranken: water, jus d'orange of fruitontbijt, rode wijn of rosé

Overige: ketchup, rode saus voor lasagne, maizena, zout en peper

Boodschappenlijst recepten week 2

Macaroni met kalkoen en kaas voor 4 personen blz. 186:
1 ui, 1,5 dl groente- of kippenbouillon, 2 eetlepels Becel Multi bak en braad, 3 eetlepels bloem, 3 dl halfvolle melk, 50 gram geraspte 30+ kaas, 1 theelepel mosterdpoeder, 225 gram macaroni, 200 gram kalkoen of gerookte kipfilet, 2 à 3 tomaten, verse basilicum, 1 eetlepel geraspte Parmezaanse kaas, zout en peper

Feestelijk gebakken appels voor 4 personen recept van de week:
4 appels, halvarine, 4 eetlepels zoetstof, 8 eetlepels appelmoes, 2 eetlepels rozijnen, 1 ei, 1 eetlepel vanillesuiker

TIP

Je kan Becel Multi voor koken, (roer)bakken en braden ook vervangen voor een ander bak- en braadprodukt mits deze minder dan 745 kcal per 100 gram bevat. Let er op dat er minimaal 82% zuiver plantaardige oliën in zit.

N.B. Je kan ieder recept vervangen voor een gelijkwaardig recept uit hoofdstuk 16: recepten (vanaf blz. 158).

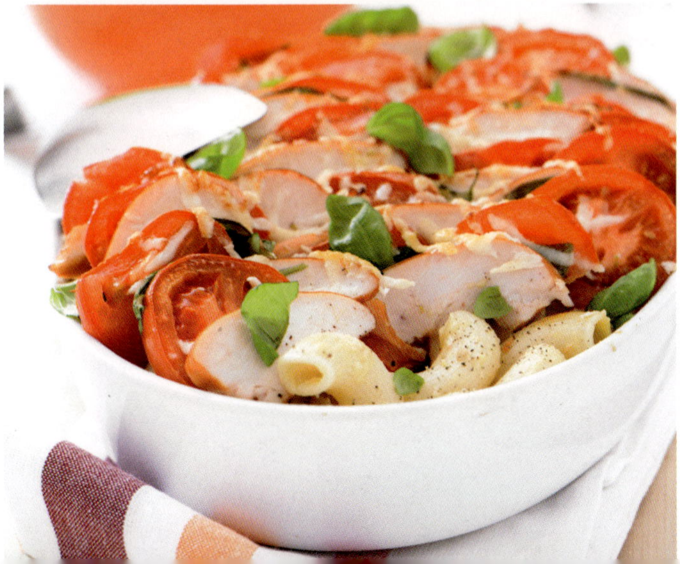

Macroni met kalkoen en kaas

Weet wat je eet: beweging & verbranding

Vroeger dacht ik dat ik na het sporten wel wat extra's mocht eten, ik had immers een prestatie geleverd. Het liefst at ik dan iets lekkers zoals een luxe koek of een zakje chips. Ik viel geen gram af.
Ondanks het feit dat je fanatiek sport, moet je toch je eetpatroon aanpassen. Het zakje chips na het sporten moet je echt laten staan. Neem een extra Evergreen of neem een stuk van je favoriete fruit. Hieronder heb ik een aantal vergelijkingen voor je uitgewerkt, iets om over na te denken.

Voor 1 frikadel speciaal moet je ongeveer:
1 uur en 10 minuten wandelen
45 minuten zwemmen of
40 minuten fietsen
Voor 1 glas cola moet je ongeveer:
35 minuten wandelen
20 minuten zwemmen of
14 minuten fietsen
Voor 1 slagroomgebakje moet je ongeveer:
1 uur en 20 minuten wandelen
50 minuten zwemmen of
47 minuten fietsen

TIP

Koop een blender en zet de blender op het aanrecht. Gooi er lekker veel fruit in en een scheutje halfvolle melk of magere yoghurt. Dit is gezond voor je lichaam en een echt vitamineshot!!

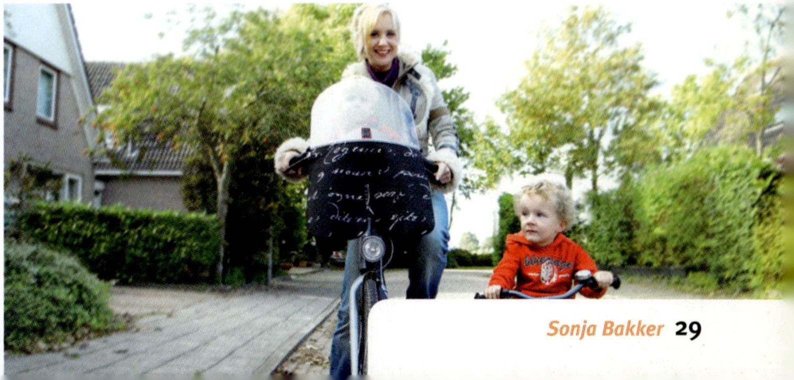

2e weekmenu

VROUW

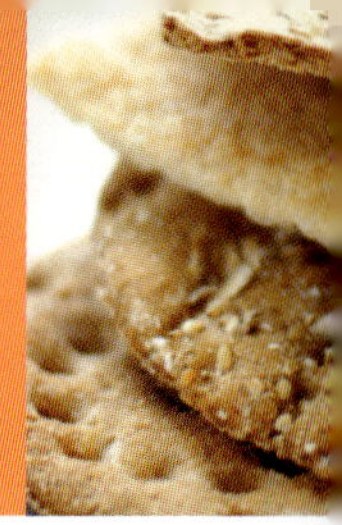

Maandag

Ontbijt: 250 gram magere yoghurt, 1 glas water – **Tussendoor:** 1 perzik of 1 peer, 1 glas water – **Lunch:** 1 cracker met halvarine en magere smeerworst, 1 volkoren boterham met halvarine en kipfilet of 30+ kaas, 1 glas halfvolle melk, 1 glas water – **Tussendoor:** 1 eierkoek of plak Indische cake, 1 glas water – **Diner:** 225 gram lasagne (maak het op je eigen manier klaar, maar wel met rode saus), 1 bakje rauwkost – **'s Avonds:** 1 appel, 1 glas water

Dinsdag

Ontbijt: 1 plak ontbijtkoek met halvarine, 1 glas Optimel drink, 1 glas water – **Tussendoor:** 1 appel, 1 glas halfvolle melk, 1 glas water – **Lunch:** 2 volkoren crackers met halvarine, appelstroop en 20+ smeerkaas, 1 glas jus d'orange, 1 trosje druiven, 1 glas water – **Tussendoor:** 1 cracker, 1 kop Opkikker, 1 glas water – **Diner:** 125 gram gekookte aardappelen, 200 gram andijvie (aanmaken met wat maizena, zout en peper), 75 gram kipfilet, 1 juslepel magere jus – **'s Avonds:** 1 kop chocolademelk (light) of bakje magere yoghurt, 1 glas water

Woensdag

Ontbijt: 1 volkoren boterham met halvarine en appelstroop, 1 glas karnemelk, 1 glas water – **Tussendoor:** 2 pruimen of 1 banaan, 1 glas water – **Lunch:** 1 krentenbol met halvarine, 250 gram Optimel vruchtenyoghurt, 1 kiwi, 1 glas water – **Tussendoor:** 1 kop Opkikker, 2 volkoren soepstengels of 2 volkoren crackers, 2 glazen water – **Diner:** 125 gram gekookte aardappelen, 200 gram worteltjes, 100 gram tilapiafilet of kabeljauw, 1 juslepel magere jus – **'s Avonds:** Streng! 1 glas water

Donderdag

Ontbijt: 1 mueslibol met halvarine, 1 glas karnemelk of halfvolle melk, 1 glas water – **Tussendoor:** 1 appel – **Lunch:** 2 volkoren boterhammen met halvarine, magere smeerworst en rookvlees, 1 bakje rauwkost, 2 glazen water – **Tussendoor:** 1 glas jus d'orange, 250 gram gemengd fruit – **Diner:** 125 gram aardappelrozetjes uit de oven (diepvries), 200 gram sperziebonen, 75 gram tartaar, 1 juslepel magere jus – **'s Avonds:** Streng! 2 glazen water

Vrijdag

Ontbijt: 2 beschuitjes met halvarine met 20+ smeerkaas, 1 glas water – **Tussendoor:** 1 peer of 2 mandarijnen, 2 glazen water – **Lunch:** 250 gram magere yoghurt, 2 eetlepels Cruesli Light, 1 Cracotte met 30+ kaas, 1 trosje druiven (15 stuks), 1 glas water – **Tussendoor:** 1 taai taai, 1 glas water – **Diner:** 225 gram macaroni met kalkoen en kaas (recept zie bladzijde 186) – **'s Avonds:** 1 glas rode wijn of 1 glas rosé, 1 bakje Japanse mix (zonder de nootjes!), 2 glazen water

Zaterdag

Ontbijt: 1 cracker met halvarine en 30+ kaas en plakjes tomaat, 1 glas karnemelk of 250 gram magere kwark – **Tussendoor:** 1 sinaasappel, 2 glazen water – **Lunch:** 2 volkoren crackers met halvarine, een gebakken ei en 30+ kaas en tomatenplakjes, 1 kop Opkikker, 1 glas water – **Tussendoor:** 1 gebakken appel (recept van de week) of 1 plak ontbijtkoek, 1 glas water – **Diner:** 225 gram ovenfrites met ketchup, 1 bakje rauwkost, 75 gram varkenshaasje met uien en champignons – **'s Avonds:** 1 glas rode wijn of 1 glas rosé, 3 toastjes met filet americain of 20+ smeerkaas, 2 glazen water

Zondag

Ontbijt: 1 volkoren afbakpistolet met halvarine en halvajam, 1 beschuitje met halvarine en 30+ kaas, 1 glas Optimel drink, 1 glas water – **Tussendoor:** 1 plak ontbijtkoek of Indische cake, 2 glazen water – **Lunch:** 1 krentenbol met halvarine, 250 gram magere gele vla van Optimel, glas water – **Tussendoor:** 250 gram gemengd fruit, 1 glas water – **Diner:** 100 gram tonijn met 125 gram gebakken aardappelen en 200 gram wokgroenten, 1 bakje rauwkost – **'s Avonds:** 2 bolletjes Hertog light slagroomijs, 2 glazen water

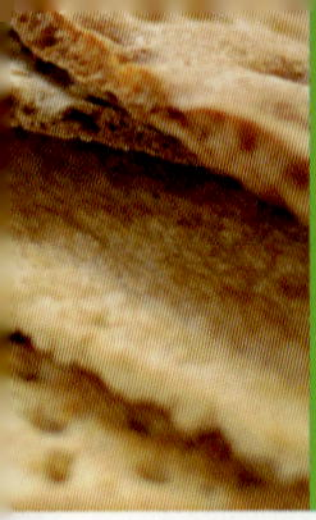

MAN

Maandag

Ontbijt: 2 crackers met halvarine en halvajam, 250 gram magere yoghurt, 2 glazen water – **Tussendoor:** 1 glas Optimel drink – **Lunch:** 2 volkoren boterhammen met halvarine en magere smeerworst, 1 glas halfvolle melk, 1 appel, 1 glas water – **Tussendoor:** 1 eierkoek of 1 Snelle Jelle, 1 glas water – **Diner:** 250 gram lasagne (klaarmaken op eigen manier, maar wel met rode saus), 1 bakje rauwkost – **'s Avonds:** 1 appel, 1 glas water

Dinsdag

Ontbijt: 1 volkoren boterham met halvarine en kipfilet, 1 plak ontbijtkoek met halvarine, 1 glas Optimel drink, 1 glas water – **Tussendoor:** 1 appel, 2 glazen water – **Lunch:** 2 volkoren boterhammen met halvarine, achterham en 20+ smeerkaas, 1 glas jus d'orange, 1 glas water – **Tussendoor:** 1 kop Opkikker, 1 taai taai – **Diner:** 150 gram gekookte aardappelen, 200 gram andijvie (aanmaken met maizena en zout en peper), 75 gram kipfilet, 1 juslepel magere jus, 1 glas water – **'s Avonds:** 1 kop chocolademelk (light), 1 appel

Woensdag

Ontbijt: 1 volkoren boterham met halvarine en appelstroop of halvajam, 1 glas karnemelk of 1 glas Optimel drink, 1 glas water – **Tussendoor:** 2 pruimen of twee mandarijnen, 1 glas jus d'orange – **Lunch:** 1 krentenbol met halvarine, 1x volkoren boterham besmeerd met halvarine en magere smeerworst, 250 gram Optimel yoghurt, 1 sinaasappel, 2 glazen water – **Tussendoor:** 1 glas Optimel drink, 1 Evergreen, 1 glas water – **Diner:** 150 gram gekookte aardappelen, 200 gram worteltjes, 100 gram tilapiafilet of kabeljauw, 1 juslepel magere jus – **'s Avonds:** Streng! 1 glas water

Donderdag

Ontbijt: 1 krentenbol met halvarine, 1 glas halfvolle melk, 1 glas water – **Tussendoor:** 1 appel – **Lunch:** 2 volkoren boterhammen met halvarine, 1x 20+ smeerkaas en rookvlees, 2 mandarijnen, 2 glazen water – **Tussendoor:** 1 glas jus d'orange, 1 eierkoek – **Diner:** 150 gram aardappelrozetjes uit de oven, 200 gram sperziebonen, 75 gram tartaar, 1 juslepel magere jus – **'s Avonds:** appel, 1 glas water

Vrijdag

Ontbijt: 2 beschuitjes met halvarine en halvajam, 250 gram Optimel yoghurt, 1 glas water – **Tussendoor:** 1 sinaasappel, 2 glazen water – **Lunch:** 1 Italiaanse bol 'Gezond', 1 kop Opkikker, 1 trosje druiven, 1 glas water – **Tussendoor:** 1 plak ontbijtkoek met halvarine, 1 glas jus d'orange – **Diner:** 250 gram macaroni met kalkoen en kaas (recept zie bladzijde 186), 1 bakje rauwkost – **'s Avonds:** 1 glas rode wijn of 1 glas rosé, 1 bakje Japanse mix (zonder de nootjes), 1 glas water

Zaterdag

Ontbijt: 1 volkoren pistolet met halvarine en 30+ kaas en plakjes tomaat, 1 glas karnemelk of 250 gram magere kwark, 1 glas water – **Tussendoor:** 1 sinaasappel, 1 glas water – **Lunch:** 2 volkoren boterhammen met halvarine, een gebakken ei en 30+ kaas met tomatenplakjes, 1 Opkikker, 1 glas water – **Tussendoor:** 1 gebakken appel (recept van de week) of 1 plak ontbijtkoek, 1 glas water – **Diner:** 250 gram ovenfrites met ketchup, 75 gram varkenshaasje met uien en champignons, 1 bakje rauwkost, 1 glas water – **'s Avonds:** 1 glas rode wijn of 1 glas rosé, 3 toastjes met filet americain of 30+ kaas, 1 glas water

Zondag

Ontbijt: 1 volkoren pistolet met halvarine en halvajam, 1 beschuitje met halvarine en 30+ kaas, 1 cracker besmeerd met filet americain, 1 glas Optimel drink, 1 glas water – **Tussendoor:** 1 eierkoek, 1 glas water – **Lunch:** 1 tosti ham/kaas 30+ van volkoren boterhammen, 1 glas halfvolle melk, 1 glas water – **Tussendoor:** 1 appel, 2 glazen water – **Diner:** 100 gram tonijn met 150 gram gebakken aardappelen en 200 gram wokgroenten – **'s Avonds:** 2 bolletjes Hertog light slagroomijs, 1 glas water

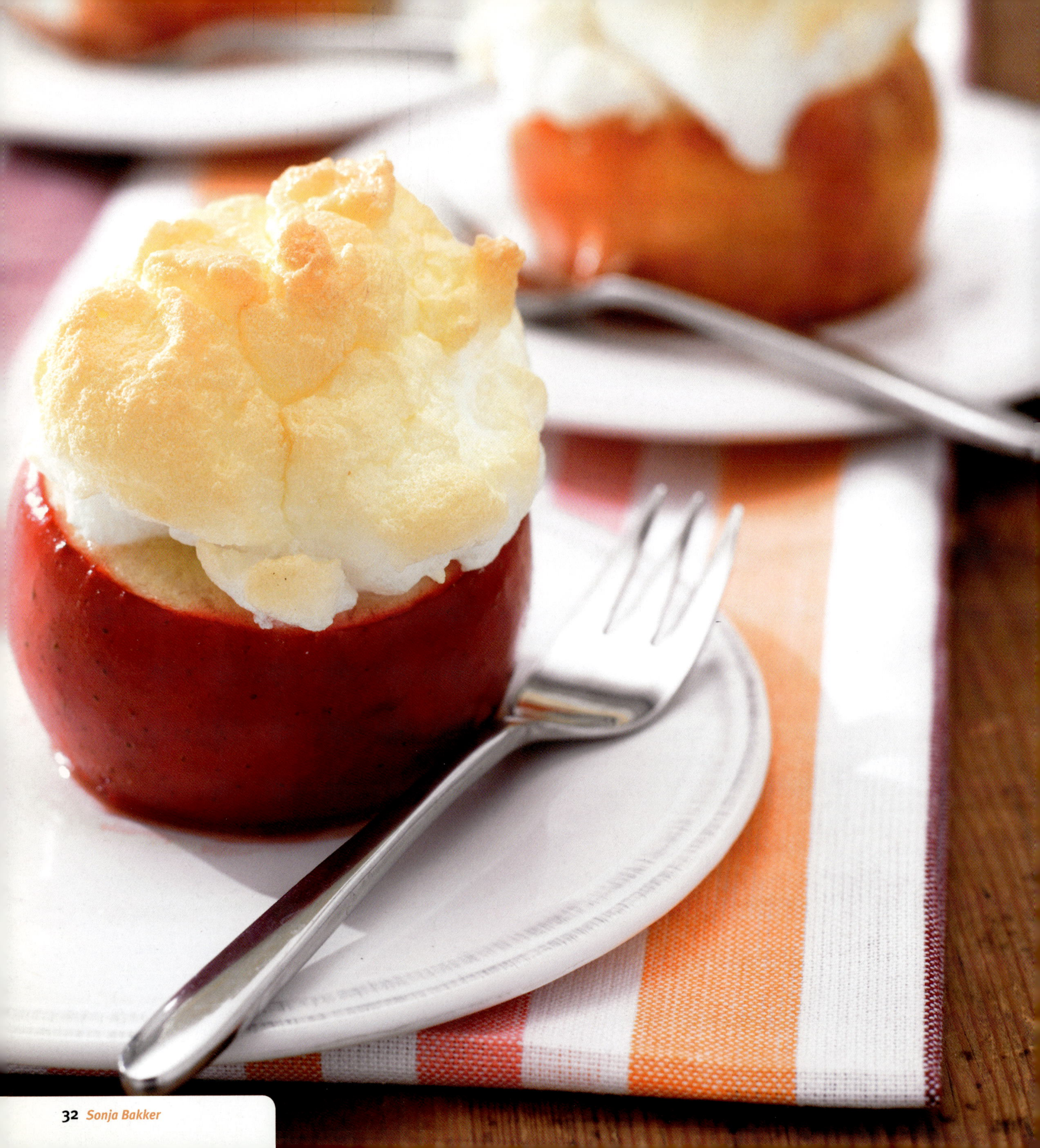

Recept van de week

Feestelijk gebakken appels

voor 4 personen

ingrediënten

4 appels
halvarine
4 eetlepels zoetstof
8 eetlepels appelmoes
2 eetlepels rozijnen
1 eiwit
1 eetlepel vanillesuiker

bereiding

Verwarm de oven voor op 220° C. De ongeschilde appels uitboren en het kapje er afsnijden en aan de buitenkant, niet te dun, met halvarine besmeren. Doe wat zoetstof in een diep bord en wentel de appels erdoor. Zet de appels in een lage ovenschotel en bak ze ca. 20 minuten midden in de oven. Was intussen de rozijnen, laat ze daarna wellen in lauw water. Laat ze uitlekken en roer ze door de appelmoes. Klop het eiwit met 1 eetlepel vanillesuiker stijf, dit moet gebeuren in een vetvrije kom met een vetvrije garde. Je maakt iets vetvrij door dit om te spoelen met citroensap en een beetje water, daarna drogen met keukenpapier. Vul na de baktijd de holten van de appels met de appelmoes en verdeel het stijfgeklopte eiwit erover. Zet de appels daarna nog 5 minuten in de oven.

Bevat per appel circa 80 kcal.

thema:

afslanken en beweging

Train je meer dan drie keer per week intensief (bijvoorbeeld hardlopen, wielrennen of trainen in de sportschool) voeg dan elke dag wat extra's toe aan het dagmenu. Kies uit:

- 2 crackers met halvajam
- een krentenbol met halvarine
- 1 tosti ham/kaas 30+
- een pakje Evergreen
- een mueslireep
- een dubbele plak ontbijtkoek
- Cup a Soup + 1 cracker met 20+ smeerkaas

Tip: koop bij de sportzaak een stappenteller, heel eenvoudig meet je zo hoeveel stappen je op een dag zet. Bij 10.000 stappen beweeg je voldoende. Zo'n teller kan je net dat extra zetje geven om nog éven een blokje om te gaan.

Bewegingsoefeningen

Voor het bereiken van je ideale gewicht is lichaamsbeweging onmisbaar. Het bevordert niet alleen de spijsvertering, maar het draagt ook bij aan een verbetering van de conditie en een vermindering van stress. Kortom lichaamsbeweging draagt bij aan het algehele welbevinden. Wanneer je nog iets extra's zou willen doen of wanneer lichaamsbeweging buitenshuis even niet uitkomt, doe dan enkele grondoefeningen. Hieronder heb ik er een aantal voor je uitgewerkt.

Voor strakke en slanke benen:

- Ga op je zij liggen met je onderste been lichtjes gebogen en je andere been recht. Plaats je elleboog op de grond en ondersteun je hoofd met je hand. De andere arm zet je als steun schuin voor je neer.
- Langzaam til je je bovenste been ongeveer 30 cm omhoog. Houd deze gestrekt en laat je taille op de grond.
- Herhaal deze oefening 15 keer en draai je dan om en doe je andere been. Bouw uit van 1 keer 15 herhalingen per been, naar 3 keer 15 herhalingen.

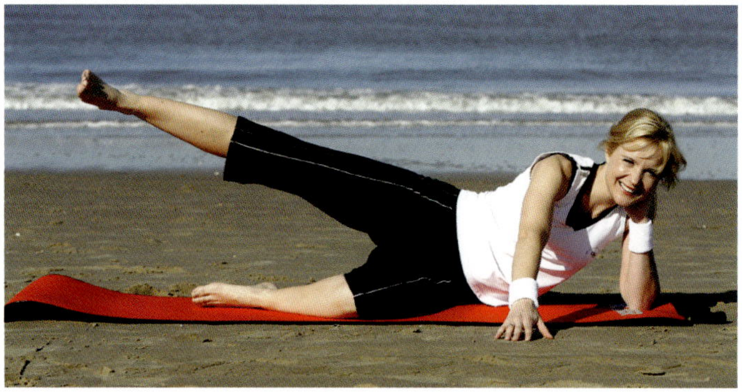

Andere oefening voor benen:

- Neem dezelfde houding aan als de oefening hiervoor maar trek nu je knie richting je borst en strek je been weer uit.
- Ook hier beginnen met 1 keer 15 herhalingen per been en uitbouwen.

Voor stevige billen:

- Steun met je onderarmen en je knieën op de grond en kijk vooruit. Zorg dat je ellebogen recht onder je schouders zijn.
- Strek vervolgens je been recht naar achteren toe en houd je rug recht.
- Breng je gestrekte been langzaam een klein stukje omhoog.
- Beweeg je been weer langzaam naar beneden, tik heel kort je tenen even de grond aan en til je been vervolgens weer omhoog.
- Wissel na 15 keer van been en probeer uit te bouwen naar 3 keer 15 herhalingen per been.

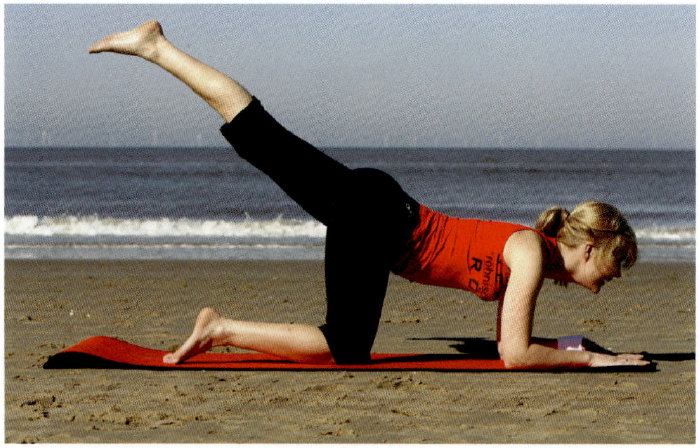

Voor de rug-en buikspieren:

- De startpositie is dat je op je rug ligt met je benen verticaal gestrekt naar boven. Houd je armen parallel langs je lichaam en je handen plat op de grond.
- Houd je onderrug en je billen gecontroleerd op grond.
- Span je buikspieren aan en breng tegelijkertijd je benen langzaam uit elkaar en weer terug. Herhaal deze oefening ook 15 keer en bouw later uit.

Let op: deze oefening kan vrij zwaar voor je rug- en/of buikspieren zijn. Als het pijn doet, kun je het beter niet doen en een fitness instructeur om een oefening vragen.

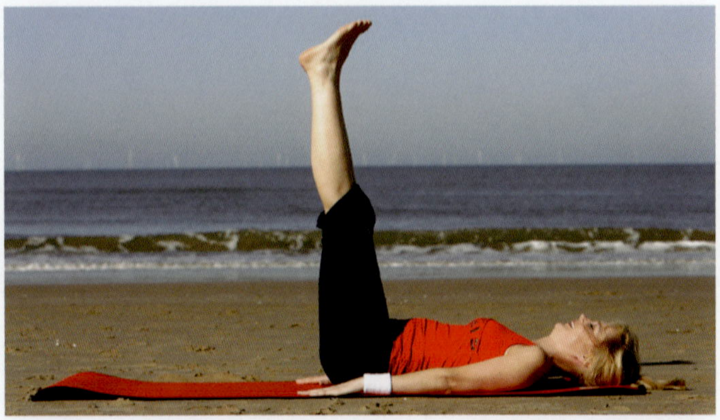

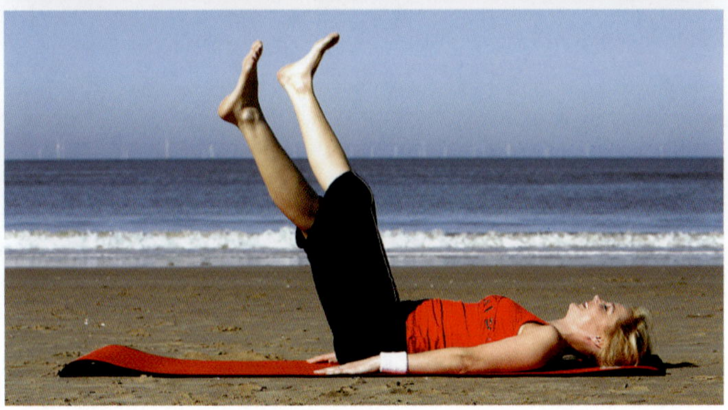

Mijn gewicht en motivatie - week 2:

Gewicht begin deze week: ....,....... kg

Gewicht eind van deze week: ....,....... kg

Motivatiecijfer: ....

Totaal afgevallen: ....,....... kg

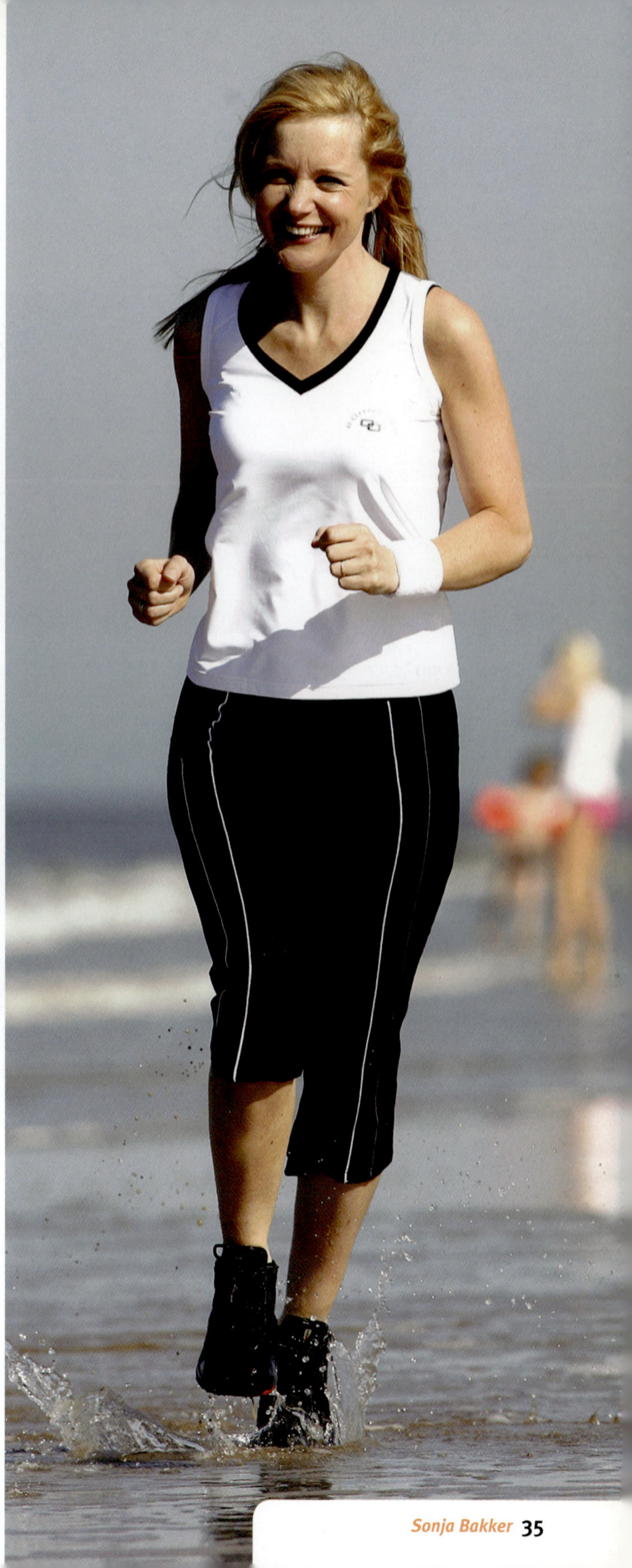

vragen v/d week

Moet ik sporten om af te vallen?

Bewegen is heel goed om je stofwisseling te stimuleren en zo meer calorieën te verbranden. Je hoeft niet altijd naar de sportschool. Zelf zorg ik ervoor dat ik elke dag een half uur lekker wandel met de hond. Hoe moe je ook bent, van zo'n wandeling krijg je juist energie! Kijk wat bij je past: fietsen, nordic walken, zwemmen, tennissen... een sport die je met plezier beoefent is hierdoor makkelijk vol te houden.

Ik ga 's morgens vroeg om 7.15 uur naar de sportschool, wat kan ik dan vooraf het beste eten zodat ik niet te vol zit?

Je kunt van tevoren een krentenbol besmeerd met halvarine en een schaaltje magere yoghurt met muesli nemen met een kopje thee. Dit is licht verteerbaar en het geeft je de nodige energie om lekker te sporten zonder hongergevoel. Blijf tijdens het sporten wel genoeg water drinken.

Ik sport nu al een aantal maanden in de sportschool en het lijkt wel alsof ik alleen maar zwaarder word, hoe kan dat?

Vooral als je begint met sporten, kan het zijn dat je iets zwaarder wordt, omdat je spiermassa gaat kweken. Spieren bevatten veel water, vandaar dat spiermassa zwaarder is dan vet. Blijf doorgaan met bewegen en gezond eten, dan val je echt goed af.

Is het nodig om een speciale sportdrank te drinken tijdens het sporten?

Sportdranken leveren extra energie tijdens het sporten, maar dit is niet altijd nodig. Sport je minder dan een half uur, dan kan je lichaam dit zelf goed opvangen. Extra energie is dan niet nodig. Vergeet niet dat sportdranken behoorlijk veel calorieën bevatten. Drink bij voorkeur gewoon water en mocht je behoefte hebben aan een sportdrankje, neem dan een flesje Aquarius Citroen (weinig suiker). Ook lekker na het sporten: een half glas verse jus d'orange aangevuld met (mineraal)water. Een heel gezonde dorstlesser!

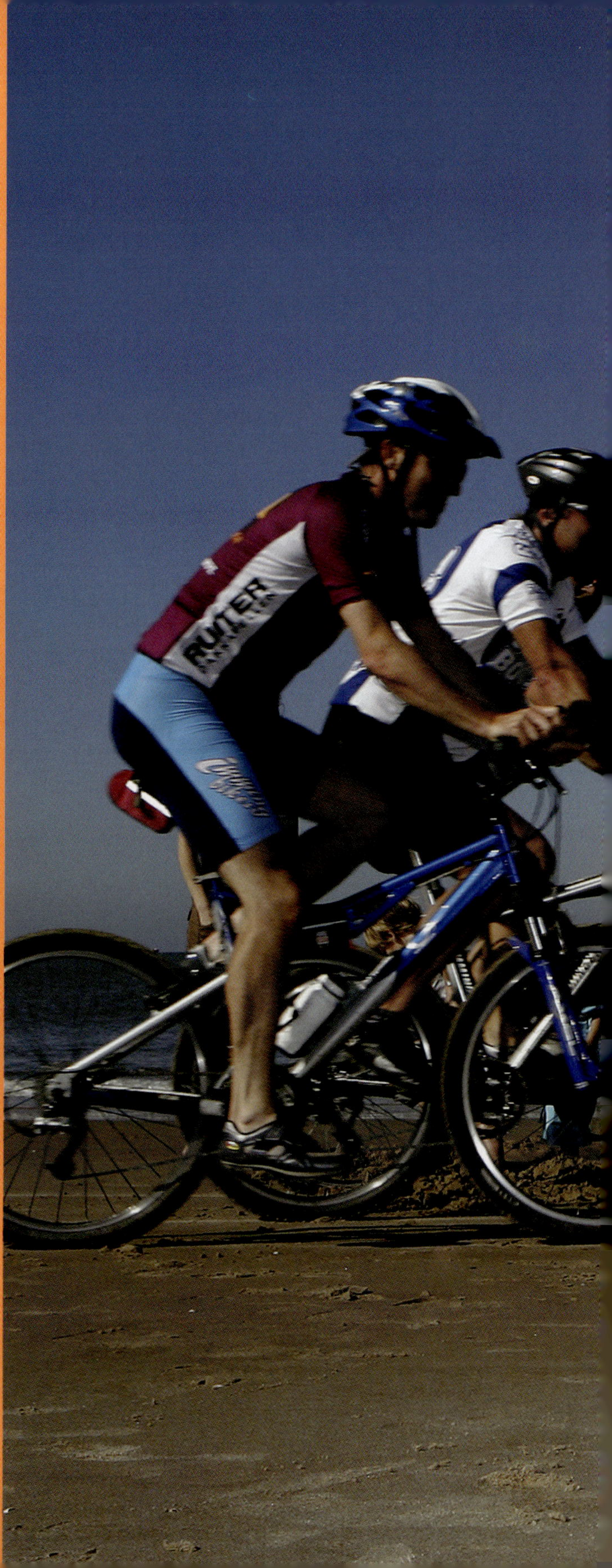

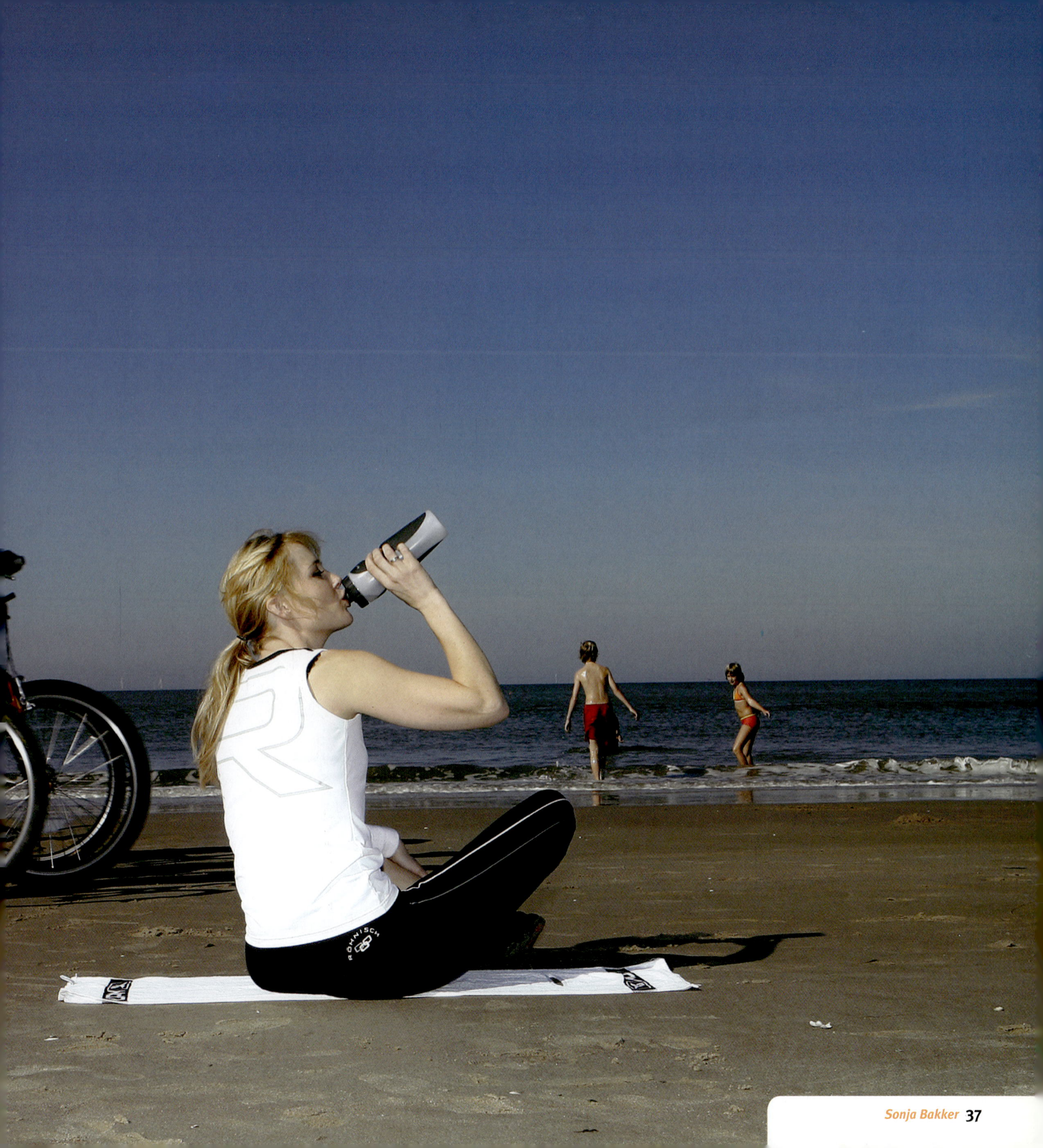

HOOFDSTUK 4

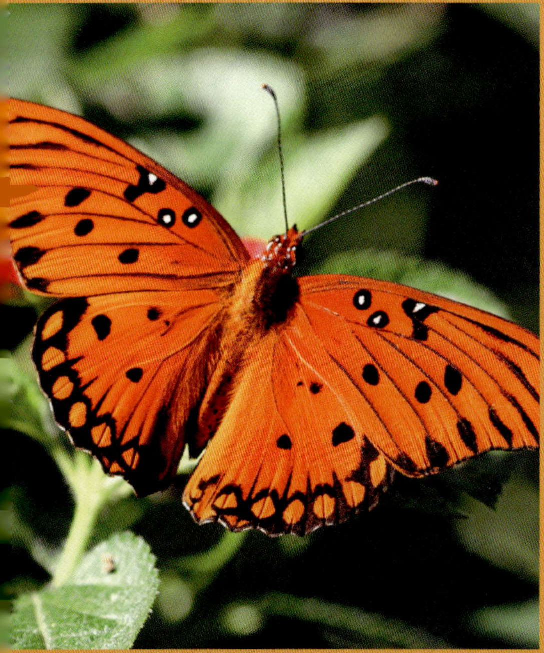
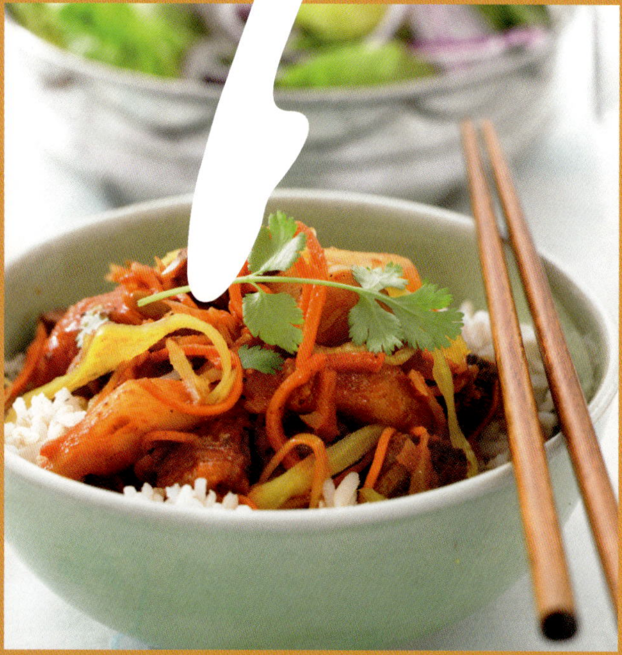
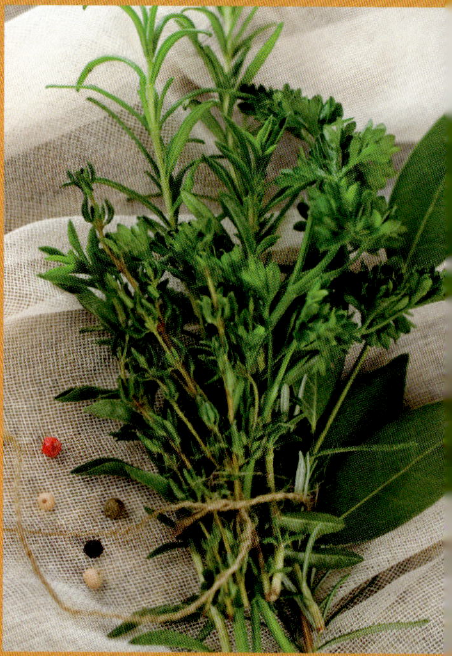

'Je toekomst hangt af van wat je er zelf van maakt.'

Verhaal uit de praktijk

Achter in de bus ~ *Katja*

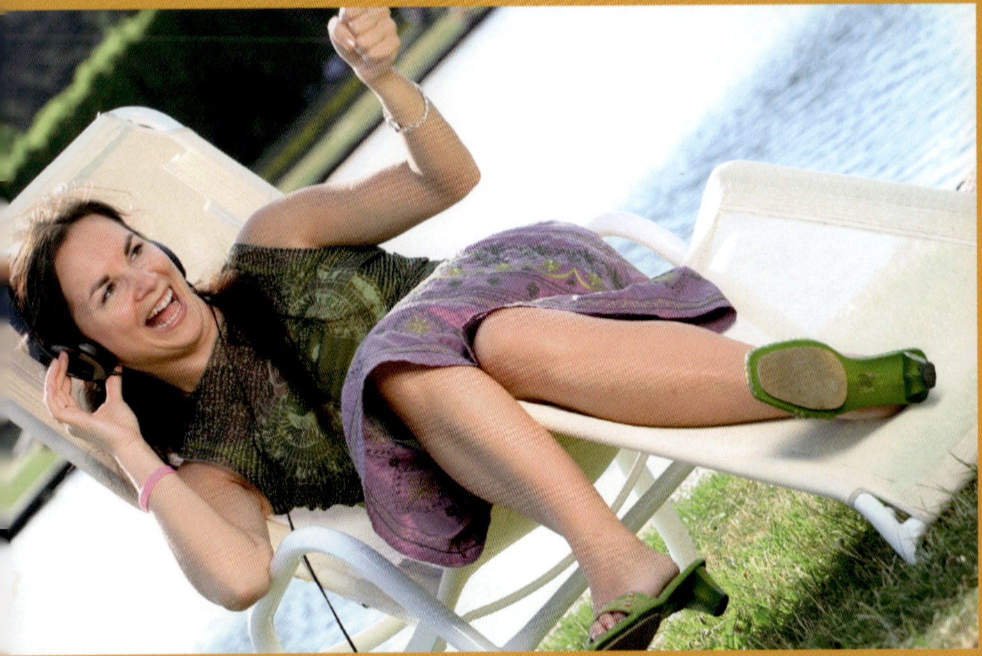

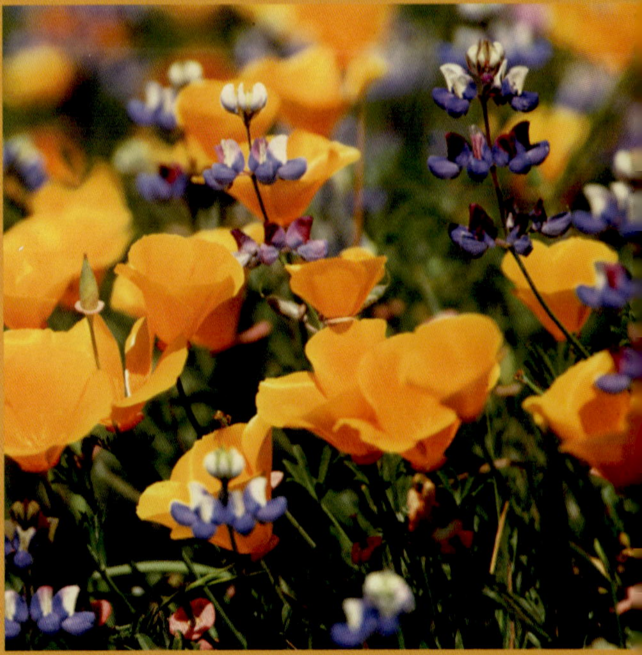

Jammer genoeg denken sommige mensen dat lijnen vanzelf gaat. Ik zeg wel eens: 'Had ik maar een toverstokje, dan kon ik de mensen slank toveren'. Op het moment dat mensen beginnen te klagen en zich verschuilen achter van alles en nog wat, is het tijd voor de confrontatie. Katja is een alleenstaande moeder van twee kinderen, Als de kinderen op bed lagen, zat ze futloos elke avond op de bank met een zak chips. Daardoor was ze tien kilo aangekomen, wat haar ongelukkig maakte en waardoor ze van ellende nóg meer at. Afvallen lukte niet. Ze vond zichzelf zielig.
Ik vertelde Katja dat ze achter in de bus zat. Ze was slachtoffer geworden van haar eigen leven en was in een negatieve spiraal terechtgekomen. Ik zei haar dat ze zichzelf moest veranderen. Katja moest voor zichzelf leren kiezen: voorin de bus gaan zitten, het stuur pakken en in de goede richting rijden. 'Koop een mooie fruitschaal, leg die vol met fruit en heb je trek, neem dan een appel! Betrap jezelf op zielig gedrag, blijf er niet in hangen, maar roep jezelf tot de orde.' Door deze benadering viel het kwartje. Katja had het soms moeilijk, maar ze ging met sprongen vooruit. Katja's leven is positief veranderd. Ze is afgevallen en heeft meer energie voor haar kinderen.

derde weekmenu

Motivatie is het allerbelangrijkste element bij het bereiken van een optimaal gewicht. Is je cijfer hoger dan een 8? Dan val je deze week zeker 1,2 kilo af. Is je cijfer een 7, dan val je gemiddeld een pond af. Is je cijfer een 6? Wees dan tevreden met twee ons. Door deze methode toe te passen, ben je eerlijk naar jezelf toe.

TIP

Merk je dat je veel het woordje 'moeten' gebruikt? Zoals: ik moet afvallen, ik moet nog bewegen, ik moet de kinderen naar school brengen. Door het woordje 'moeten' maak je alles veel zwaarder dan het in werkelijkheid is. Voor je gevoel sta je onderaan een grote berg. Vervang daarom het woord 'moeten' in het woord 'willen'. Ik wil afvallen, ik wil gaan bewegen. Willen komt uit wilskracht en maakt alles veel leuker en eenvoudiger. Let deze week eens extra op je woordkeuze.

Boodschappenlijst week 3

Groep brood en ontbijtgranen: volkorenbrood, volkoren crackers, Italiaanse bol, volkoren pistolets, Cracottes, beschuit, krentenbrood, ciabatta, mueslibol, bruine kadetten, muesli of Kellog's K

Groep beleg: vruchtenhagel, halvajam, pindakaas, kipfilet, achterham, 30+ kaas, smeerkaas 20+, magere smeerworst, rosbief, filet americain, sandwichspread

Groep tussendoortjes: Opkikker, speculaas, Indische cake of eierkoek, Hertog light slagroomijs, Evergreen, ontbijtkoek, Atlanta kruidkoek (kant-en-klare mix), Snelle Jelle, mueslireep, pepsels

Groep groenten en fruit: kiwi, meloen of appels, sinaasappels, bananen, mandarijnen, druiven, roerbakgroenten, sla, snijbonen, prei, tomaat, komkommer, haricots verts, augurken

Groep zuivel, vlees, vis, ei en vleesvervangers: magere yoghurt, halfvolle melk, Optimel vruchtenyoghurt, Optimel kwark, Optimel drink, magere gele vla, Breaker Light, Vitalinea chocolademousse, kipfilet, rundergehakt, scholfilet, haring, ei

Groep aardappelen, rijst en pasta: aardappelen, zilvervliesrijst, röstirondjes (diepvries)

Groep vetten en oliën: halvarine, magere jus, olijfolie, magere sladressing op yoghurtbasis

Dranken: jus d'orange of fruitontbijt of Knorr Vie, rode wijn

Overige: maizena, nasikruiden, zout en peper

Boodschappenlijst recepten week 3

Volkoren bol met carpaccio voor 1 persoon blz. 161:
1 volkoren bol, 1 eetlepel groene pesto, 75 gram gesneden carpaccio, 25 gram rucola, 25 gram 30+ kaas

Salade du chef voor 2 personen blz. 177:
1 krop ijsbergsla, 4 stengels bleekselderij, 1/2 bosje radijsjes, 2 appels, 100 gram gekookte kip, 100 gram ham in schijven, 100 gram 30+ kaas, 3 eetlepels magere yoghurtdressing

Italiaanse bol met druiven, appel en mozzarella voor 2 personen blz. 161:
200 gram blauwe druiven, 1 groene appel (Granny Smith), 2 Italiaanse bollen, 2 bolletjes mozzarella, halvarine, 4 plakjes kiprollade (vleeswaren), paprikapoeder

Oosterse stoofpot voor 4 personen recept van de week:
450 gram rundvlees, 2 eetlepels olijfolie, blikje tomatenpuree, 1 eetlepel ketjap manis, 1 theelepel gemberpoeder, 1 teentje knoflook,1 klein potje atjar tjampoer, 1 klein blikje ananas op sap (schijven of stukjes) of verse ananas

N.B. Je kan ieder recept vervangen voor een gelijkwaardig recept uit hoofdstuk 16: recepten (vanaf blz. 158).

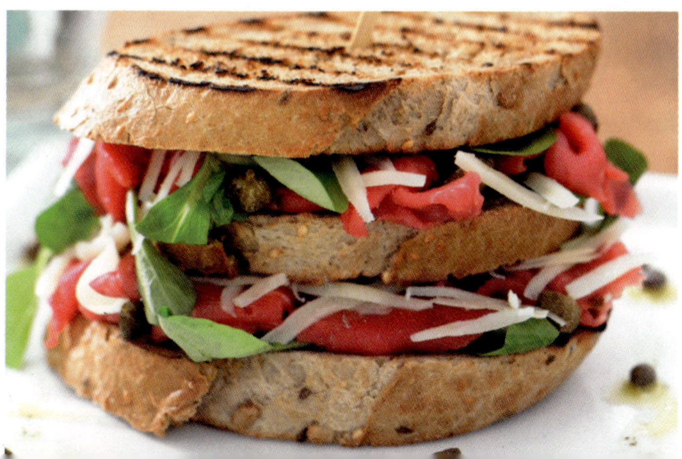

Volkoren bol met carpaccio

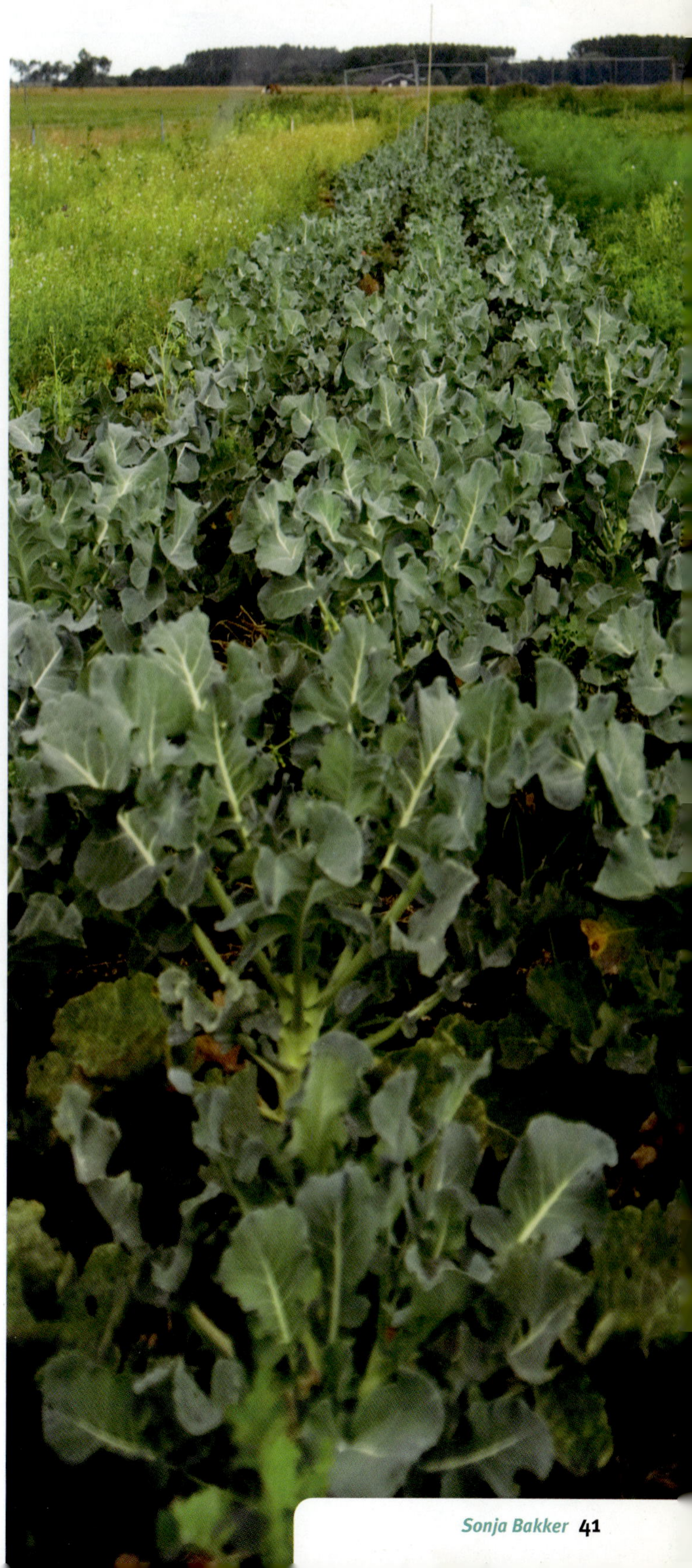

3e weekmenu

VROUW

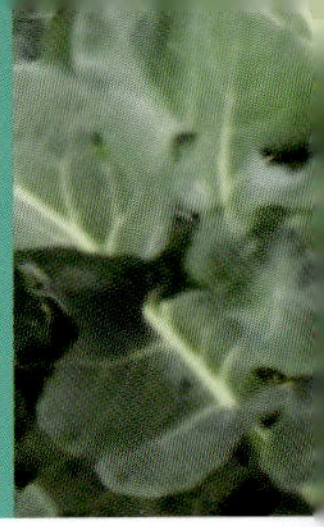

Maandag

Ontbijt: 1 volkoren boterham met halvarine en achterham of magere smeerworst, 1 glas fruitontbijt of jus d'orange, 1 glas water – **Tussendoor:** 1 sinaasappel, 2 glazen water – **Lunch:** 3 crackers met halvarine, 2x vruchtenhagel en 1x halvajam, 2x mandarijnen, 1 glas water – **Tussendoor:** 250 gram Optimel kwark of 250 gram magere yoghurt, 1 appel, 1 glas water – **Diner:** 125 gram gekookte aardappelen, 200 gram snijbonen, 75 gram rundergehaktbal, 1 juslepel magere jus, 1 bakje rauwkost – **'s Avonds:** 1 plak ontbijtkoek of 1 speculaasje, 1 glas water

Dinsdag

Ontbijt: 250 gram Optimel vruchtenkwark, 1 sinaasappel, 1 glas water – **Tussendoor:** 2 schijven meloen of 1 appel, 2 glazen water – **Lunch:** 2 volkoren boterhammen met halvarine en magere smeerworst en 20+ smeerkaas, 1 appel, 1 glas water – **Tussendoor:** 1 glas halfvolle melk, 1 plak Indische cake of eierkoek – **Diner:** 125 gram röstirondjes (diepvries), 200 gram prei (aanmaken met maizena, zout en peper), 100 gram scholfilet, 1 juslepel magere jus – **'s Avonds:** 1 stuk fruit naar keuze, 1 glas water

Woensdag

Ontbijt: 2 crackers met halvarine, 1x halvajam en 1x vruchtenhagel, 1 glas water – **Tussendoor:** 1 Evergreen, 2 glazen water – **Lunch:** 2 volkoren boterhammen met halvarine en een dun laagje pindakaas en 30+ kaas, 1 flesje Knorr Vie of 1 glas jus d'orange, 1 glas water – **Tussendoor:** 1 Breaker Light of 250 gram magere kwark – **Diner:** 125 gram gekookte zilvervliesrijst (200 gram roerbakgroenten, nasikruiden en 75 gram kipfilet), 1 bakje rauwkost – **'s Avonds:** Streng! 1 glas water

Donderdag

Ontbijt: 1 volkoren boterham met halvarine en een dun laagje pindakaas of 1 plak 30+ kaas, 1 glas halfvolle melk, 1 glas water – **Tussendoor:** 2 kiwi's (bevordert de stoelgang!), 2 glazen water – **Lunch:** 1 snee krentenbrood met halvarine, 1 cracker met 20+ smeerkaas, 1 bakje Vitalinea chocolademousse of 1 glas halfvolle melk, 2 glazen water – **Tussendoor:** 1 bakje gemengd fruit, 1 Opkikker (bouillon), 1 glas water – **Diner:** 125 gram gekookte aardappelen, 200 gram gemengde groenten (haricots verts, spruitjes en worteltjes), 75 gram gemarineerde kipfilet, 1 juslepel magere jus – **'s Avonds:** 1 plak ontbijtkoek, 1 glas water

Vrijdag

Ontbijt: 250 gram magere gele vla of 250 gram magere yoghurt, daarin 1 appel in stukjes en 1 eetlepel muesli, 1 glas water – **Tussendoor:** 2 pruimen of 2 mandarijnen, 2 glazen water – **Lunch:** 2 volkoren boterhammen met halvarine en 20+ smeerkaas met extra tomatenplakken, 1 glas Optimel drink, 1 glas water – **Tussendoor:** 1 Snelle Jelle (soort voorverpakte ontbijtkoek), 1 glas water – **Diner:** 1 volkoren bol met carpaccio (recept zie bladzijde 161), 1 bakje rauwkost – **'s Avonds:** 2 bolletjes Hertog light slagroomijs, 1 glas water

Zaterdag

Ontbijt: 2 Cracottes met halvarine en een dun laagje pindakaas en halvajam, 1 glas Optimel drink, 1 glas water – **Tussendoor:** 15 stuks druiven, 1 glas Optimel drink – **Lunch:** 1 Italiaanse bol met 1 omelet, 1 glas water – **Tussendoor:** 1 Evergreen, 2 glazen water – **Diner:** 1 portie Salade du chef (recept zie bladzijde 177), 1 stuk ciabatta brood – **'s Avonds:** 3 kipfiletrolletjes met een augurk of 3 toastjes met filet americain, 1 glas rode wijn of rosé, 1 glas water

Zondag

Ontbijt: 1 warme volkoren pistolet met halvarine en rosbief, 1 beschuit met halvarine en vruchtenhagel, 1 glas water – **Tussendoor:** 1 Atlanta kruidkoek (kun je zelf bakken, Kant-en-klare mix) of 1 plak ontbijtkoek, 1 water – **Lunch:** 1 Italiaanse bol met appel en mozzarella (recept zie bladzijde 161), 1 glas water – **Tussendoor:** 1 bakje gemengd fruit, 1 glas water – **Diner:** 150 gram Oosterse stoofpot met 125 gram zilvervliesrijst plus een schaaltje rauwkost (recept van de week) – **'s Avonds:** 1 glas rode wijn of rosé, 2 glazen water

MAN

Maandag

Ontbijt: 1 volkoren boterham met halvarine en achterham of magere smeerworst, 1 glas fruitontbijt of jus d'orange, 1 glas water – **Tussendoor:** 1 plak ontbijtkoek met halvarine, 2 glazen water – **Lunch:** 2 volkoren boterhammen met halvarine en sandwichspread komkommer of met een dun laagje pindakaas, 1 banaan, 1 glas water – **Tussendoor:** 1 appel, 1 glas water – **Diner:** 150 gram gekookte aardappelen, 200 gram snijbonen, 75 gram rundergehaktbal, 1 juslepel magere jus – **'s Avonds:** 1 eierkoek, 1 glas water

Dinsdag

Ontbijt: 250 gram magere vruchtenkwark, 1 cracker met halvarine en rosbief, 1 glas fruitontbijt, 1 glas water – **Tussendoor:** 1 appel, 2 glazen water – **Lunch:** 2 volkoren boterhammen met achterham en 20+ smeerkaas, 1 appel, 1 mueslibol met halvarine, 1 glas water – **Tussendoor:** 1 plak Indische cake, 1 glas water – **Diner:** 150 gram röstirondjes (diepvries), 200 gram prei (aanmaken met maizena, zout en peper) 100 gram scholfilet, 1 juslepel magere jus – **'s Avonds:** 1 glas Optimel drink, 1 stuk fruit naar keuze, 1 glas water

Woensdag

Ontbijt: 2 volkoren boterhammen met halvarine, halvajam en 1 plak 30+ kaas, 1 glas water – **Tussendoor:** 1 Snelle Jelle (soort ontbijtkoek), 2 glazen water – **Lunch:** 2 bruine kadetten met halvarine, rookvlees, en magere smeerworst, 1 glas halfvolle melk, 1 glas water – **Tussendoor:** 1 Breaker Light of 250 gram magere kwark – **Diner:** 150 gram gekookte nasi (200 gram roerbakgroenten, nasikruiden en 75 gram kipfilet), 1 bakje rauwkost – **'s Avonds:** Streng! 2 glazen water

Donderdag

Ontbijt: 2 volkoren boterhammen met halvarine en een dun laagje pindakaas, 1 glas halfvolle melk, 1 glas water – **Tussendoor:** 2 kiwi's (bevordert de stoelgang), 1 glas water – **Lunch:** 1 snee krentenbrood met halvarine, 2 crackers met 20+ smeerkaas, 1 glas water – **Tussendoor:** 250 gram gemengd fruit, 2 glazen water – **Diner:** 150 gram gekookte aardappelen, 200 gram haricots verts, 100 gram gemarineerde kipfilet, 1 juslepel magere jus, 1 glas water – **'s Avonds:** 1 plak ontbijtkoek met halvarine, 1 glas water

Vrijdag

Ontbijt: 250 gram magere gele vla of magere yoghurt, 3 eetlepels Kellog's K of 3 eetlepels muesli, 1 peer, 1 glas water – **Tussendoor:** 1 Sultana, 2 glazen water – **Lunch:** 2 volkoren boterhammen met halvarine en 20+ smeerkaas met extra plakken tomaat, 1 glas Optimel drink – **Tussendoor:** 1 mueslireep, 1 glas water – **'s Avonds:** 1 volkoren bol met carpaccio (recept zie bladzijde 161), 1 bakje rauwkost – **Tussendoor:** 2 bolletjes Hertog light slagroomijs, 1 glas water

Zaterdag

Ontbijt: 2 crackers met halvarine en halvajam en 30+ kaas, 1 glas Optimel drink, 1 glas water – **Tussendoor:** 1 trosje druiven, 1 glas water – **Lunch:** 1 pistolet met halvarine en filet americain met uitjes, 1 kop Opkikker, 1 glas halfvolle melk, 2 glazen water – **Tussendoor:** 1 haring, 1 glas water – **Diner:** 1 portie salade du chef (recept zie bladzijde 177), 1 stuk ciabatta brood – **'s Avonds:** 3 kipfiletrolletjes met een augurk, 1 glas rode wijn of rosé of 1 glas jus d'orange, 1 glas water

Zondag

Ontbijt: 2 crackers met halvarine en rosbief, 1 beschuitje met halvarine en vruchtenhagel, 1 glas water – **Tussendoor:** 1 plak Indische cake of speculaasje, 1 glas water – **Lunch:** 1 Italiaanse bol met appel en mozzarella (recept zie bladzijde 161), 2 glazen water – **Tussendoor:** 250 gram gemengd fruit – **Diner:** 200 gram Oosterse stoofpot (recept van de week) met 125 gram gekookte zilvervliesrijst plus een schaaltje rauwkost – **'s Avonds:** 10 zoute pepsels, 1 glas rode wijn of rosé, 1 glas water

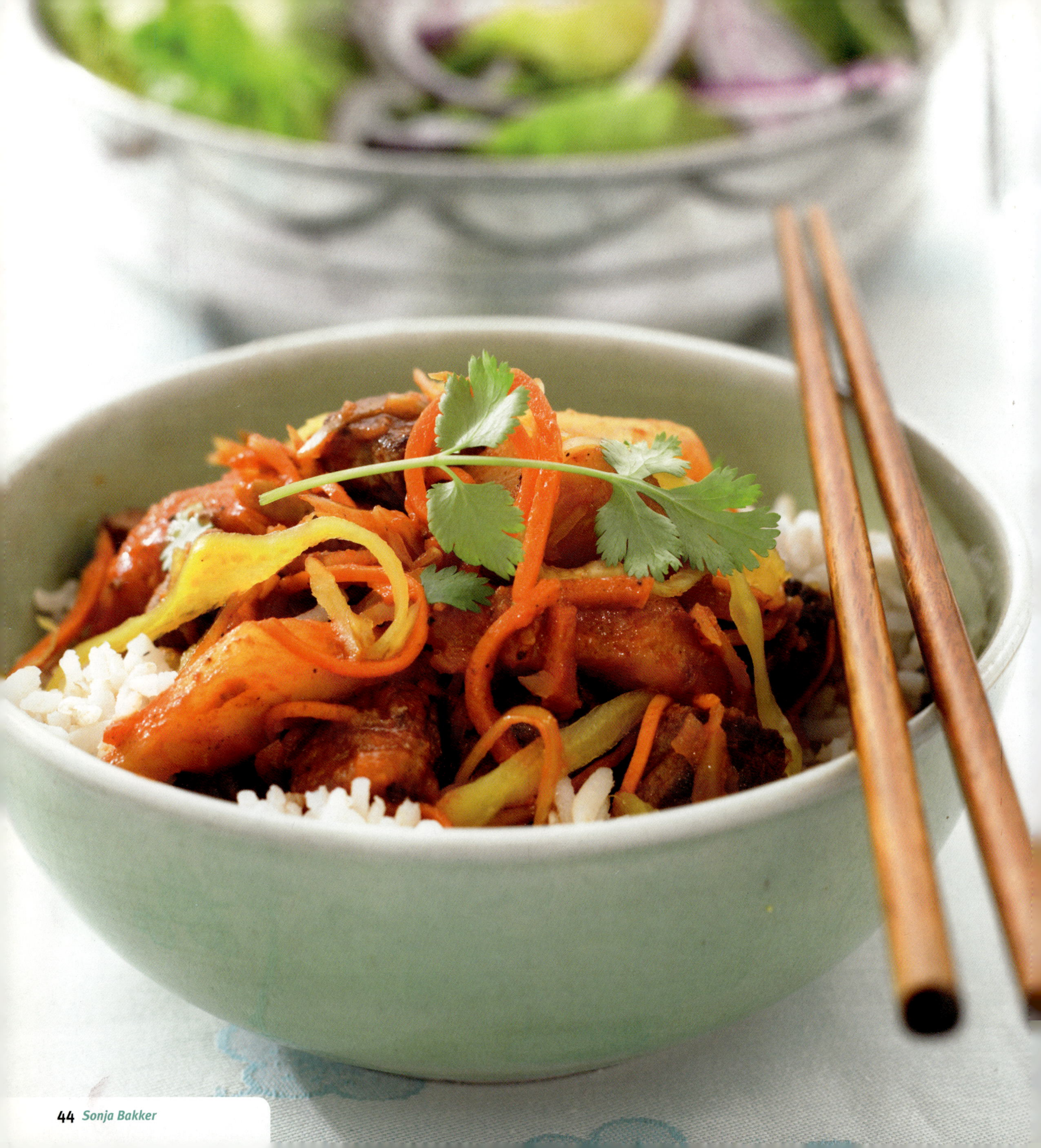

Recept van de week

Oosterse stoofpot

voor 4 personen

ingrediënten

450 gram rundvlees
2 eetlepels olijfolie
1 klein blikje tomatenpuree
1 eetlepel ketjap manis
1 theelepel gemberpoeder
1 fijn gesneden teentje knoflook
1 klein potje atjar tjampoer
1 klein blikje ananas op sap (schijven of stukjes) of verse ananas

bereiding

Snijd het vlees in blokjes. Verhit de olie en bak hierin de vleesblokjes in ca. 5 minuten rondom bruin. Voeg tomatenpuree, ketjap, gemberpoeder en de knoflook toe, en roerbak het geheel 10 minuten. Schep de atjar tjampoer en de ananas in stukjes door het vlees en laat het gerecht op laag vuur nog ca. 10 minuten zachtjes sudderen.

Lekker met sla en eventueel nog met zilvervliesrijst.

Bevat per portie circa 280 kcal.

thema:

moeilijke momenten te lijf

Moeilijke momenten horen erbij als je probeert kilo's kwijt te raken. Niet voor niets wordt wel gezegd dat afvallen moeilijker is dan stoppen met roken. Eten heb je nu eenmaal nodig en je wordt er dagelijks aan blootgesteld. Verveling, stress of frustratie, groepsdruk of dagen waarop je uit je ritme bent, kunnen knap lastig zijn.

Een paar tips om deze moeilijke momenten te lijf te gaan:
- houd je doel voor ogen.
- zorg dat je een gezond alternatief binnen handbereik hebt (wat rauwkost, een stuk fruit) op de momenten dat je wilt gaan snaaien.
- wil je eten uit verveling: zoek afleiding (desnoods de was strijken, opruimen, alles wat je afleidt van je plan om te gaan snaaien).
- zorg dat je zo min mogelijk 'slecht voedsel' in huis haalt.
- durf 'nee' te zeggen wanneer er taart wordt getrakteerd. Al dringen je collega's nog zo aan: 'ach, doe niet zo flauw', jij bent een doorzetter!
- sta jezelf toe te genieten en raak niet gefrustreerd als de teller van de weegschaal daardoor een week blijft hangen. Pak na je weekend de draad weer op. Blijf volhouden, het kan zijn dat je wel in vet bent afgevallen, maar wat meer vocht vast houdt.

Een glaasje mag best!
Je mag één glaasje rosé of rode wijn per dag drinken. Pas op met bier, daarin zit maltose, een dikmaker. Wanneer je veel bier drinkt, zal het afvallen moeizaam gaan. Je kunt ook jonge jenever met cola light drinken, hier zitten ook weinig calorieën in.

Controle over je eetgedrag
Het blijkt vaak enorm moeilijk om de baas te blijven over je eigen eetgedrag in periode van stress. Om dit probleem op te lossen is het belangrijk om de oorzaak te achterhalen. Hieronder tref je een aantal opdrachten aan. Wanneer je deze opdrachten maakt zie je waardoor de eetbuien kunnen ontstaan. Probeer alles voor jezelf op een rijtje te zetten, dat maakt het probleem inzichtelijk, zodat je ook zelf met een oplossing kunt komen.

Opdracht 1

Noem de drie belangrijkste dingen (mensen, situaties, emoties) die er voor zorgen dat je te veel gaat eten.

1 ______

2 ______

3 ______

Waarom eet je dan te veel?

______

______

______

Opdracht 2

Problemen lossen zich nooit vanzelf op. Maak een plan om het probleem op te lossen.

Het probleem dat me bezighoudt:

______

______

______

______

Mijn idee om het op te lossen:

______

______

______

______

Opdracht 3

Noem drie dingen die je kunnen afleiden:

1 ______________________

2 ______________________

3 ______________________

Het is erg belangrijk dat je het weekmenu zo nauwkeurig mogelijk volgt. Heb je een keer enorme trek, beperk dan de schade door iets te kiezen uit de onderstaande suggesties. **Let op:** dit zijn wel extraatjes en ze kunnen je resultaat beïnvloeden.

Tips voor hartige trek:
- neem een kop drinkbouillon;
- neem een cracker met 20+ smeerkaas;
- neem een plakje rookvlees;
- neem 3 plakjes ossenworst;
- neem 3 rolletjes kipfilet met augurk;
- neem een handje Japanse mix (geen nootjes)
- neem 3 blokjes 30+ kaas

Tips voor zoete trek:
- neem een bakje Vitalinea chocolademousse
- neem een Evergreen
- neem een plakje ontbijtkoek
- neem een glas Optimel drink
- neem een stuk fruit
- neem een tic-tac
- neem een pepermuntje

Mijn gewicht en motivatie - week 3:

Gewicht begin deze week: ....,....... kg

Gewicht eind van deze week: ....,....... kg

Motivatiecijfer: ....

Totaal afgevallen: ....,....... kg

vragen v/d week

Op mijn werk neem ik vaak cappuccino uit de automaat. Is dit slecht?

Ja, cappuccino uit de automaat is inderdaad vetter, omdat het melklaagje wordt gemaakt van volle melkpoeder. Een beter alternatief is om koffie te drinken met een klein scheutje halfvolle koffiemelk.

Waarom mag ik niet zoveel koffie drinken?
Drink koffie met mate. Te veel cafeïne is slecht voor de gezondheid, je kunt er zelfs afhankelijk van worden. Van te veel cafeïne word je hyper en je kunt er hoofdpijn van krijgen. Wil je toch koffie drinken, beperk dit dan tot drie koppen per dag en neem een groot glas water naast ieder kopje koffie. En neem cafeïne vrije koffie.

Wat is rauwkost en hoe kan ik dit het beste aanmaken?
Gebruik sla als basis voor de rauwkost en doe daar alle groenten die je lekker vindt om rauw te eten doorheen: wortel, komkommer, radijs, augurk, uitjes, paprika en tomaat. Natuurlijk kun je er ook voor kiezen om groenten licht te blancheren zoals bij bleekselderij of koolsoorten. Rauwkost mag je altijd nemen, ook als het niet in het dagmenu staat. Het is gezond, het vult, bevat vezels en is bijzonder goed voor de stoelgang. Voor de dressing neem je een magere variant, waarbij je erop let dat er niet meer dan 250 kilocalorieën per 100 ml inzit. Of maak zelf een lekkere dressing (zie hoofdstuk 16). Kijk uit met pijnboompitten, feta, zongedroogde tomaten op oliebasis en olijven, deze leveren erg veel calorieën op. De kant-en-klare salades van de groenteboer zijn lekker, maar de dressing die gebruikt wordt, bevat vaak meer calorieën. Vraag de groenteboer wat voor dressing hij gebruikt.

HOOFDSTUK 5

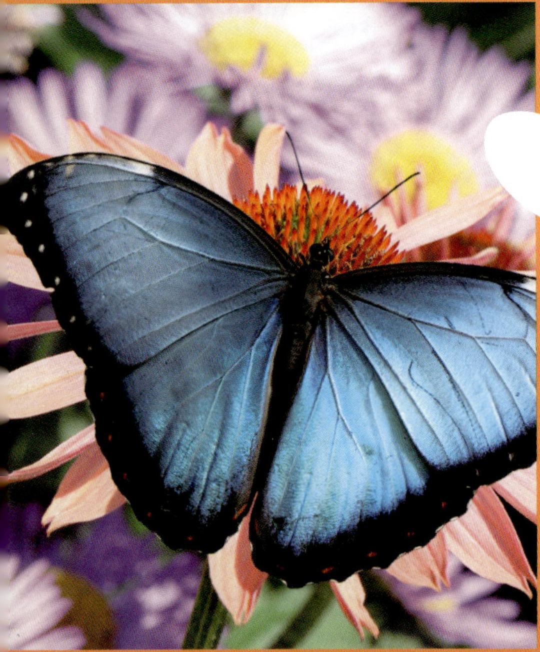

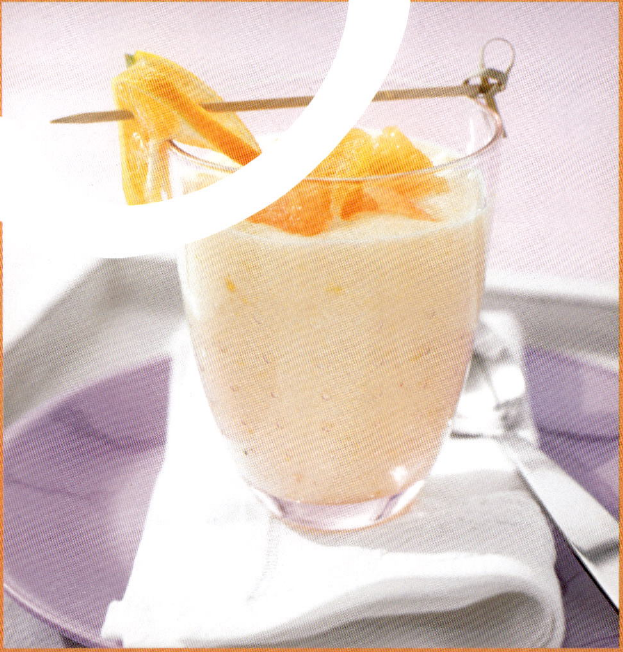

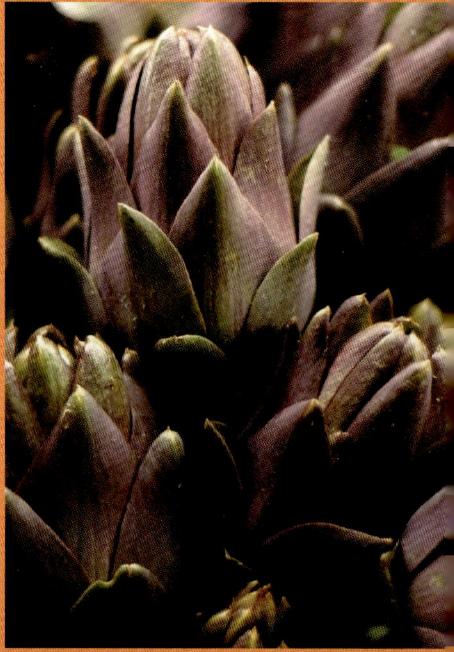

'Veranderen vraagt tijd, gun jezelf die tijd.'

Verhaal uit de praktijk

Samen zwanger, samen afvallen ~ *Vanessa en Patrick*

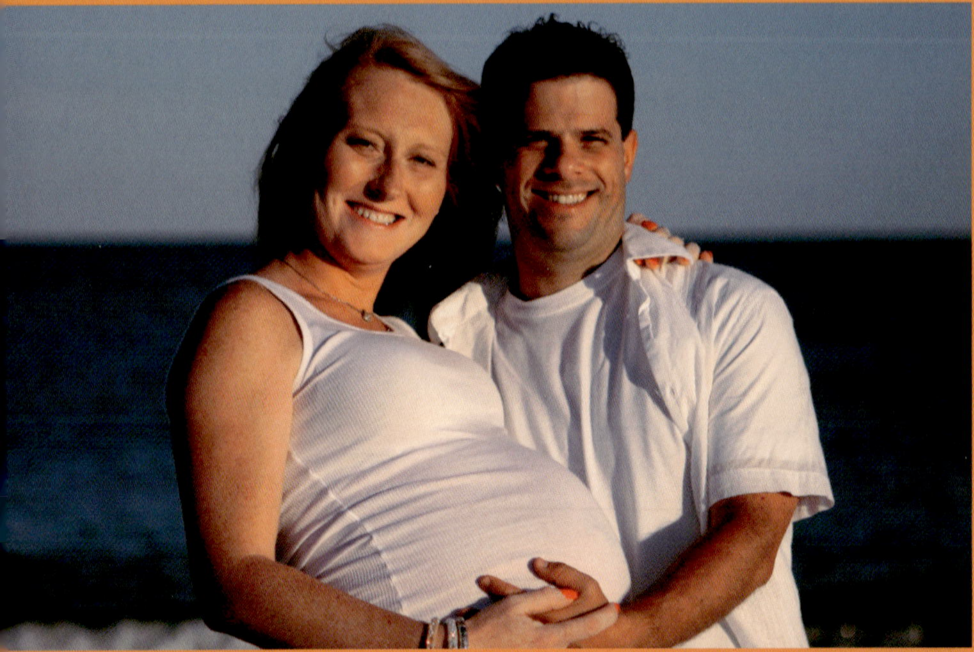

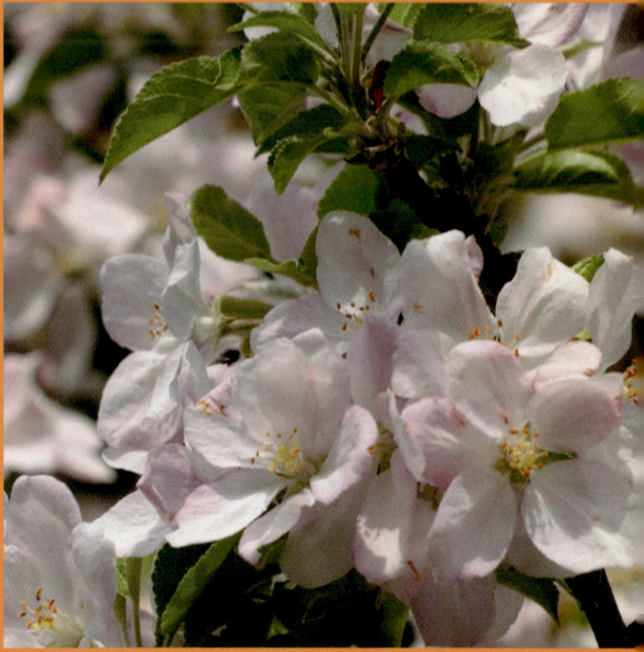

Vanessa (29), een kennis van mij, beviel vorig jaar van een gezonde dochter. Dolgelukkig was ze, maar ze had er moeite mee dat ze na de bevalling 15 kilo zwaarder was geworden. Vanessa belde me om te vragen wat ze het beste kon doen om zo snel mogelijk weer op gewicht te komen. En haar man Patrick mocht ook wel wat kilootjes kwijt. 'Negen maanden lang heeft hij met alles meegedaan, zoals ijs, chocolade, chips noem maar op.'
Het eerste advies dat ik Vanessa gaf, was: gun jezelf de tijd. Ik maakte twee weekmenu's: één speciaal voor Patrick en één voor Vanessa, aangevuld met extra brood, fruit en melkproducten. Lijnen mag niet zolang je borstvoeding geeft, maar gezond en regelmatig eten wel. Eet niet bij ieder kraambezoek beschuit met muisjes mee, neem liever een plak ontbijtkoek. Je zult zien dat je heel langzaam weer op gewicht komt.
Op de verjaardag van haar dochtertje sprak ik Vanessa weer voor het eerst. Ze zag er ontzettend goed uit. In totaal was ze elf kilo afgevallen. Patrick vertelde mij dat hij binnen acht weken tien kilo was afgevallen en dat hij het helemaal niet moeilijk vond. Zijn motto was: samen staan we sterk.

vierde weekmenu

Ook de slak bereikte de ark - door vol te houden! Niet iedereen valt even snel af. Maak er geen competitie van en houd je eigen tempo aan. Hoe beter je begrijpt waarom je bepaald eetgedrag vertoont, hoe beter je bent uitgerust om dat gedrag aan te pakken. Door deze bewustwording weet je welke knoppen je moet indrukken om je gedrag te veranderen. Dit betekent dat je een begin kunt maken met het positieve gedrag dat nodig is om je streefgewicht te bereiken. En heb je een keer lekkere trek, denk dan maar: Zonder strijd geen kilo's kwijt!

Boodschappenlijst week 4

Groep brood en ontbijtgranen: volkorenbrood, volkoren crackers, krentenbol, beschuit, (afbak) volkoren pistolets, Italiaanse bol, volkoren stokbrood, muesli of Cruesli Light, Kellog's K

Groep beleg: appelstroop, halvajam, achterham, 30+ kaas, 20+ smeerkaas, magere smeerworst, rosbief, filet americain, rookvlees, evt. tonijn

Groep tussendoortjes: Opkikker, ontbijtkoek, mueslireep, Japanse mix, speculaas, Evergreen, eierkoek, taai taai, Sultana koekjes, toastjes

Groep groenten en fruit: aardbeien of kiwi of nectarine, appel, peer, banaan, sinaasappels, mandarijnen, ananas, witlof, bloemkool, ijsbergsla, tomaat, komkommer, ui, knoflook

Groep zuivel, vlees, vis, ei en vleesvervangers: magere yoghurt, halfvolle melk of karnemelk, Optimel kwark of magere kwark, Optimel drink, Optimel gele vla, rundergehakt, scholfilet of viscuisine, kaasburger of rundervink, ei

Groep aardappelen, rijst en pasta: aardappelen, zilvervliesrijst

Groep vetten en oliën: halvarine, magere jus, olijfolie, magere sladressing op yoghurtbasis

Dranken: water, jus d'orange, fruitontbijt, rode wijn of rosé

N.B. Je kan ieder recept vervangen voor een gelijkwaardig recept uit hoofdstuk 16: recepten (vanaf blz. 158).

Boodschappenlijst recepten week 4

Fusilisalade met paprika en broccoli voor 4 personen blz. 176:
1 rode en 1 gele paprika, 200 gram fusili, 250 gram broccoli, 150 gram zachte geitenkaas, 100 gram achterham in dikke plakken, 1 sinaasappel (of wat jus d'orange), zout en peper, azijn, olijfolie, knoflook, 15 gram verse basilicum

Champignonsoep met broccoli, maïs en kip voor 2 personen blz. 168:
2 meergranen pistolets, 2 eetlepels olijfolie, 200 gram kipfilet in blokjes, zakje panklare broccoli (à 300 gram), 1 blikje maïskorrels (150 gram), 1 zak verse champignonsoep (500 ml), 2 eetlepels fijne kruiden (diepvries, strooibusje)

Warm gevuld stokbrood voor 4 personen blz. 162:
1 volkoren stokbrood, 350 gram rundergehakt, 1 ui, 1 teen knoflook, 1 rode paprika, peper, 2 eetlepels tomatenpuree, paprikapoeder

Fantasiemuffins blz. 195:
250 gram zelfrijzend bakmeel, zout, 150 gram rozijnen of 150 gram gedroogde appelstukjes, 1 ei, 3 eetlepels basterdsuiker, 5 eetlepels Becel Multi voor koken, 1 dl halfvolle melk,1 beker geklopte slagroom light (500 ml), papieren cakevormpjes of muffinbakblik

Kiphachee met crème fraîche voor 2 personen blz. 179:
250 gram kipfilet, olijfolie, 150 gram uien, 1/2 eetlepel basterdsuiker, 1/2 kippenbouillontablet, 3 eetlepels demi crème fraîche, zout, peper

Mandarijncrème om je vingers bij af te likken voor 4 personen recept van de week:
10 mandarijntjes, 1 citroen, 1 sinaasappel, 3 eieren, 100 gram zoetstof, 1 eetlepel maizena, 1 dl witte wijn, zakje vanillesuiker

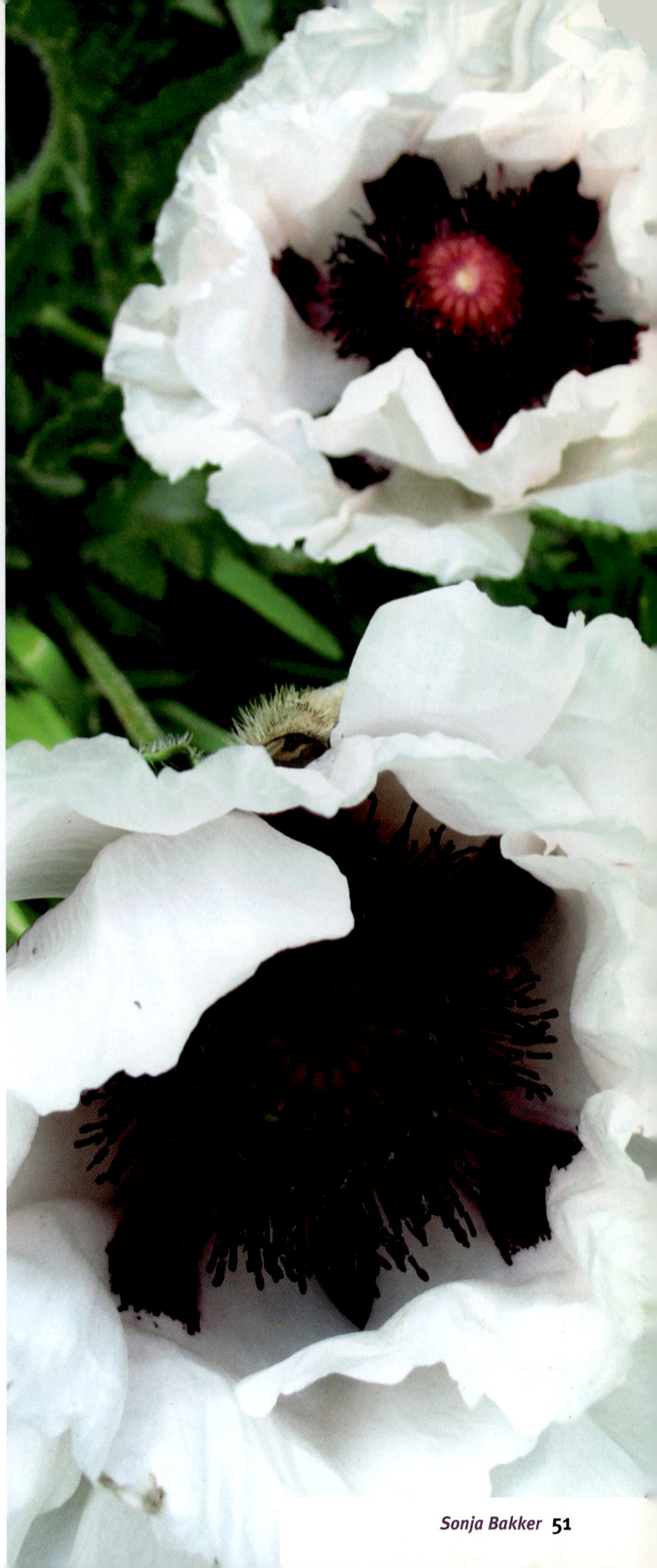

4e weekmenu

VROUW

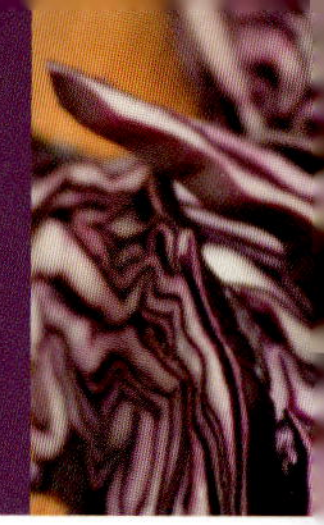

Maandag
Ontbijt: 250 gram magere kwark met wat aardbeien of 1 kiwi, 1 beschuitje met halvarine en halvajam, 1 glas water – **Tussendoor:** 1 appel, 1 glas Optimel drink – **Lunch:** 2 crackers met halvarine en 30+ kaas, 250 gram Optimel yoghurt, 1 peer, 1 glas water – **Tussendoor:** 1 plak ontbijtkoek met halvarine, 1 glas water – **Diner:** 125 gram gekookte aardappelen, 200 gram witlof ham en/of kaas uit de oven, 75 gram viscuisine of 100 gram scholfilet, 1 juslepel magere jus, 1 glas water – **'s Avonds:** Streng! 2 glazen water

Dinsdag
Ontbijt: 250 gram magere yoghurt, 3 eetlepels muesli of 3 eetlepels Cruesli Light, 1 glas water – **Tussendoor:** 250 gram gemengd fruit – **Lunch:** 2 crackers met halvarine, 20+ smeerkaas en appelstroop, 1 krentenbol met halvarine, 2 glazen water – **Tussendoor:** 1 appel, 2 glazen water – **Diner:** 125 gram gekookte aardappelen, 200 gram bloemkool, 75 gram kaasburger of rundervink, 1 juslepel magere jus – **'s Avonds:** 1 sinaasappel, 1 glas water

Woensdag
Ontbijt: 1 cracker met halvarine en appelstroop, 1 glas jus d'orange, 1 glas water – **Tussendoor:** 1 peer, 1 glas water – **Lunch:** 2 volkoren boterhammen met halvarine, 1x achterham en 1x 20+ smeerkaas + extra komkommerplakken, 1 kiwi, 1 glas karnemelk of halfvolle melk, 1 glas water – **Tussendoor:** 1 Evergreen, 2 glazen water – **Diner:** 225 gram fusilisalade met paprika en broccoli (recept zie bladzijde 176), 1 glas water – **'s Avonds:** Streng! 1 glas water

Donderdag
Ontbijt: 250 gram Optimel yoghurt, 3 eetlepels muesli of eetlepels Kellog's Special K, 1 glas water – **Tussendoor:** 1 kiwi – **Lunch:** 2 crackers met halvarine en 20+ smeerkaas en extra rauwkost, 1 glas halfvolle melk of Optimel drink, 250 gram gemengd fruit, 2 glazen water – **Tussendoor:** 1 mueslireep, 1 glas water – **Diner:** 125 gram gebakken aardappelen, 225 gram gemengde salade, 75 gram rundergehaktbal – **'s Avonds:** Streng! 2 glazen water

Vrijdag
Ontbijt: 250 gram gele vla van Optimel of 250 gram magere yoghurt, 1 nectarine of 2 kiwi's, 1 glas fruitontbijt, 1 glas water – **Tussendoor:** 1 appel, 1 glas water – **Lunch:** 1 tosti Hawaï met 30+ kaas en ananas of 2 volkoren boterham met halvarine, 30+ kaas en achterham, 1 glas jus d'orange, 1 glas water – **Tussendoor:** 1 taai taai, 1 glas water – **Diner:** 1 kom champignonsoep met broccoli, maïs en kip (voor 2 personen) (recept zie bladzijde 168), + 1 volkoren pistolet – **'s Avonds:** 1 bakje Japanse mix, 1 glas rode wijn of rosé, 1 glas water

Zaterdag
Ontbijt: 1 cracker met halvarine en achterham met komkommerschijven, 1 glas halfvolle melk, 1 glas water – **Tussendoor:** 2 mandarijnen, 1 glas water – **Lunch:** 1 pistolet met filet americain met uitjes, 1 kop Opkikker, 1 glas water – **Tussendoor:** 1 plak ontbijtkoek met halvarine, 1 glas water – **Diner:** 1/2 warm gevuld stokbrood met rundergehakt (recept zie bladzijde 162), 1 bakje rauwkost – **'s Avonds:** 4 toastjes met 2x filet americain en 2x magere smeerworst, 1 glas rode wijn of 1 glas rosé, 1 glas water

Zondag
Ontbijt: 1 volkoren afbakpistolet met halvarine en rosbief of filet americain, 1 glas Optimel drink – **Tussendoor:** 1 appel, 1 glas water – **Lunch:** 1 Italiaanse bol 'gezond', 1 kop Opkikker, 1 sinaasappel, 2 glazen water – **Tussendoor:** 1 Fantasiemuffin (recept zie bladzijde 195), of 1 plak ontbijtkoek met halvarine, 1 glas water – **Diner:** 225 gram kiphachee (recept zie bladzijde 179), 100 gram gekookte zilvervliesrijst, extra rauwkost plus – **'s Avonds:** 1 portie mandarijncrème (recept van de week), 1 glas water

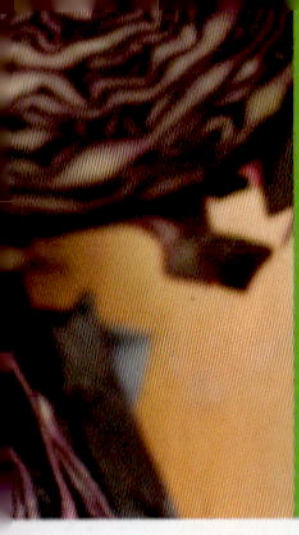

MAN

Maandag

Ontbijt: 2 beschuitjes met halvarine en halvajam en appelstroop, 1 glas water – **Tussendoor:** 1 appel, 1 glas water – **Lunch:** 2 volkoren boterhammen met halvarine en 30+ kaas, 250 gram Optimel yoghurt, 1 peer, 1 glas water – **Tussendoor:** 1 banaan, 1 glas water – **Diner:** 150 gram gekookte aardappelen, 200 gram witlof ham en/of kaas 30+ uit de oven, 100 gram viscuisine of 100 gram scholfilet, 1 juslepel magere jus, 1 glas water – **'s Avonds:**Streng! 2 glazen water

Dinsdag

Ontbijt: 250 gram magere yoghurt, 4 eetlepels muesli of 4 eetlepels Kellog's Special K, 1 cracker met halvajam, 1 glas water – **Tussendoor:** 250 gram gemengd fruit of 2 mandarijnen – **Lunch:** 2 volkoren boterhammen met halvarine, 20+ smeerkaas en achterham, 250 gram Optimel kwark of 1 bakje magere vruchtenkwark, 1 glas water – **Tussendoor:** 1 plak ontbijtkoek met halvarine, 2 glazen water – **Diner:** 150 gram gekookte aardappelen, 200 gram bloemkool, 75 gram kaasburger of rundervink, 1 juslepel magere jus – **'s Avonds:** 1 sinaasappel, 1 glas water

Woensdag

Ontbijt: 1 volkoren boterham met halvarine en appelstroop, 1 glas jus d'orange, 1 plak ontbijtkoek met halvarine, 1 glas water – **Tussendoor:** 1 peer, 1 glas water – **Lunch:** 3 crackers met halvarine, 2x achterham en 1x 20+ smeerkaas, 1 appel, 1 glas karnemelk of halfvolle melk, 1 glas water – **Tussendoor:** 1 Sultana, 2 glazen water – **Diner:** 250 gram fusilisalade met paprika en broccoli (recept zie bladzijde 176), 1 glas water – **'s Avonds:** Streng! 1 glas water

Donderdag

Ontbijt: 250 gram Optimel yoghurt, 4 eetlepels muesli of Cruesli Light, 1 glas water – **Tussendoor:** 1 Sultana – **Lunch:** 2 volkoren boterhammen met halvarine, rookvlees en 30+ kaas, 1 glas halfvolle melk of Optimel drink, 1 banaan, 1 glas water – **Tussendoor:** 1 mueslireep of 1 krentenbol, 1 glas water – **Diner:** 150 gram gebakken aardappelen, 225 gram gemengde salade, 75 gram rundergehaktbal – **'s Avonds:** 1 plak ontbijtkoek met halvarine, 2 glazen water

Vrijdag

Ontbijt: 2 beschuitjes besmeerd met halvarine en halvajam, 1 glas fruitontbijt of jus d'orange, 1 glas water – **Tussendoor:** 1 Evergreen, 2 glazen water – **Lunch:** 1 pistolet 'gezond', 1 glas halfvolle melk, 1 appel, 1 glas water – **Tussendoor:** 1 mueslireep – **Diner:** 1 grote kom champignonsoep met broccoli, maïs en kip (recept zie bladzijde 168), 1 volkoren pistolet – **'s Avonds:** 1 bakje Japanse mix, 1 glas rode wijn of rosé, 1 glas water

Zaterdag

Ontbijt: 1 volkoren pistolet met halvarine en magere smeerworst, 1 glas halfvolle melk, 1 glas water – **Tussendoor:** 1 sinaasappel of 2 kiwi's, 2 glazen water – **Lunch:** 1 volkoren pistolet met 30+ kaas of met tonijn, 1 glas fruitontbijt, 1 glas water – **Tussendoor:** 1 plak ontbijtkoek met halvarine, 1 glas water – **Diner:** 1/2 warm gevuld stokbrood met rundergehakt (recept zie bladzijde 162), 1 bakje rauwkost – **'s Avonds:** 4 toastjes met 2x filet americain en 2x magere smeerworst, 1 glas rode wijn of glas rosé, 1 glas water

Zondag

Ontbijt: 2 afbakpistolets met halvarine en 1x gekookt ei, 1x filet americain, 1 glas jus d'orange, 1 glas water – **Tussendoor:** 1 appel, 1 glas water – **Lunch:** 2 crackers besmeerd met halvarine en halvajam, 1 sinaasappel, 2 glazen water – **Tussendoor:** 1 Fantasiemuffin (recept zie bladzijde 195), of 1 plak ontbijtkoek met halvarine – **Diner:** 250 gram kiphachee (recept zie bladzijde 179), 125 gram gekookte rijst, extra rauwkost – **'s Avonds:** 1 portie mandarijncrème (recept van de week), 1 glas water

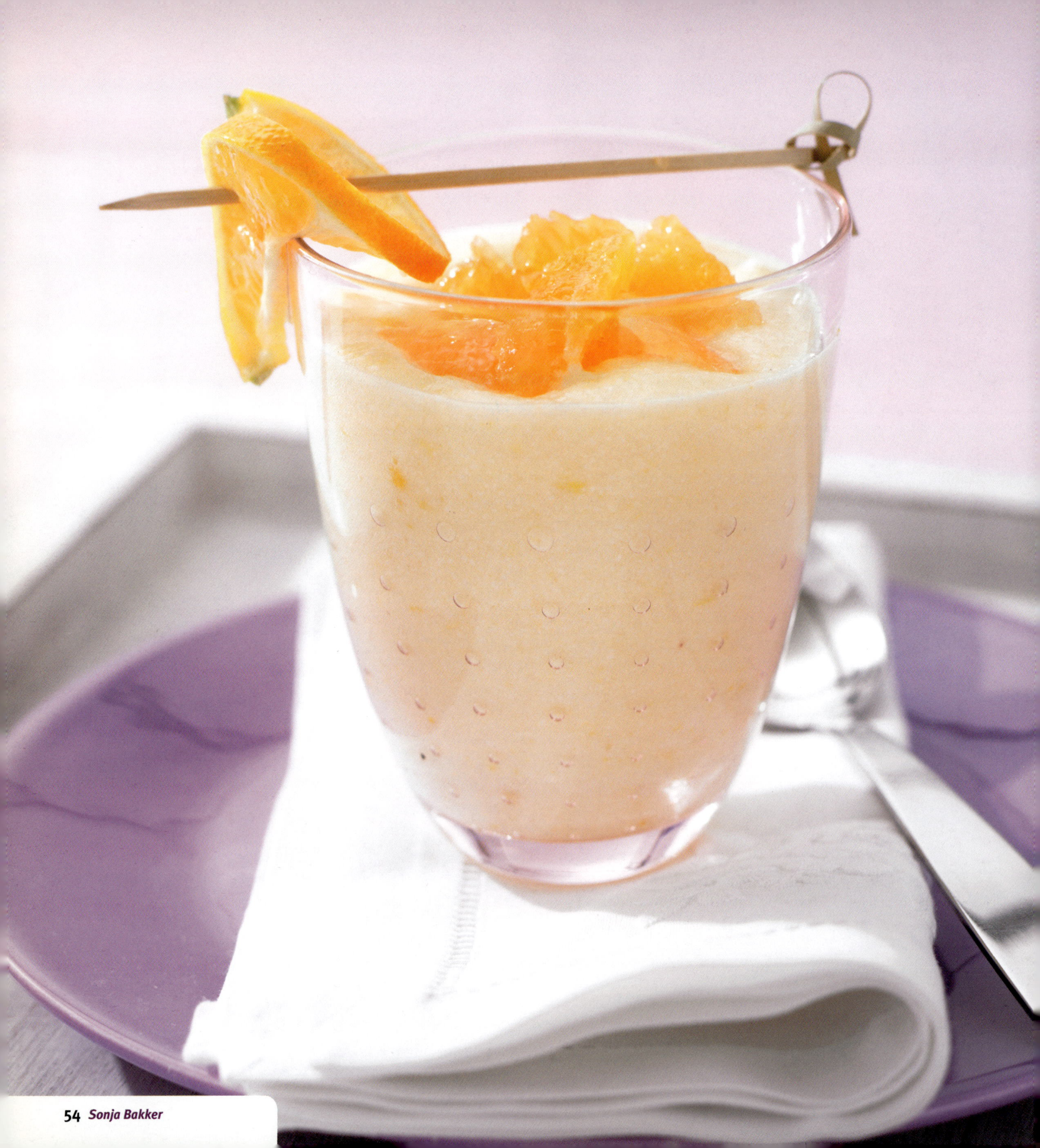

Recept van de week

Mandarijncrème om je vingers bij af te likken

voor 4 personen

ingrediënten

10 mandarijntjes
1 citroen
1 sinaasappel
3 eieren
100 gram zoetstof
1 eetlepel maizena
1 dl witte wijn
zakje vanillesuiker

bereiding

Verwijder met een dunschiller het schilletje van 2 mandarijnen en snijd deze klein. Pers 8 mandarijntjes uit evenals de citroen en sinaasappel. Splits de eieren en roer de dooiers met de zoetstof schuimend. Klop de eiwitten stijf in een vetvrije kom en met een vetvrije garde. Voeg de maizena, witte wijn, vanillesuiker, fijngesneden mandarijnenschillen en het vruchtensap toe. Laat dit op een heel laag vuur, al roerend, aan de kook komen. Voeg dan, al omscheppend, het geklopte eiwit aan de hete vla toe. Doe de crème in een schaal en laat deze koud worden. Pel de laatste 2 mandarijntjes en verdeel ze in partjes. Garneer hiermee de mandarijncrème.

Bevat per portie circa 160 kcal.

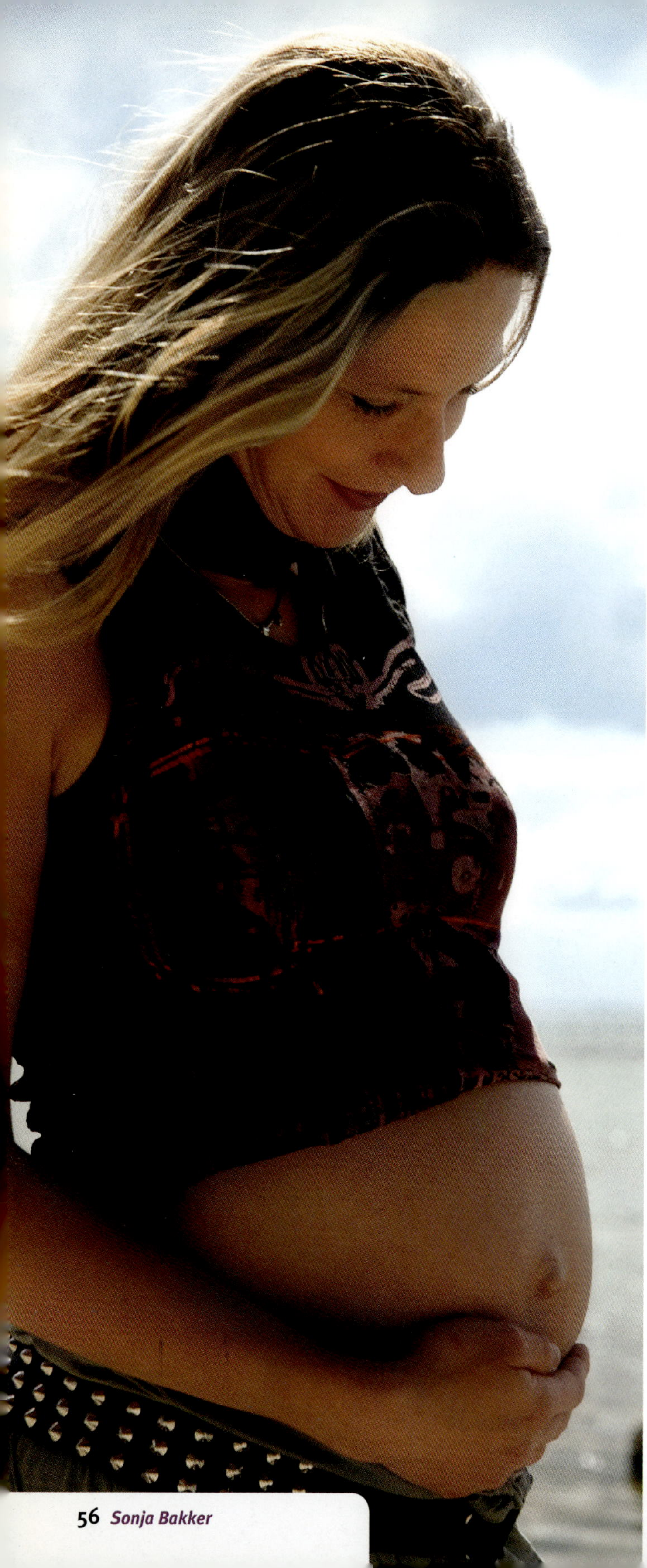

thema:

afvallen na je zwangerschap

'Alles op zijn tijd', moet de eerste maanden je motto zijn. Verwacht niet dat je plotseling weer je oude figuur terugkrijgt zodra de bevalling achter de rug is. Zelf heb ik twee kleine kinderen en als geen ander weet ik hoe lastig het is om je extra zwangerschapskilo's er weer af te krijgen. Bij mijn tweede zwangerschap ging het allemaal een stuk moeilijker met afvallen. Ik heb volgehouden en er harder voor moeten werken, maar ook ik heb mijn figuur weer terug. Mijn advies is om pas met lijnen te beginnen als je voelt dat je lichaam daar klaar voor is. Dat is bij iedereen verschillend. Wanneer je geen borstvoeding geeft, kun je eerder met afvallen beginnen dan wanneer je dat wel doet. Als je borstvoeding geeft, mag je niet streng gaan lijnen, omdat de afvalstoffen die vrijkomen in de moedermelk terechtkomen. Maar ook als je borstvoeding geeft, kun je op je voeding letten en evengoed langzaam afvallen. Let er altijd op dat je voldoende ijzer binnenkrijgt. Dit zit in mager rood vlees, groene bladgroenten en appelstroop. Ook Roosvicee Ferro en Floradix helpen op een natuurlijke manier het ijzertekort aan te vullen. Veel vrouwen kampen namelijk met bloedarmoede zonder dat ze het weten. Blijf je lang moe na de bevalling, ga dan naar je huisarts.

TIP

Eet drie gezonde maaltijden per dag en twee tussendoortjes, op vaste tijden. Veel vrouwen hebben extra trek, stil deze trek met gezonde dingen zoals: een stuk fruit extra, een cracker met mager beleg, een schaaltje magere yoghurt.

Mijn gewicht en motivatie - week 4:

Gewicht begin deze week: ....,....... kg

Gewicht eind van deze week: ....,....... kg

Motivatiecijfer: ....

Totaal afgevallen: ....,....... kg

vragen v/d week

Ik ben een paar weken bezig om af te vallen, maar nu heb ik ontdekt dat ik zwanger ben. Mag ik gewoon doorgaan met het volgen van de weekmenu's?

Nee. Tijdens je zwangerschap mag je niet lijnen, omdat je kindje daar schade van ondervindt. Voldoende en gezond eten is nu extra belangrijk. Heb je trek of heb je een flauw gevoel? Neem dan een verstandig tussendoortje zoals een Evergreen, een stuk fruit of een schaaltje yoghurt met ontbijtgranen, maar ga je niet te buiten aan slecht voedsel als ijs, koek, snoep of hartige snacks.

Mag ik na mijn bevalling ook de weekmenu's volgen? Ik wil snel weer op mijn oude gewicht komen.

Wanneer je bent bevallen, moet je lichaam eerst even de tijd krijgen om een begin te maken met ontzwangeren. Na ongeveer zes weken mag je beginnen met het volgen van het boekje als je geen borstvoeding geeft. Overleg bij twijfel even met je huisarts.

Na mijn zwangerschap gaat het afvallen zo langzaam.

Na je zwangerschap gaat het lijnen het eerste jaar moeizamer, omdat er nog veel hormonen in je lichaam zitten. Ze zeggen niet voor niets: negen maanden op, negen maanden af. Je lichaam heeft tijd nodig om te ontzwangeren. Het is belangrijk om zo goed mogelijk je eetpatroon onder de loep te nemen. Stel je de volgende vragen: Is de variatie optimaal? Gebruik ik gezonde tussendoortjes zoals fruit en ontbijtkoek? Drink ik voldoende water? Eet ik soms een dropje of koekje?
Door een week lang een schrift bij te houden met wat je eet, kom je er vaak achter waar het probleem ligt. Blijf ook doorzetten, ook al sta je een week stil. Probeer elke dag lekker een half uur te wandelen met je kleintje in de kinderwagen. Goed voor jullie allebei!

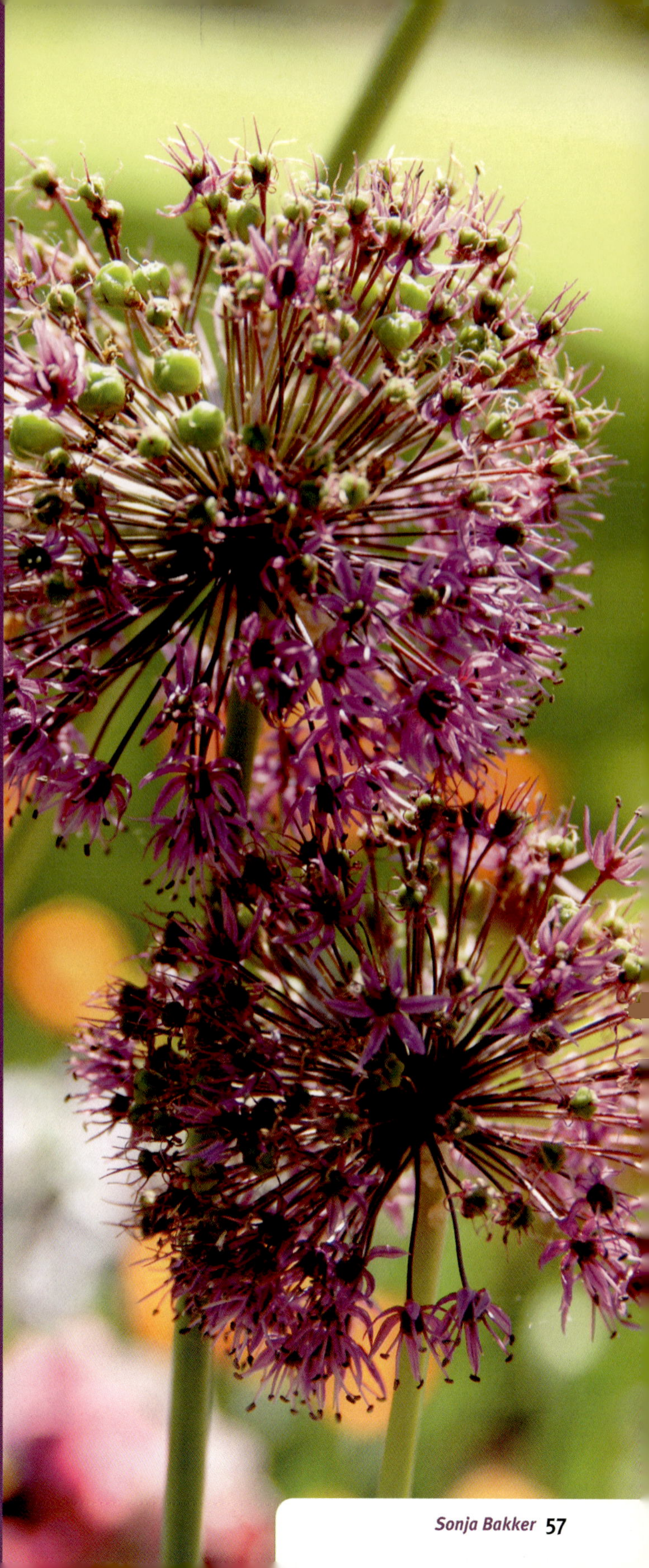

HOOFDSTUK 6

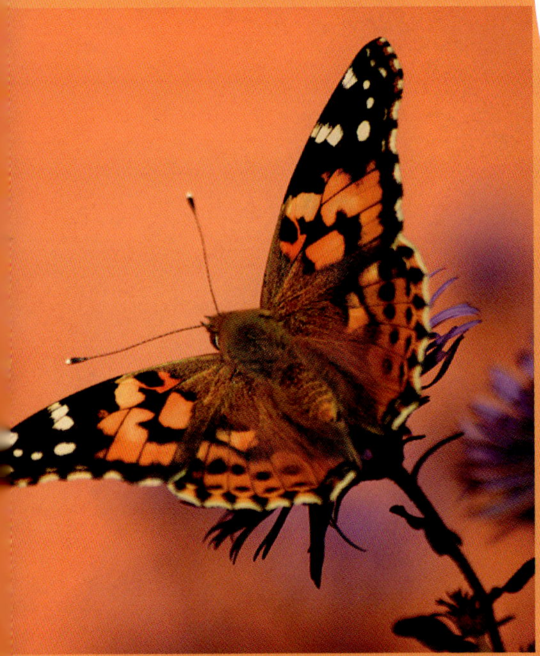

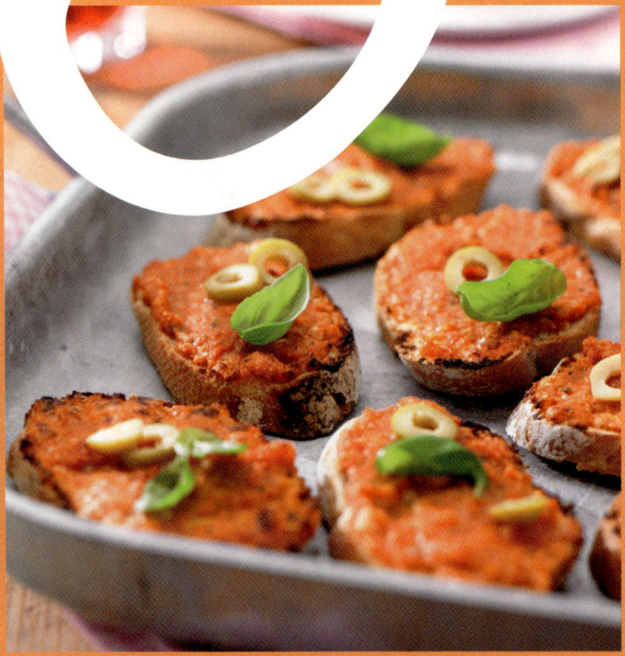

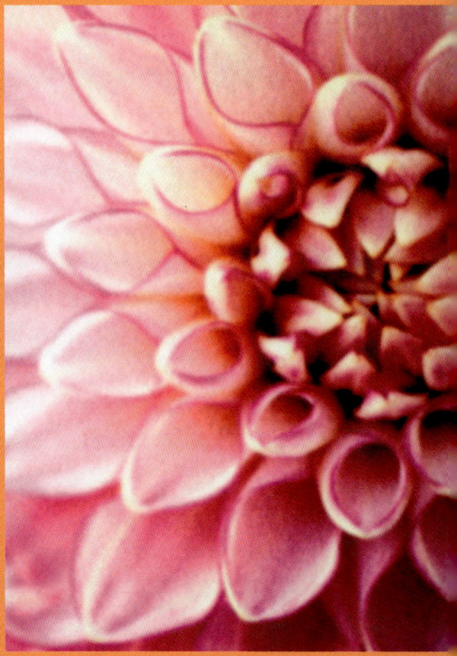

'Recept om iets te bereiken: durven, doen, volhouden!'

Verhaal uit de praktijk

Hoe overleef ik de supermarkt? ~ *Iris*

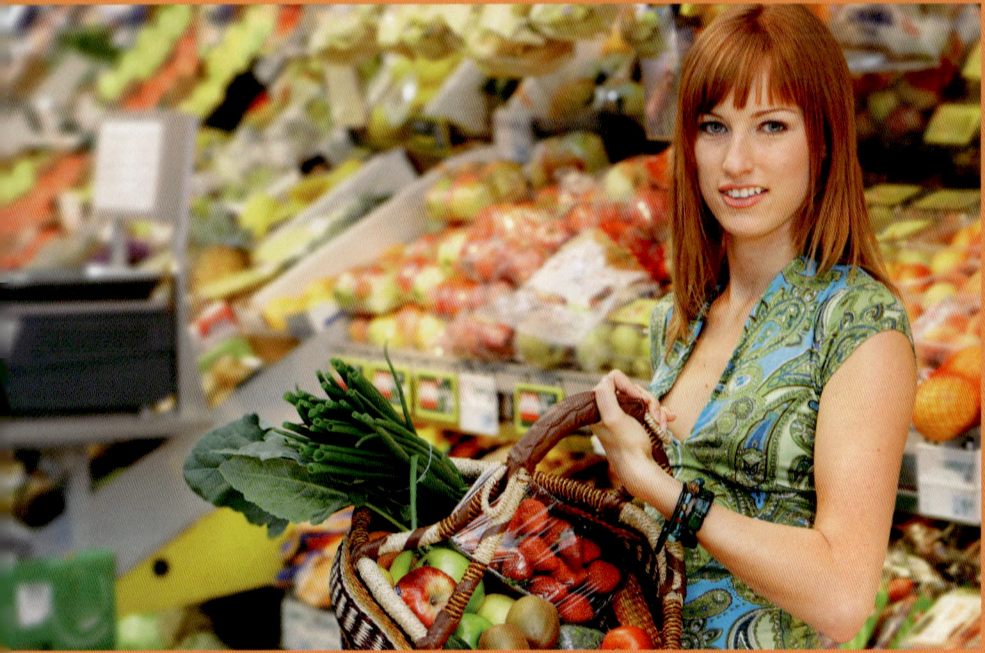

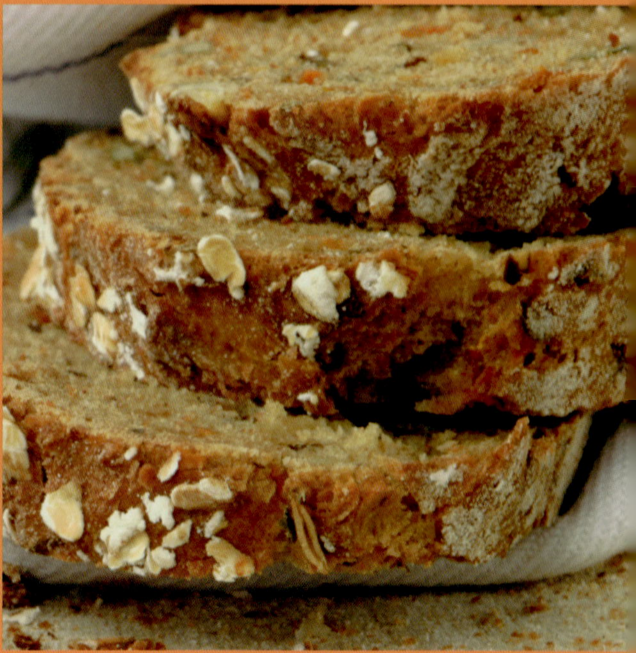

Iris (31) weet hoe ze aan die twaalf kilo teveel komt. Ze heeft er een hekel aan om met haar tweeling van drie boodschappen te doen. Haar man Gerard heeft bijna ieder weekend dienst. Daarom duikt Iris vaak op weg naar huis even snel de supermarkt in. Op weg naar de kassa loopt ze door het gangpad met snoep en neemt ze chocolade en drop mee. Een reep chocolade is tien seconden plezier in je mond, maar tien maanden op je kont! Tijdens het koken snoept ze nog wat en tegen de tijd dat ze aan tafel kunnen heeft ze geen trek meer. Met als gevolg dat ze 's avonds weer begint te snoepen. Negen van de tien mensen gaan op deze manier 'de fout' in.
Mijn tip voor Iris: 'Leg voortaan wat pakjes Evergreen in het dashboardkastje of een appel. Eet iets voor je de supermarkt binnengaat. Ook handig: een boodschappenlijstje met alleen noodzakelijke dingen. Plan vervolgens een 'veilige route' door de winkel. De eerste twee keer werd ze nog wel naar de 'verboden paden' getrokken, maar het gaat steeds beter. Ze is trots op zichzelf. Iris maakt tegenwoordig voor de hele week een boodschappenlijstje aan de hand van de weekmenu's. Ze is super goed afgevallen en bovendien is ze nu goedkoper uit ...

vijfde weekmenu

Een slechte dag op het werk, kapotte fiets, uren in de file gestaan... Ook als je lijnt, zit het natuurlijk wel eens tegen. De kunst is om deze grote en kleinere tegenslagen niet te gebruiken als 'excuus' om in de snoeppot te graaien. Je mag jezelf best een keer streng toespreken! Als je kind in de snoeppot blijft graaien, zeg je er toch ook wat van? Jíj bent verantwoordelijk voor je eigen succes!

Boodschappenlijst week 5

Groep brood en ontbijtgranen: volkorenbrood, volkoren crackers, rijstwafels, beschuit, mueslibol, krentenbol, Italiaanse bol, (afbak) pistolets, Cruesli Light of Kellog's K, muesli

Groep beleg: halvajam, appelstroop, vruchtenhagel, kipfilet, achterham, 30+ kaas, 20+ smeerkaas, magere smeerworst, rookvlees, ossenworst

Groep tussendoortjes: Opkikker, mueslireep, Japanse mix of Snack-a-Jacks, ontbijtkoek, Sultana koekje, speculaas, Evergreen of Lu time out, taai taai, eierkoek

Groep groenten en fruit: kiwi, appel, peren, sinaasappels, mandarijnen of pruimen, bananen, roerbakgroenten, rode kool, ijsbergsla, tomaat, komkommer, witte kool, broccoli, champignons

Groep zuivel, vlees, vis, ei en vleesvervangers: magere yoghurt of Optimel yoghurt, halfvolle melk, Optimel kwark, Optimel drink, ei, kipfilet, biefstuk, rundergehakt, rundervink, scholfilet

Groep aardappelen, rijst en pasta: aardappelen, aardappelpuree, tagliatelle, zilvervliesrijst

Groep vetten en oliën: halvarine, magere jus, olijfolie, magere sladressing op yoghurtbasis

Dranken: jus d'orange of fruitontbijt of Knorr Vie, rode wijn of rosé

Overige: bamikruiden, pak kip Tandoori (kruidenmix/saus/marinade)

Boodschappenlijst recepten week 5

Cake met vers fruit voor 4 personen blz. 196:
6 aardbeien, 1 peer, 4 plakken cake, 2 eetlepels halvajam, spuitbus slagroom light

Salade met tonijn en ratatouille voor 4 personen blz. 176:
1 blik tonijn op water, kleine krop ijsbergsla, 1 paprika geel, 1 kleine courgette, 1 tomaat, knoflook, olijfolie, azijn, magere sladressing

Fantasie 'paëlla' voor 4 personen blz. 190:
500 gram gele rijst, 1 bakje Quorn (vleesvervanger), 1 ui, 1 winterwortel, 1 broccoli (in roosjes), 1 handje rozijnen, 1 banaan, 2 theelepels kruidenbouillonpoeder, olijfolie, kerriepoeder

Stokbrood met tomatentapenade recept van de week:
3 tomaten, 4 groene olijven zonder pit, olijfolie, 2 eetlepels geraspte 30+ kaas, 2 tenen knoflook, 8 stukjes stokbrood

N.B. Je kan ieder recept vervangen voor een gelijkwaardig recept uit hoofdstuk 16: recepten (vanaf blz. 158).

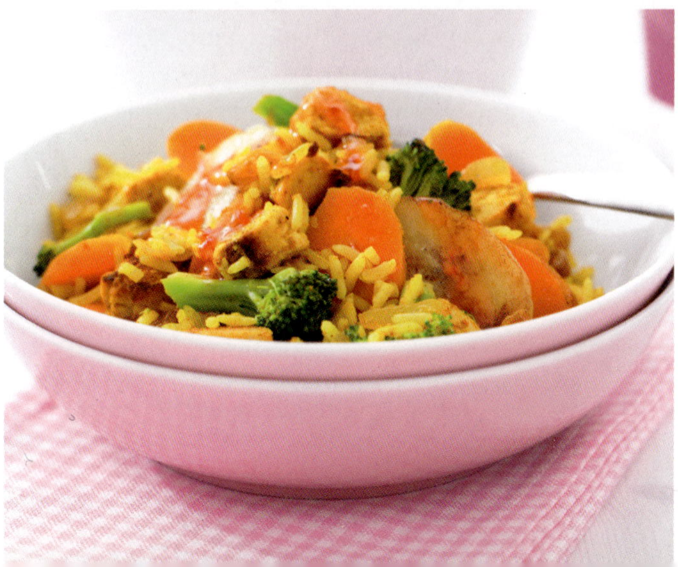

Fantasie 'paëlla'

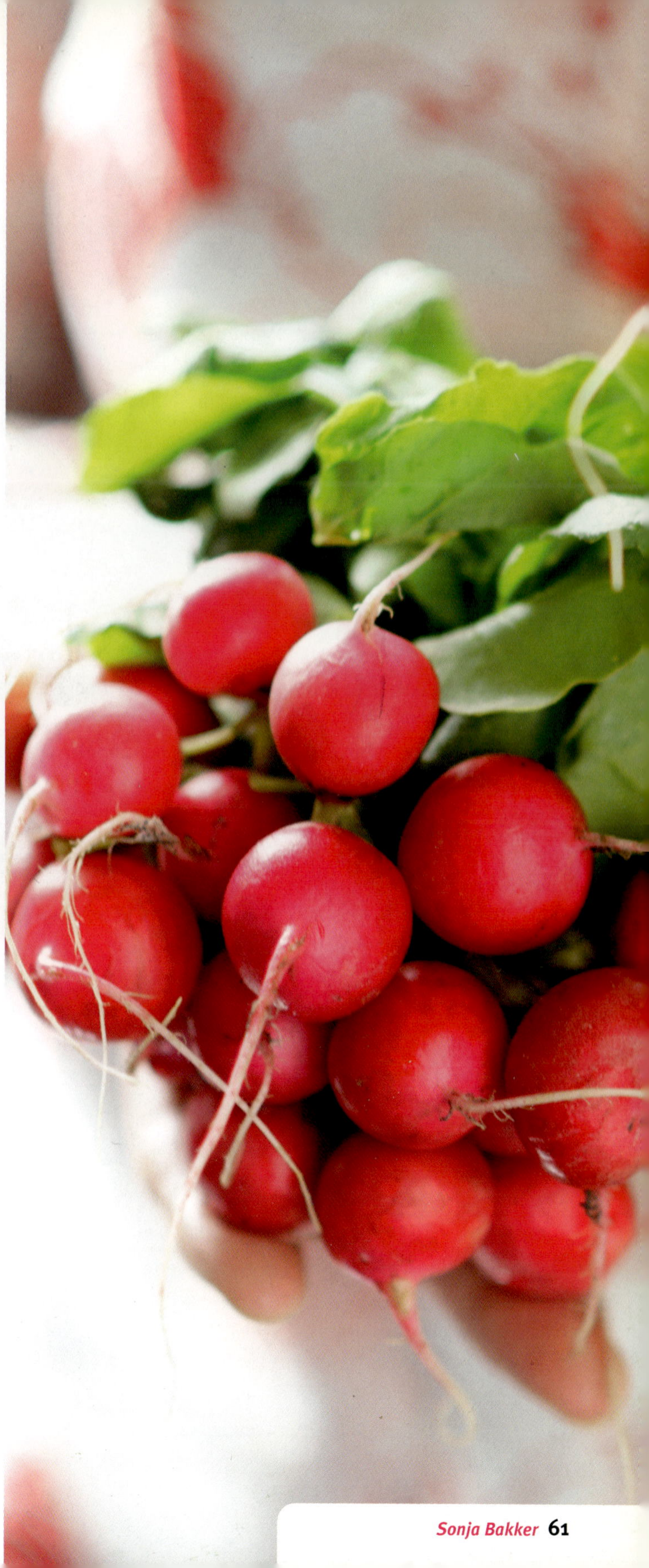

5e weekmenu

VROUW

Maandag

Ontbijt: 250 gram Optimel yoghurt, 1 glas water – **Tussendoor:** 1 sinaasappel – **Lunch:** 2 crackers met halvarine en 20+ smeerkaas met plakken komkommer, 1 plak ontbijtkoek met halvarine, 1 kop Opkikker, 1 glas water – **Tussendoor:** 1 appel, 2 glazen water – **Diner:** 125 gram gekookte tagliatelle, 200 gram roerbakgroenten, 75 gram rundergehakt, bami-kruiden, 1 schaaltje rauwkost – **'s Avonds:** 250 gram Optimel yoghurt, 1 glas water

Dinsdag

Ontbijt: 250 gram Optimel vruchtenkwark, 1 peer, 1 glas water – **Tussendoor:** 1 mueslireep, 1 glas water – **Lunch:** 1 mueslibol met halvarine, 2 crackers met halvajam, 1 peer, 1 glas water – **Tussendoor:** 1 appel, 1 glas jus d'orange – **Diner:** 125 gram aardappelpuree, 200 gram rode kool, 100 gram scholfilet, magere jus – **'s Avonds:** Streng! 2 glazen water

Woensdag

Ontbijt: 2 rijstwafels met halvarine en 20+ smeerkaas (met komkommerschijven), 1 glas fruitontbijt, 1 glas water – **Tussendoor:** 1 bakje magere vruchtenkwark, 1 glas water – **Lunch:** 2 crackers met halvarine en appelstroop en 1 krentenbol met halvarine, 1 glas water – **Tussendoor:** 1 sinaasappel, 1 appel, 1 glas water – **Diner:** 250 gram Kip Tandoori (van pak maken), 1 bakje rauwkost – **'s Avonds:** Streng! 1 glas water

Donderdag

Ontbijt: 250 gram magere yoghurt, 1 stuk kiwi, 1 glas water – **Tussendoor:** 2 pruimen of 2 mandarijnen, 1 glas water – **Lunch:** 1 volkoren boterham met halvarine, tonijnsalade (recept zie bladzijde 176), 1 mueslibol met halvarine, 1 kop Opkikker, 1 glas water – **Tussendoor:** 1 flesje Knorr Vie of glas jus d'orange, 2 glazen water – **Diner:** 125 gram gekookte aardappelen, 200 gram witte kool, 75 gram rundervink, 1 juslepel magere jus – **'s Avonds:** 250 gram Optimel yoghurt, 1 glas water

Vrijdag

Ontbijt: 1 beschuitje met halvarine en halvajam, 1 banaan, 1 glas water – **Tussendoor:** 250 gram magere yoghurt, 1 glas water – **Lunch:** 1 Italiaanse bol met 30+ kaas en achterham, 1 bakje rauwkost, 2 glazen water – **Tussendoor:** 1 Evergreen of Lu time Out (volkoren koekje), 1 glas water – **Diner:** 125 gram gebakken aardappelen, 200 gram broccoli, 75 gram biefstuk met champignons – **'s Avonds:** 1 glas rode wijn of 1 glas rosé, 3 stukjes stokbrood met tomatentapenade (recept van de week), 1 glas water

Zaterdag

Ontbijt: 250 gram Optimel yoghurt, 1 glas fruitontbijt, 1 glas water – **Tussendoor:** 1 appel, 2 glazen water – **Lunch:** 1 volkoren boterham met halvarine en vruchtenhagel of halvajam, 1 cracker met halvarine en kipfilet, 1 kop Opkikker, 1 glas water – **Tussendoor:** 1 plak cake met vers fruit (recept zie bladzijde 196), 1 glas water – **Diner:** 225 gram salade met tonijn en ratatouille, (recept zie bladzijde 176), 1 warme afbakpistolet – **'s Avonds:** 1 bakje Japanse mix (zonder nootjes) of 1 zakje Snack-a-Jacks, 1 glas rode wijn of 1 glas rosé, 1 glas water

Zondag

Ontbijt: 1 volkoren boterham besmeerd met halvarine en 1 gekookt ei, 1 glas Optimel drink, 1 glas water – **Tussendoor:** 2 glazen water – **Lunch:** 1 tosti ham/kaas, 1 glas halfvolle melk, 1 glas water – **Tussendoor:** 1 plak ontbijtkoek met halvarine – **Diner:** 225 gram fantasie paëlla (recept zie bladzijde 190), rauwkost – **'s Avonds:** 1 glas rode wijn of 1 glas rosé, 2 glazen water

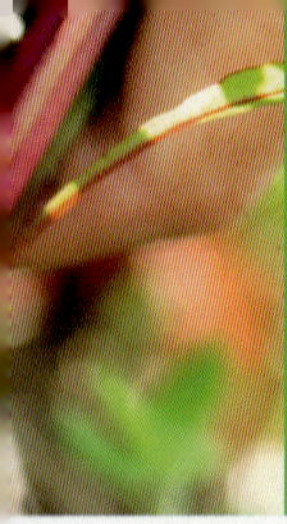

MAN

Maandag

Ontbijt: 250 gram Optimel yoghurt, 3 eetlepels Kellog's Special K of muesli, 1 glas water – **Tussendoor:** 1 krentenbol met halvarine, 1 glas water – **Lunch:** 3 crackers met halvarine en 20+ smeerkaas of dun laagje pindakaas, 1 kop Opkikker, 1 sinaasappel, 1 glas water – **Tussendoor:** 1 Evergreen of Lu time out (volkoren koekje), 2 glazen water – **Diner:** 150 gram gekookte tagliatelle, 200 gram roerbakgroenten, 75 gram rundergehakt, bamikruiden, 1 schaaltje rauwkost – **'s Avonds:** 250 gram magere yoghurt, 1 glas water

Dinsdag

Ontbijt: 250 gram Optimel vruchtenkwark, 1 beschuitje besmeerd met halvarine en halvajam, 1 glas water – **Tussendoor:** 1 taai taai, 1 glas water – **Lunch:** 2 volkoren boterhammen met 1x ossenworst 1x rosbief, 1 peer, 1 glas water – **Tussendoor:** 1 appel, 1 glas jus d'orange – **Diner:** 150 gram aardappelpuree, 200 gram rode kool, 100 gram scholfilet, magere jus – **'s Avonds:** Streng! 2 glazen water

Woensdag

Ontbijt: 2 volkoren boterhammen met halvarine en 20+ smeerkaas, 1 glas fruitontbijt, 1 glas water – **Tussendoor:** 1 appel, 1 glas halfvolle melk, 1 glas water – **Lunch:** 3 crackers met halvarine, 30+ kaas en halvajam, 1 glas water – **Tussendoor:** 1 eierkoek, 1 glas water – **Diner:** 250 gram Kip Tandoori van een pak klaarmaken, 1 bakje rauwkost – **'s Avonds:** 1 plakje ontbijtkoek met halvarine, 1 glas water

Donderdag

Ontbijt: 250 gram Optimel yoghurt, 1 cracker met halvarine en ossenworst, 1 glas fruitontbijt, 1 glas water – **Tussendoor:** 2 pruimen of 2 mandarijnen, 1 cracker met halvarine en 20+ smeerkaas, 1 glas water – **Lunch:** 2 volkoren boterham met halvarine en 30+ kaas, 2 mandarijnen, 1 glas Optimel drink, 2 glazen water – **Tussendoor:** 1 pakje Sultana, 1 glas water – **Diner:** 150 gram aardappelen, 200 gram witte kool, 75 gram rundervink, 1 juslepel magere jus – **'s Avonds:** 1 Evergreen (1/2 pakje), 1 glas water

Vrijdag

Ontbijt: 1 dubbele plak ontbijtkoek met halvarine, 1 glas fruitontbijt – **Tussendoor:** 1 appel, 1 glas water – **Lunch:** 250 gram magere yoghurt, 2 eetlepels Kellog's K, 1 volkoren boterham besmeerd met halvarine en ossenworst, 1 glas water – **Tussendoor:** 250 gram gemengd fruit of 1 banaan, 1 glas jus d'orange – **Diner:** 150 gram gebakken aardappelen, 200 gram broccoli, 75 gram biefstuk met champignons – **'s Avonds:** 1 glas rode wijn of 1 glas rosé, 4 stukjes stokbrood met tomatentapenade (recept van de week)

Zaterdag

Ontbijt: 1 krentenbol besmeerd met halvarine, 1 banaan, 1 glas water – **Tussendoor:** 1 eappel, 1 glas water – **Lunch:** 2 volkoren boterhammen met halvarine en filet americain, 1 cracker met halvarine en achterham, 1 glas halfvolle melk, 1 glas water – **Tussendoor:** 1 plak cake met vers fruit (recept zie bladzijde 196), 1 glas water – **Diner:** 250 gram salade met tonijn en ratatouille (recept zie bladzijde 176), 1 warme volkoren afbakpistolet – **'s Avonds:** 1 bakje Japanse mix of 4 toastjes met 30+ kaas, 1 glas rode wijn of 1 glas rosé, 1 glas water

Zondag

Ontbijt: 1 tosti ham/kaas 30+ van volkoren boterhammen, 1 glas Optimel drink, 1 glas water – **Tussendoor:** 2 glazen water – **Lunch:** 250 gram magere yoghurt met 2 eetlepels Cruesli Light, 1 volkoren afbakpistolet met 1 omelet, 1 glas water – **Tussendoor:** 1 appel – **Diner:** 250 gram fantasie paëlla (recept zie bladzijde 190), rauwkost – **'s Avonds:** 1 glas rode wijn of 1 glas rosé, 2 glazen water

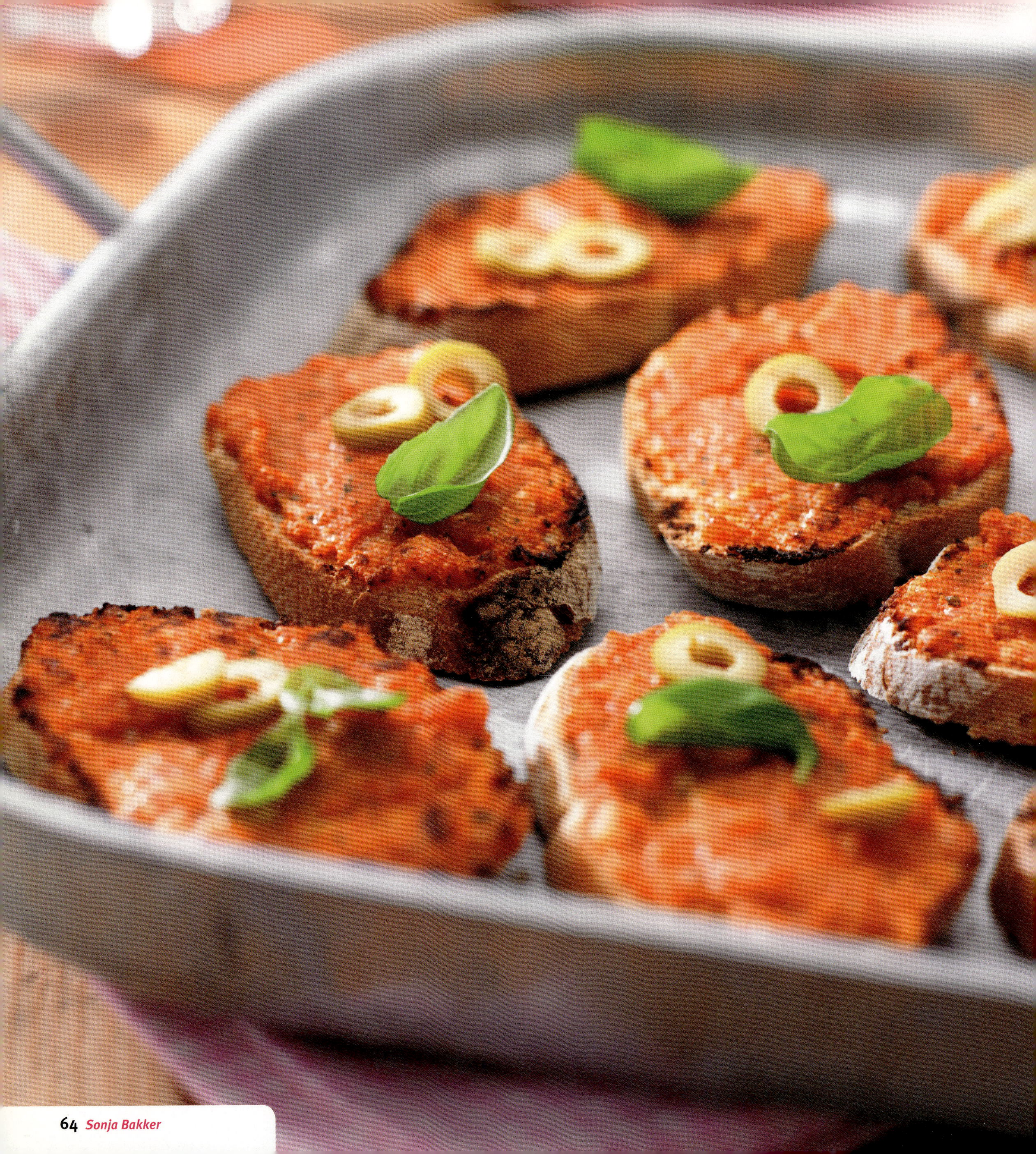

Recept van de week

Stokbrood met tomatentapenade

voor 4 personen

ingrediënten

3 tomaten
4 groene olijven zonder pit
2 eetlepels olijfolie
4 eetlepels geraspte 30+ kaas
2 teentjes knoflook
8 stukjes stokbrood

bereiding

Snijd de tomaten kruislings in en dompel ze 1 minuut onder in kokend water, daarna in koud water laten schrikken. Pel de tomaat en pureer ze, samen met de olijven, de olijfolie, de geraspte kaas en de teentjes knoflook. Besmeer de schuin gesneden stukken stokbrood met dit mengsel. Leg de stukken brood op een bakplaat en plaats deze 3 minuten onder een voorverwarmde grill.

Dit is ook een leuk hapje voor een feestje. Lekker met een glas rode wijn erbij.

Bevat per stokbroodje circa 95 kcal.

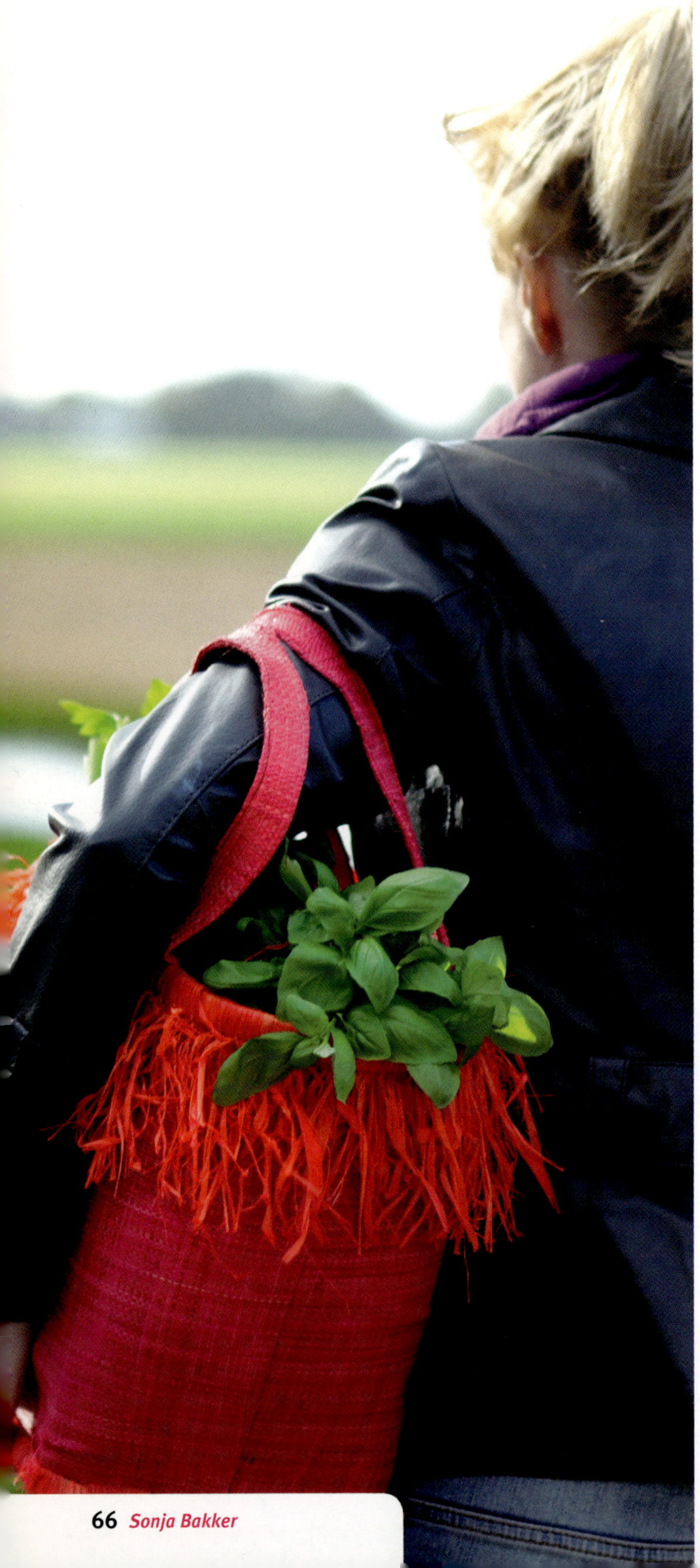

thema:

bewust boodschappen doen

Wen jezelf aan om in de supermarkt etiketten te lezen. Het geeft je heel eenvoudig inzicht in wat je wel en niet in je karretje kunt leggen. Magere vruchtenvla bijvoorbeeld, kan zo'n 85 kcal per 100 ml bevatten. Dit is echt te veel voor magere begrippen. Dit komt door de vele suikers. Neem geen vla of yoghurt boven de 45 kcal per 100 ml. Dit is een richtlijn.

Test je kennis

Een gezond eetpatroon aanleren heeft alles te maken met bewust worden van wát je eet en drinkt. Je hoeft echt niet de hele dag calorieën te tellen, maar als je jezelf aanleert om op het etiket te kijken wat erin zit, kun je verstandig kiezen. Let altijd op het suiker- en vetgehalte.

1. Hoeveel kcal zitten er in 1 glas Dubbelfris à 150 ml?
A. 60 kcal
B. 45 kcal
C. 85 kcal

2. Hoeveel kcal zitten er in 1 glas Rivella light?
A. 45 kcal
B. 85 kcal
C. 8 kcal

3. Hoeveel kcal zitten er in 1 glas Spa & Fruit?
A. 15 kcal
B. 45 kcal
C. 65 kcal

4. Hoeveel kcal zitten er in 1 blikje Dextro Energy?
A. 45 kcal
B. 95 kcal
C. 135 kcal

5. Hoeveel kcal zitten er in 1 glaasje advocaat van 50 ml?
A. 115 kcal
B. 65 kcal
C. 210 kcal

6. Hoeveel kcal zitten er in 1 glaasje moezelwijn van 100 ml?
A. 85 kcal
B. 110 kcal
C. 55 kcal

Mijn gewicht en motivatie - week 5:

Gewicht begin deze week: ....,....... kg

Gewicht eind van deze week: ....,....... kg

Motivatiecijfer: ....

Totaal afgevallen: ....,....... kg

7. Hoeveel kcal zitten er in 1 glas bitter lemon?
A. 70 kcal
B. 8 kcal
C. 95 kcal

8. Hoeveel kcal zitten er in 1 glas Lipton icetea?
A. 25 kcal
B. 75 kcal
C. 95 kcal

9. Hoeveel kcal zitten er in 1 stuk kerstbrood met spijs à 75 gram?
A. 245 kcal
B. 180 kcal
C. 340 kcal

10. Hoeveel kcal zitten er in 3 bolletjes huzarensalade?
A. 180 kcal
B. 225 kcal
C. 360 kcal

11. Hoeveel kcal zitten er in 1 kroket?
A. 340 kcal
B. 185 kcal
C. 260 kcal

12. Hoeveel kcal zitten er in 1 frikadel?
A. 195 kcal
B. 120 kcal
C. 30 kcal

Antwoorden
1. A, 2. C, 3. C, 4. C, 5. A, 6. C, 7. A,
8. B, 9. A, 10. B, 11. B, 12. A

vragen v/d week

Mijn eetpatroon bestaat uit: 's ochtends yoghurt met muesli, 's middags een salade en 's avonds een maaltijdsalade. Daarbij sport ik drie keer per week. Maar ik val niet af.

Je eet veel te eenzijdig. Je lichaam is net een fabriek, die nu elke dag hetzelfde moet doen. Daardoor wordt het lui. Als je het eetpatroon verandert, krijgt je lichaam weer een sein dat het aan het werk moet. Variatie en beweging is het sleutelwoord om je stofwisseling te activeren.

Ik lust geen rauwkost. Mag ik na het avondeten ook fruit nemen?
Eet liever geen fruit na de avondmaaltijd in verband met het gistingsproces dat daardoor optreedt. Dit is niet goed voor je lichaam. Beter is het om een uurtje te wachten na je maaltijd. Rauwkost kun je overigens best lekker maken. Je kan zakjes gebruiken van Knorr slamix, wel aanmaken met water en een klein beetje olijfolie.

De hele dag kan ik me goed beheersen, maar na het avondeten krijg ik een enorme behoefte aan zoet. Hoe komt dat?
Veel mensen zullen dit wel herkennen. Vaak komt het doordat je overdag je tussendoortjes hebt laten staan waardoor je suikerspiegel erg laag is. Om dit nare gevoel weg te halen, kun je na het eten bijvoorbeeld een waterijsje nemen. Je hebt dan evengoed een zoete smaak in je mond en één waterijsje kan geen kwaad. Je tanden direct poetsen na het eten helpt ook erg goed.

Als ik niet lekker in mijn vel zit, wil ik snoepen. 'Zoek afleiding', zeg je dan. Maar dit valt niet mee!
Als je wilt snoepen en je bent echt niet te houden, neem dan bijvoorbeeld een pakje Evergreens of een bakje chocoladevla van Optimel of een bakje Vitalinea chocolademousse (hier zitten geen suikers in). Maar: houd je einddoel voor ogen, we gaan voor een optimaal resultaat! Dus inderdaad 'zoek die afleiding'!

HOOFDSTUK 7

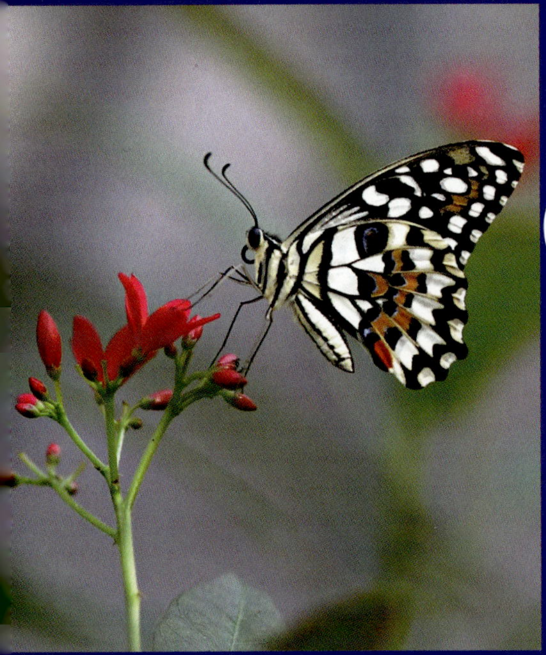

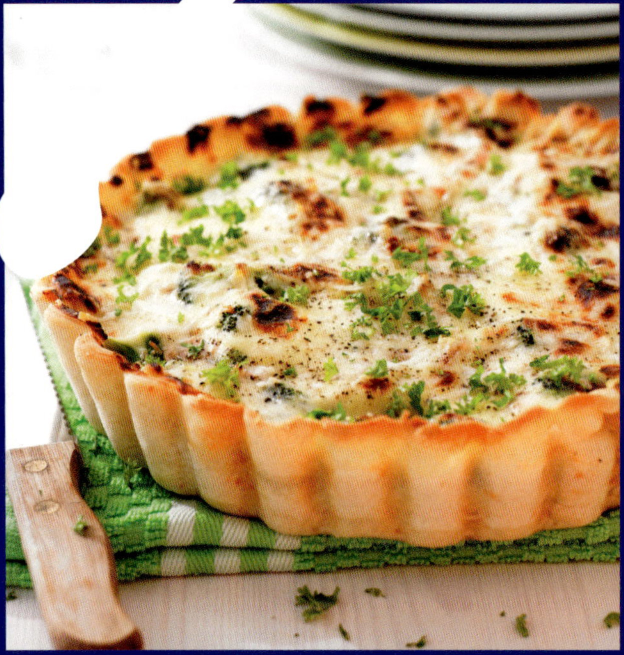

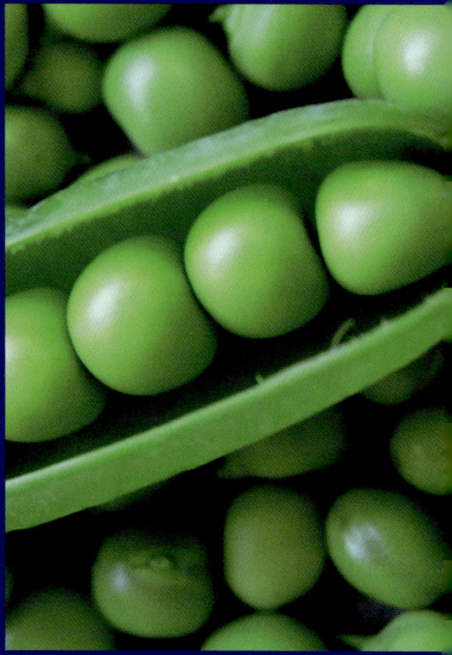

'Als het leven je citroenen geeft, maak er dan limonade van!'

Verhaal uit de praktijk

Langzaam afvallen door de overgang ~ *Willeke*

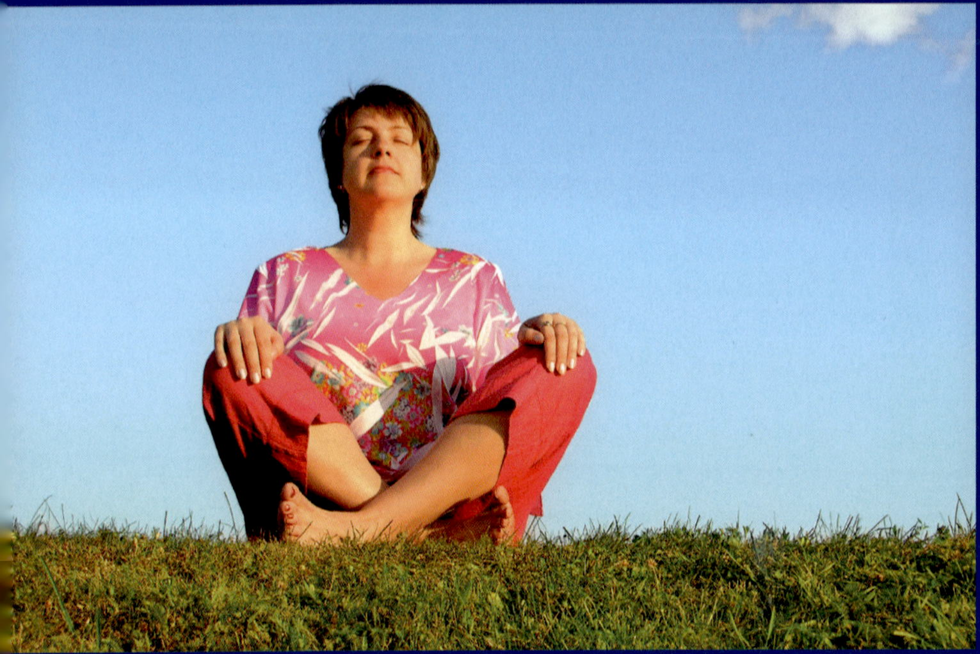

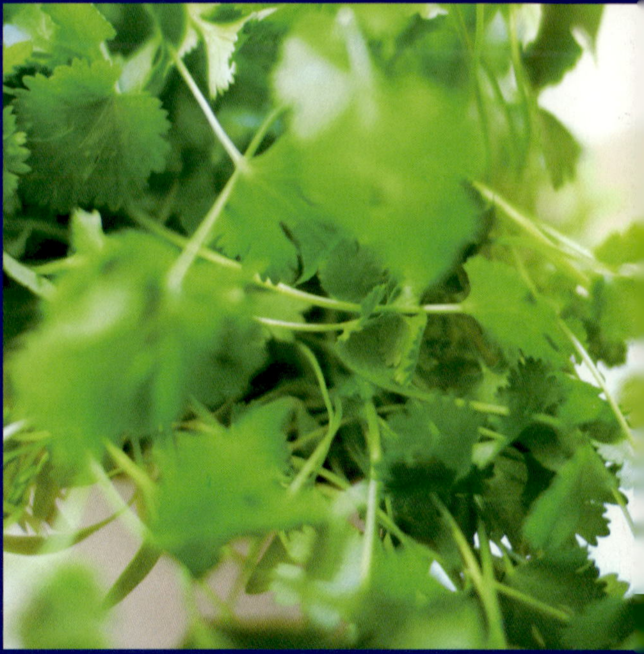

In mijn praktijk heb ik de afgelopen tien jaar veel vrouwen en mannen begeleid. Een grote groep vrouwen kampte met overgangsklachten, ook Willeke. Willeke vertelde me dat ze vroeger heel erg slank was en dat ze alles kon eten, zonder aan te komen. Na haar veertigste is ze gaan groeien en daar heeft ze veel moeite mee. 'Hoe kan dat nu toch? Ik eet veel minder dan voorheen, wandel meer en toch willen de kilo's er niet af'. Door haar hele verhaal werd het mij meteen duidelijk dat Willeke veel te eenzijdig én te weinig at. Ook vertelde ik haar dat ze reëel moest zijn tijdens de overgang. Het afvallen zal nu niet meer zo snel gaan als voorheen. Naarmate je ouder wordt, neemt je actieve celmassa af. Met andere woorden, je stofwisseling wordt wat trager. Door veel variatie in je voeding aan te brengen én door goed op je voeding te letten, dus niet te vette dingen, val je evengoed af. Willeke had er weer vertrouwen in, de kilo's vlogen er niet af, maar de pondjes wel. Als je boven de veertig bent en midden in de overgang zit, verwacht dan niet dat je met kilo's per week afvalt. Neem de tijd en denk aan de lange termijn. Stel je verwachtingspatroon bij. Willeke is in totaal twaalf kilo afgevallen en ze heeft weer een prachtig figuur!

zesde weekmenu

Je mag trots zijn op jezelf! Als het goed is, ben je al (bijna) een kledingmaat afgevallen. Dit staat gelijk aan ongeveer vier kilo. Als je het goede ritme hebt gevonden zullen mijn weekmenu's van deze week je waarschijnlijk makkelijk afgaan. Een vastberaden doel waar je totaal achter staat, staat garant voor succes!

Boodschappenlijst week 6

Groep brood en ontbijtgranen: volkorenbrood, volkoren crackers, mueslibol, krentenbol, Italiaanse bol, (afbak) pistolets, muesli of Cruesli Light, Kellog's K

Groep beleg: halvajam, pindakaas, kipfilet, achterham, 30+ kaas, 20+ smeerkaas, magere smeerworst, ossenworst

Groep tussendoortjes: ontbijtkoek, Opkikker, taai taai, Sultana, Evergreen, Japanse mix of zakje Snack a Jack, mueslireep, Lu time out koekje, eierkoek

Groep groenten en fruit: kiwi, appel, druiven, sinaasappels, mandarijnen of pruimen, bananen, ananas, peultjes of wortelen, roerbakgroenten, ijsbergsla, tomaat, komkommer

Groep zuivel, vlees, vis, ei en vleesvervangers: magere yoghurt, halfvolle melk, Optimel kwark, Optimel drink, ei, kalkoenfilet, zalmfilet, rundergehakt, groentenburger

Groep aardappelen, rijst, peulvruchten en pasta: aardappelen, aardappelpuree, zilvervliesrijst, spaghetti, bruine bonen

Groep vetten en oliën: halvarine, magere jus, olijfolie, magere sladressing op yoghurtbasis

Dranken: water, jus d'orange, fruitontbijt, rode wijn of rosé

Overige: pannenkoekenmeel, poedersuiker, Conimex woksaus, rode saus voor spaghetti, Hertog slagroomijs light

Boodschappenlijst recepten week 6

Kiwi-aardbeisalade voor 4 personen blz. 196:
1 citroen, 2 eetlepels ananassap, 1 theelepel honing, 100 gram aardbeien, 8 kiwi's, 4 eetlepels demi crème fraîche

Cake met vers fruit voor 4 personen blz. 196:
6 aardbeien, 1 peer, 4 plakken cake, 2 eetlepels halvajam, 1 spuitbus slagroom light

Broccoli-tonijntaart voor 6 personen recept van de week:
150 gram bloem, zout, 75 gram magere kwark, 3 eetlepels Becel Multi, 2 blikjes tonijn op water, circa 1 kilo broccoli, 2 dl halfvolle melk, 100 gram geraspte 30+ kaas, paprikapoeder, peper en zout, deegroller en springvorm

N.B. Je kan ieder recept vervangen voor een gelijkwaardig recept uit hoofdstuk 16: recepten (vanaf blz. 158).

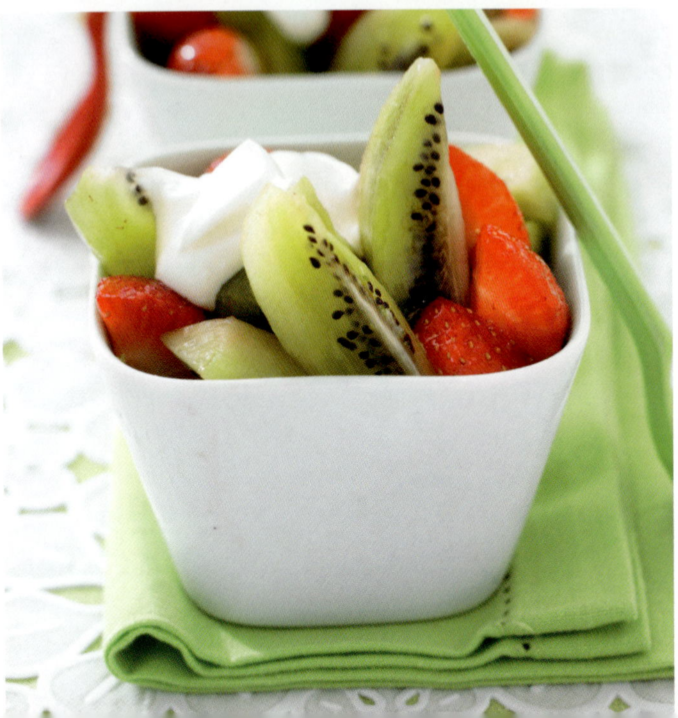

Kiwi-aarbeisalade

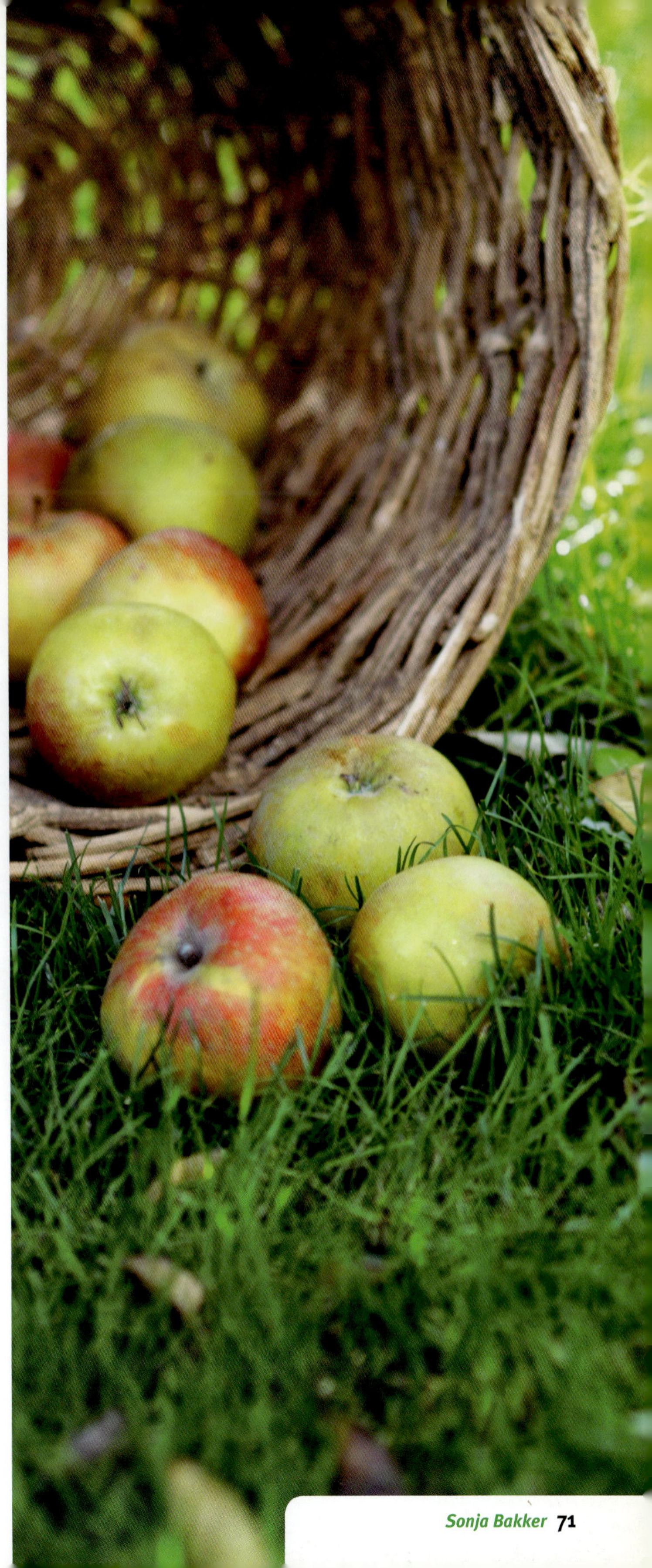

6e weekmenu

VROUW

Maandag
Ontbijt: 2 crackers met halvarine en 20+ smeerkaas, 1 glas Optimel drink – **Tussendoor:** 1 kiwi, 2 glazen water – **Lunch:** 2 crackers met halvarine, 1x dun laagje pindakaas, 1x halvajam, 2 glazen water – **Tussendoor:** 250 gram Optimel kwark, 1 glas jus d'orange – **Diner:** 125 gram gekookte zilvervliesrijst, 200 gram roerbakgroenten, 75 gram kalkoenfilet, scheutje Conimex woksaus – **'s Avonds:** Streng! 1 glas water

Dinsdag
Ontbijt: 2 crackers met halvarine, 30+ kaas en achterham, 1 glas water – **Tussendoor:** trosje druiven of 1 appel, 1 glas water – **Lunch:** 250 gram Optimel vruchtenyoghurt, 2 crackers met halvajam, 1 glas water – **Tussendoor:** 1 glas Optimel drink, 2 glazen water – **Diner:** 125 gram aardappelpuree, 200 gram peultjes of wortelen, 100 gram zalmfilet, 1 juslepel magere jus – **'s Avonds:** 1 Sultana, 1 glas water

Woensdag
Ontbijt: 1 volkoren boterham met halvarine en 30+ kaas of ossenworst, 1 glas fruitontbijt, 1 glas water – **Tussendoor:** 1 mandarijn, 1 glas water – **Lunch:** 3 crackers met halvarine, 1x 20+ smeerkaas en 1x magere smeerworst, 2 glazen water – **Tussendoor:** 250 gram Optimel kwark, 1 glas water – **Diner:** 125 gram gekookte spaghetti, 200 gram roerbakgroenten, 75 gram rundergehakt, 3 scheplepels rode spaghettisaus, 1 bakje rauwkost – **'s Avonds:** 1 trosje druiven, 1 glas water

Donderdag
Ontbijt: 1 cracker met halvarine en kipfilet, 1 plak ontbijtkoek met halvarine, 1 glas water – **Tussendoor:** 1 appel, 1 glas water – **Lunch:** 250 gram Optimel kwark, 1 sinaasappel, 1 krentenbol met halvarine, 1 glas water – **Tussendoor:** 1 Evergreen, 1 glas water – **Diner:** 225 gram chili con carne met groente, (klaarmaken op eigen manier met 75 gram rundergehakt), 1 bakje rauwkost – **'s Avonds:** trosje druiven, 1 glas water

Vrijdag
Ontbijt: 250 gram magere yoghurt, 3 eetlepels muesli of Cruesli Light, 1 glas water – **Tussendoor:** 1 Lu time out (volkoren koekje), 1 glas water – **Lunch:** 1 volkoren boterham met halvarine en ossenworst, 1 mueslibol met halvarine, 1 kop Opkikker, 1 glas water – **Tussendoor:** 1 sinaasappel, 2 glazen water – **Diner:** 125 gram gebakken aardappelen, 200 gram sla, aangemaakt met blokjes 30+ kaas, 75 gram groentenburger – **'s Avonds:** 2 bollen Hertog slagroomijs light, 1 glas rode wijn of 1 glas rosé, 1 glas water

Zaterdag
Ontbijt: 1 cracker met halvarine en een gekookt ei, 1 glas jus d'orange, 1 glas water – **Tussendoor:** 1 mandarijn, 1 glas water – **Lunch:** 1 portie kiwi-aardbeiensalade (recept zie bladzijde 196), 250 gram magere yoghurt, 1 glas water – **Tussendoor:** 1 eierkoek of 1 cake met vers fruit (recept zie bladzijde 196), 2 glazen water – **Diner:** 2 pannenkoeken met poedersuiker – **'s Avonds:** 1 glas rode wijn of 1 glas rosé, 1 bakje Japanse mix (zonder nootjes) of zakje Snack-a-Jacks, 1 glas water

Zondag
Ontbijt: 1 warme volkoren afbakpistolet met halvarine en achterham, 250 gram Optimel yoghurt, 1 glas water – **Tussendoor:** 2 schijven (verse) ananas, 1 glas water – **Lunch:** 1 Italiaanse bol 'gezond', 1 glas fruitontbijt, 1 glas water – **Tussendoor:** 1 mandarijn, 1 glas water – **Diner:** 225 gram broccoli-tonijntaart (recept van de week), 1 bakje rauwkost – **'s Avonds:** 1 glas rode wijn of 1 glas rosé, 1 glas water

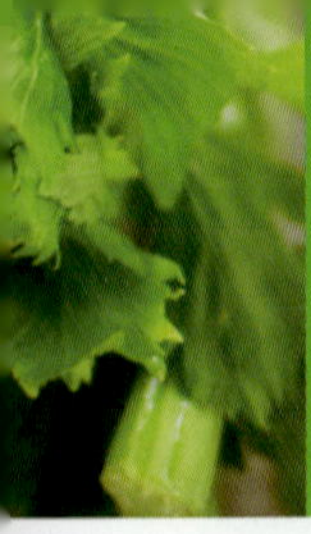

MAN

Maandag

Ontbijt: 3 crackers met halvarine, 2x 20+ smeerkaas en 1x rookvlees, 1 glas Optimel drink, 1 glas water – **Tussendoor:** 1 appel, 1 glas water – **Lunch:** 2 volkoren boterhammen met halvarine, met een dun laagje pindakaas, 2 mandarijnen, 2 glazen water – **Tussendoor:** 250 gram Optimel kwark, 1 glas jus d'orange – **Diner:** 150 gram gekookte zilvervliesrijst, 200 gram roerbakgroenten, 75 gram kalkoenfilet, scheutje Conimex woksaus – **'s Avonds:** Streng! 1 glas water

Dinsdag

Ontbijt: 2 crackers met halvarine, 30+ kaas en osseworst, 1 plak ontbijtkoek met halvarine, 1 glas fruitontbijt – **Tussendoor:** 1 Sultana – **Lunch:** 250 gram Optimel vruchtenyoghurt, 3 eetlepels muesli, 1 krentenbol besmeerd met halvarine en 1 plak 30+ kaas, 1 glas water – **Tussendoor:** 1 Lu time out (volkoren koekje), 1 glas water – **Diner:** 150 gram aardappelpuree, 200 gram peultjes of wortelen, 100 gram zalmfilet, 1 juslepel magere jus, 1 glas water – **'s Avonds:** 1 appel, 1 glas water

Woensdag

Ontbijt: 2 volkoren boterhammen met halvarine, 30+ kaas, 1 glas multivitaminenap, 1 glas water – **Tussendoor:** 1 peer, 1 glas halfvolle melk – **Lunch:** 3 crackers met halvarine, twee met achterham en één met een dun laagje pindakaas, 1 trosje druiven, 1 glas water – **Tussendoor:** 250 gram Optimel kwark, 2 glazen water – **Diner:** 150 gram spaghetti, 200 gram roerbakgroenten, 75 gram rundergehakt, 4 opscheplepels rode spaghettisaus, 1 bakje rauwkost – **'s Avonds:** 1 speculaasje, 1 glas water

Donderdag

Ontbijt: 2 volkoren crackers met halvarine, 20+ smeerkaas en kipfilet, 1 glas fruitontbijt – **Tussendoor:** 1 taai taai, 1 glas water – **Lunch:** 1 Italiaanse bol 'gezond', 1 sinaasappel, 1 kop Opkikker, 1 glas water – **Tussendoor:** eierkoek – **Diner:** 250 gram chili con carne met groenten,75 gram rundergehakt, bakje rauwkost, glas water – **'s Avonds:** 250 gram Optimel yoghurt, 1 glas water

Vrijdag

Ontbijt: 250 gram magere yoghurt, 2 eetlepels muesli, 1 cracker met halvajam, 1 glas water – **Tussendoor:** 1 appel, 1 glas Optimel drink, 1 glas water – **Lunch:** 2 volkoren boterhammen met halvarine en 2x kipfilet, kop Opkikker, glas halfvolle melk, 1 glas water – **Tussendoor:** 1 Evergreen, 1 glas water – **Diner:** 150 gram gebakken aardappelen, 200 gram sla, aangemaakt met blokjes 30+ kaas, 75 gram rundergehaktbal – **'s Avonds:** 2 bollen Hertog slagroomijs light, 1 glas rode wijn of 1 glas rosé, 1 glas water

Zaterdag

Ontbijt: 1 cracker met halvarine en een gekookt ei, 1 glas halfvolle melk, 1 glas water – **Tussendoor:** 1 appel, 1 glas water – **Lunch:** 1 portie kiwi-aardbeiensalade (recept zie bladzijde 196), 1 tosti naar keuze, 1 glas water – **Tussendoor:** 1 cake met vers fruit (recept zie bladzijde 196), 2 glazen water – **Diner:** 2x pannenkoeken met poedersuiker of stroop – **'s Avonds:** 1 bakje Japanse mix (zonder de nootjes) of 1 zakje Snack-a-Jacks, 1 glas rode wijn of glas rosé, 1 glas water

Zondag

Ontbijt: 1 volkoren pistolet met halvarine en filet americain, 1 glas jus d'orange, 1 glas water – **Tussendoor:** 2 schijven ongezoete ananas of 2 mandarijnen, 1 glas water – **Lunch:** 1 tosti Hawaï, 1 glas halfvolle melk, 1 glas water – **Tussendoor:** 250 gram Optimel vruchtenyoghurt, 1 glas water – **Diner:** 250 gram broccoli-tonijntaart (recept van de week), 1 bakje rauwkost – **'s Avonds:** 1 glas rode wijn of glas rosé, 1 glas water

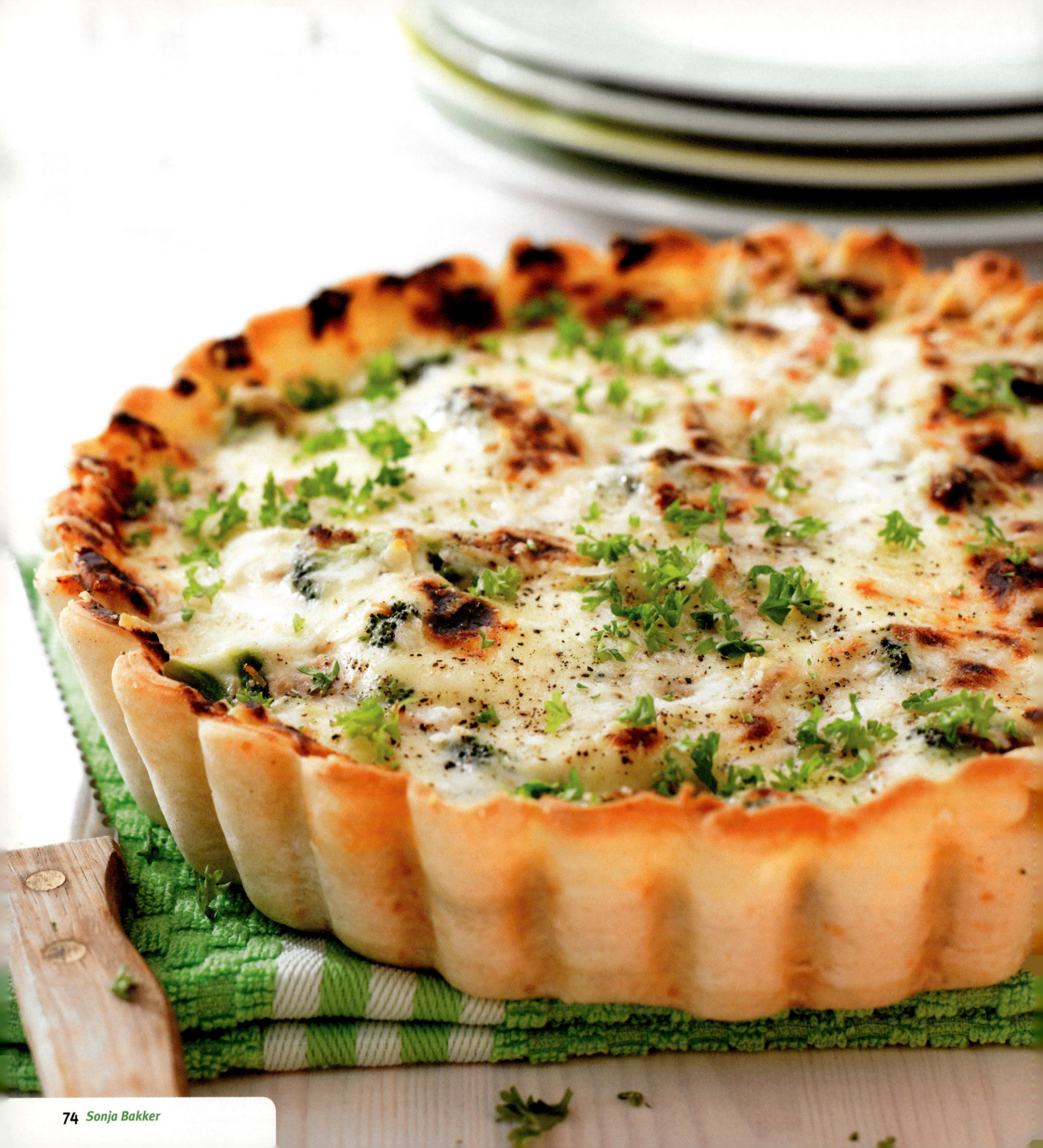

Recept van de week

Broccoli-tonijntaart

voor 4 personen

ingrediënten

voor het deeg:
150 gram bloem
1 theelepel zout
75 gram magere kwark
2 eetlepels Becel Multi voor koken, (roer)bakken en braden

voor de vulling:
2 blikjes tonijn op water
ongeveer 1 kg broccoli (roosjes)
1 eetlepel Becel Multi voor koken, (roer)bakken en braden
40 gram bloem
3 dl halfvolle melk
100 gram geraspte 30+ kaas
paprikapoeder
peper en zout

Extra nodig:
deegroller en springvorm

bereiding

Zeef boven een kom de bloem en het zout. Kwark en Becel toevoegen en kneden in keukenmachine. Deeg 1 uur in de koelkast afgedekt laten rusten (of ongeveer 6 blaadjes hartige taartdeeg gebruiken, dit is sneller). Tonijn uit laten lekken. Broccoli wassen en enkele minuten in ruim kokend water blancheren. Onder koud stromend water afspoelen en goed laten uitlekken (belangrijk, anders wordt het te nat). Rol het deeg uit en bedek de beboterde vorm en prik er wat gaatjes in. Oven op 200° C voorverwarmen. Verdeel de uitgelekte tonijn op de bodem en daaroverheen de goed uitgelekte broccoliroosjes.
Voor de saus: smelt de Becel, voeg de bloem toe en giet er geleidelijk al roerend de melk bij, tot een gladde saus is ontstaan. Meng er de kaas door en breng de saus op smaak met peper, zout en paprikapoeder. Giet de saus over de groente en de vis en bak de taart onder in de oven, in ongeveer 45 minuten gaar.

Bevat per portie circa 315 kcal.

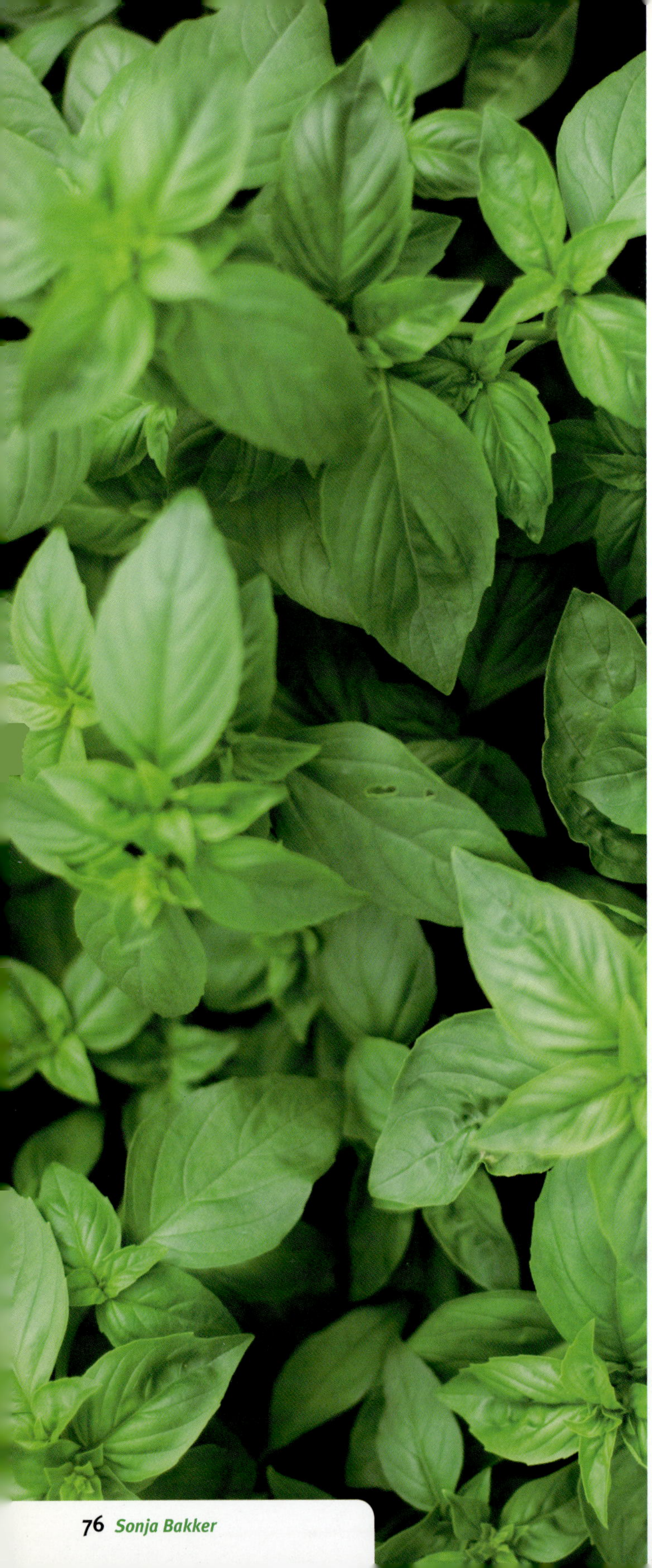

thema:

vrouw in de overgang

Voor vrouwen in de overgang is het vaak moeilijker om kilo's kwijt te raken. Hoe komt dat? Bij de meeste vrouwen vindt de overgang plaats tussen het vijfenveertigste en vijfenvijftigste levensjaar. Verschillende factoren beïnvloeden de tijd waarop de vrouw in de menopauze raakt.
Lichaamsgewicht is er een van. De meest voorkomende klachten tijdens de overgang zijn: opvliegers, 's nachts transpireren, onregelmatig bloedverlies, slapeloosheid, nervositeit, stemmingswisselingen, duizeligheid, vermoeidheid, hoofdpijn, hartkloppingen, spier- en gewrichtspijn en libidoverlies. Klachten kunnen echter versterkt worden door stress, medicijngebruik en ongezonde voeding.
Onder invloed van de hormoonwisselingen vertraagt de stofwisseling. Deze wordt tien tot vijftien procent trager dan in eerdere levensfases. Ook verbruik je vaak minder energie, terwijl je eetpatroon hetzelfde blijft. Daarbij komt dat het dalen van de oestrogeenspiegel je eetlust doet toenemen en je vaker geneigd zal zijn wat tussendoor te eten. Al deze energie slaat je lichaam direct op als vetweefsel. Tot aan de overgang zorgden de eierstokken voor de productie van hormonen. In de overgang neemt onder andere het vetweefsel deze functie over. Het lichaam zoekt tijdens de overgang naar een nieuw evenwicht. Deze wisseling laat het gewicht schommelen en zal uiteindelijk normaliseren na de overgang. Je kunt dus eigenlijk zeggen dat het heel natuurlijk en zelfs nodig is om aan te komen in gewicht tijdens de menopauze.
Sommige voedingsmiddelen en dranken kunnen de overgangsklachten versterken: koffie, pittige gerechten, suiker, zuivel, witmeel, frisdrank en alcoholische dranken.

Aanvullende adviezen op de weekmenu's voor vrouwen in de overgang

- Wees realistisch, ga uit van ongeveer een pond per week in plaats van 800 gram.
- Pas je hoeveelheid aardappelen aan. Gebruik 100 gram in plaats van 125 gram.
- Probeer elke dag een half uur tot een uur te bewegen.

vragen v/d week

Ik heb vaak last van migraine. Kan voeding daarop van invloed zijn?

Migraine kenmerkt zich door een zware, verlammende hoofdpijn. Vooral cafeïne, chocolade, citrusvruchten, kaas en alcoholische dranken, zoals rode wijn en port, worden met migraine in verband gebracht. Gebruik regelmatig lichte maaltijden om de bloedsuikerspiegel op peil te houden. En voorkom het gebruik van bovenstaande producten zo veel mogelijk.

Hoe komt het dat, sinds ik in de overgang zit, elke gram vet op mijn buik lijkt te gaan zitten?
In je vruchtbare jaren werd het vet vooral op de heupen opgeslagen, als energievoorraad voor de borstvoedingsperiode. Na de overgang neemt de hoeveelheid vrouwelijke hormonen in je lichaam af en krijg je een meer 'mannelijke' vetverdeling (op de buik dus!). Het enige wat goed helpt zijn buikspieroefeningen.

Mijn man gelooft niet dat ik zwaarder ben geworden door de overgang. Kun jij uitleggen dat dit wél zo is?
Vaak spelen de hormonen een grote rol. De ene vrouw is er gevoeliger voor dan de andere. Ook neemt de actieve celmassa af naarmate je ouder wordt. Dit houdt in dat je stofwisseling langzamer wordt. Maar ik zeg altijd: iedereen kan afvallen, al duurt het misschien wat langer.

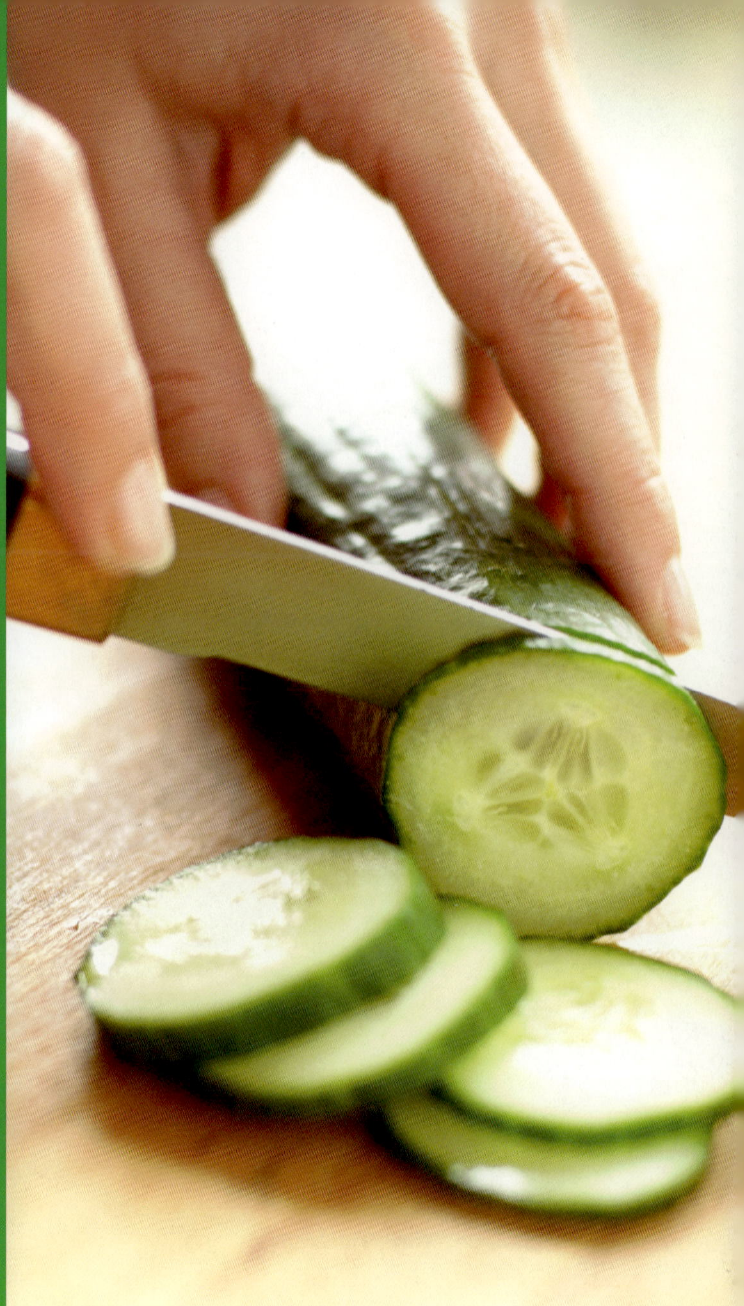

Mijn gewicht en motivatie - week 6:

Gewicht begin deze week:	.......,....... kg
Gewicht eind van deze week:	.......,....... kg
Motivatiecijfer:	....
Totaal afgevallen:	.......,....... kg

HOOFDSTUK 8

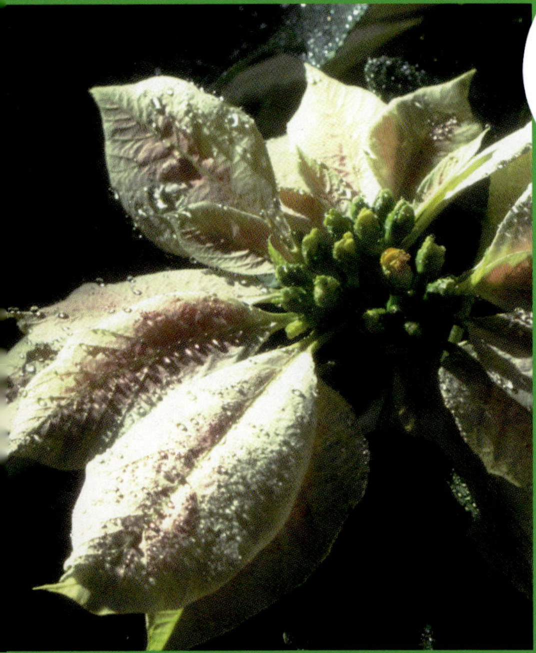

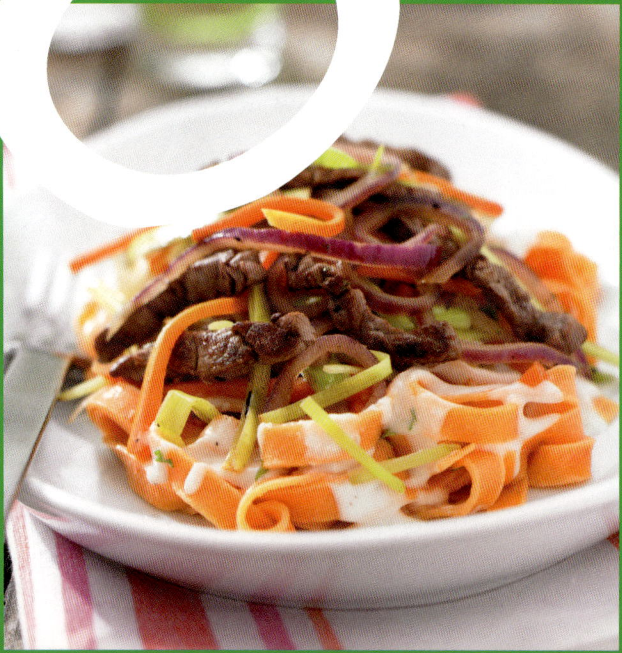

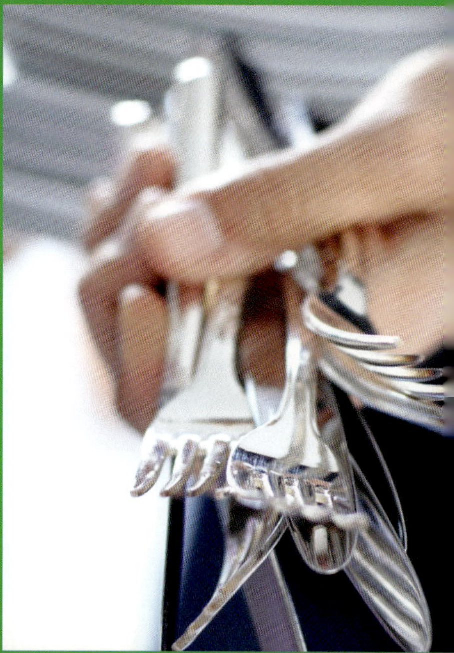

'Zonder enthousiasme is alles gedoemd om te mislukken!'

Verhaal uit de praktijk

Pieter en december ~ *Pieter*

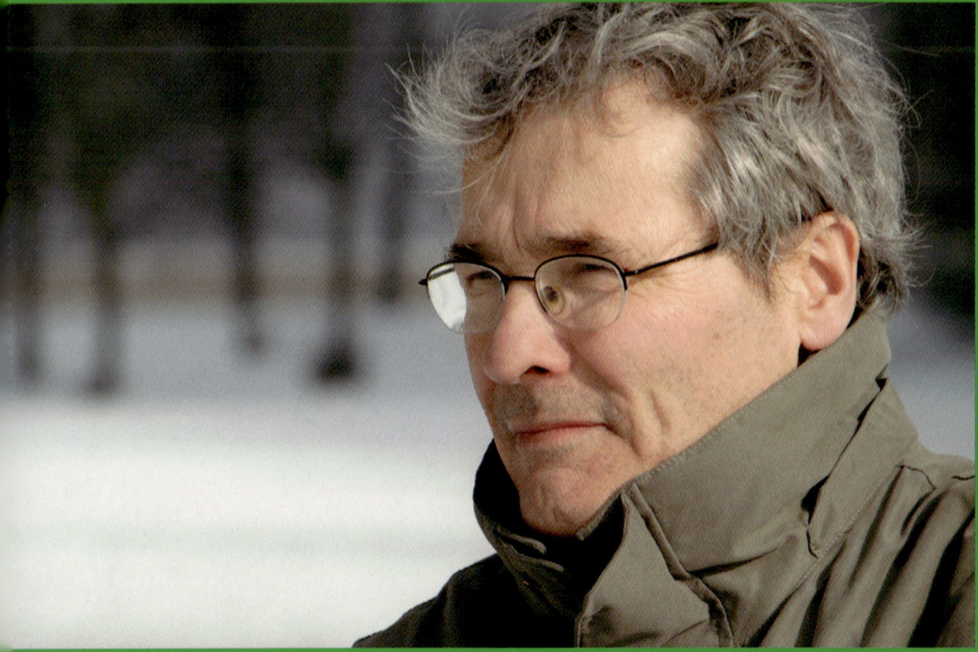

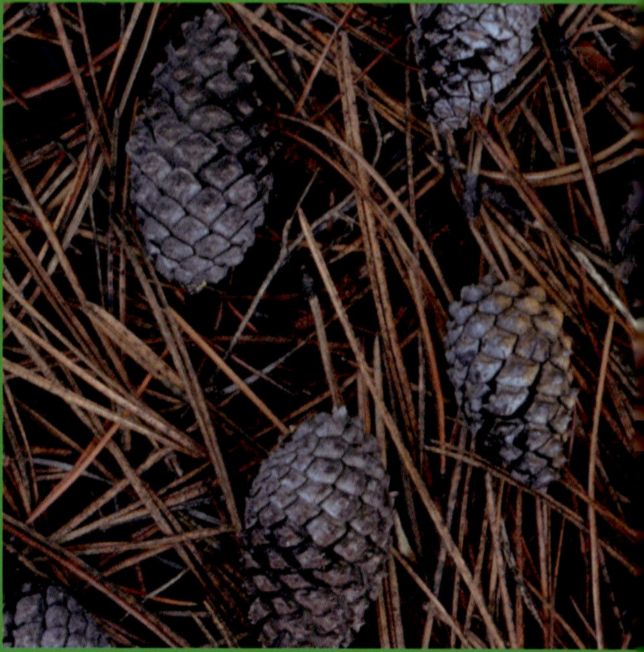

In december bellen mensen mij vaak op voor een afspraak, omdat ze graag in januari willen beginnen met lijnen. Ook Pieter belde mij vorig jaar begin december op om een afspraak te maken. Zijn goede voornemen was om twaalf kilo af te vallen. Ik stelde Pieter voor om te beginnen in december. Pieter moest wel even slikken, want zijn kerstdagen zagen er nu toch heel anders uit. Toch ging hij de uitdaging aan om op een verantwoorde en toch gezellige manier de feestdagen door te komen. Hij kreeg een recept én een opdracht van mij om een heerlijke kerstkalkoen uit de oven te serveren op eerste kerstdag. Pieter was geen keukenprins, maar met behulp van het simpele recept, kon ook hij een kalkoen serveren. Pieter vertelde mij enthousiast dat iedereen na afloop het recept wilde hebben en voelde zich een echte kok.
De dagen voor en na de feestdagen volgde hij nauwkeurig zijn weekmenu. Eind februari was hij veertien kilo lichter. Maar het leukste vond ik dat hij vertelde dat hij met zijn vrienden een kookclubje had opgericht.

NB: het kerstkalkoen-recept uit de oven staat achter in het boek, pagina 181.

zevende weekmenu

Variatie is het sleutelwoord van mijn succesmethode. Blijf daar goed aan denken. Wil je een keer wisselen van product? Houd zuivel bij zuivel, verander zoet beleg in zoet beleg. Denk aan je tussendoortjes en weeg je avondeten deze week weer eens af. Door deze week goed je weekmenu te volgen, is het resultaat verbluffend. Deze week is niet moeilijk om te volgen. Succes!

Boodschappenlijst week 7

Groep brood en ontbijtgranen: volkorenbrood, volkoren crackers, kadetten, Italiaanse bol, mueslibol, rijstwafel, krentenbol, (afbak) volkoren pistolets, Kellog's K

Groep beleg: halvajam, pindakaas, appelstroop, kipfilet, achterham, 30+ kaas, 20+ smeerkaas, rosbief, filet americain, ossenworst, magere smeerworst

Groep tussendoortjes: Opkikker, Sultana, Evergreen, vruchtenvlaai, ontbijtkoek, eierkoek, toastjes

Groep groenten en fruit: kiwi, appel, peren, sinaasappels, mandarijnen of pruimen, bananen, druiven, bloemkool, tomaat, komkommer, Italiaanse wokgroenten, roerbakgroenten, sla, spinazie à la crème, bietjes, zuurkool

Groep zuivel, vlees, vis, ei en vleesvervangers: magere yoghurt of Breaker Light, Optimel yoghurt of Optimel gele vla, halfvolle melk, Optimel kwark, Optimel drink, kipfilet, magere rookworst, rundervink, kabeljauw, rundvleesreepjes, zalmfilet

Groep aardappelen, rijst en pasta: aardappelen, pasta b.v. schelpjes, ovenfrites

Groep vetten en oliën: halvarine, magere jus, olijfolie, magere sladressing op yoghurtbasis

Dranken: water, jus d'orange of fruitontbijt, rode wijn of rosé

Overige: Conimex woksaus

Boodschappenlijst recepten week 7

Italiaanse tosti voor 4 personen blz. 162:
8 sneetjes bruinbrood, 4 eetlepels halvarine, 1 bol mozzarella (kaas, zakje à 125 gram), 4 zongedroogde tomaten in olie, 100 gram Parmaham, 1 zak rucola slamelange (75 gram), 4 eetlepels balsamicodressing

Tagliatelle met groente en biefreepjes voor 4 personen recept van de week:
400 gram pasta (bijvoorbeeld tagliatelle), 300 gram bieflapjes of rundvleesreepjes, 2 wortelen, 1/2 prei, 1 ui, olijfolie, 1 eetlepel bonenkruid, zout en (zwarte) peper, Becel multi, 1 1/2 eetlepel bloem, 2 dl slankroom, 150 gram geraspte 30+ kaas, 1 eetlepel kippenfond, zout en witte peper

N.B. Je kan ieder recept vervangen voor een gelijkwaardig recept uit hoofdstuk 16: recepten (vanaf blz. 158).

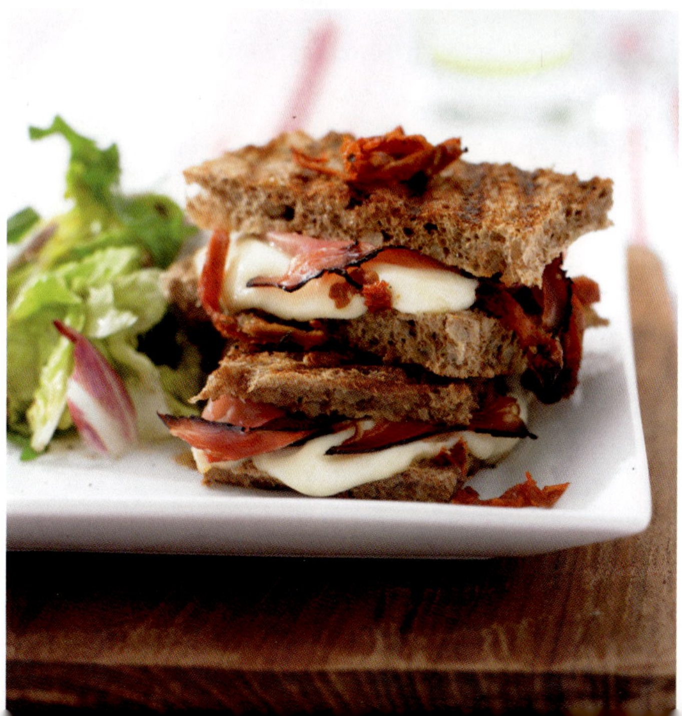

Italiaanse tosti

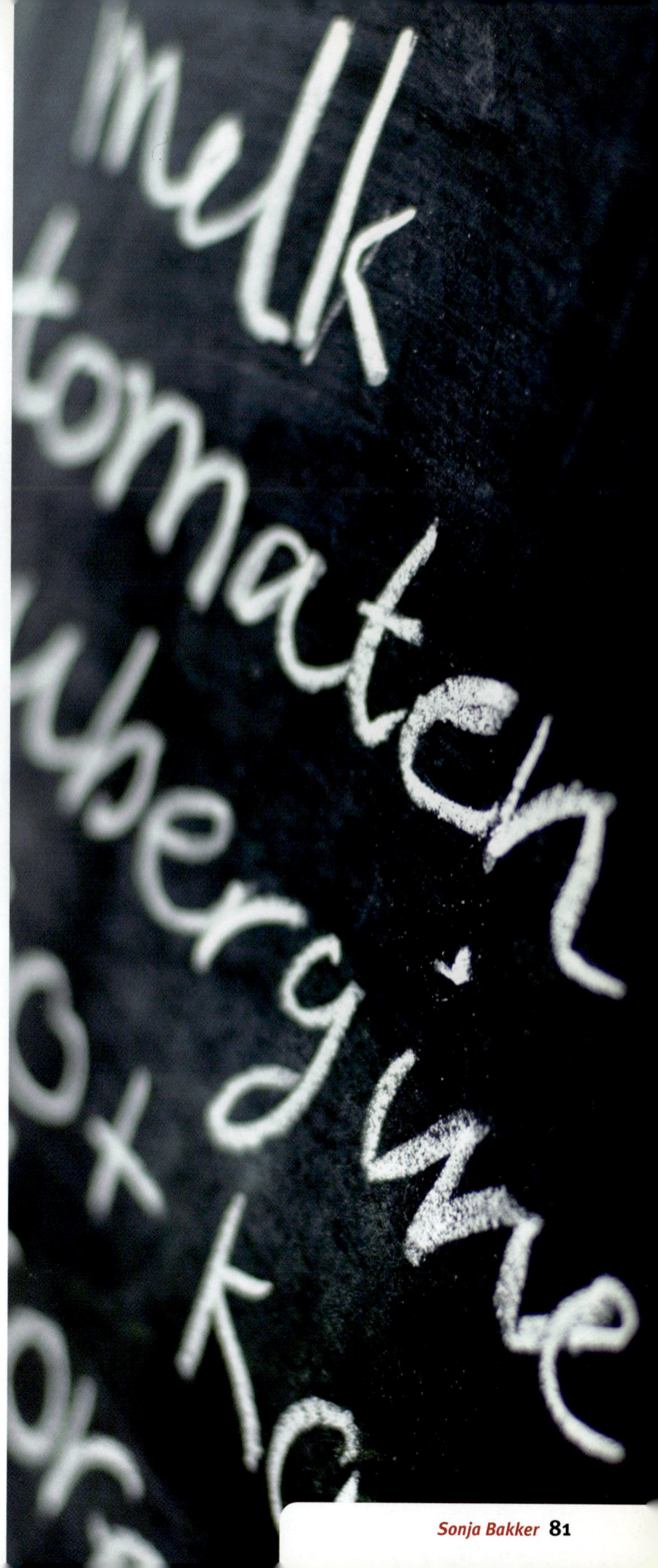

7e weekmenu

VROUW

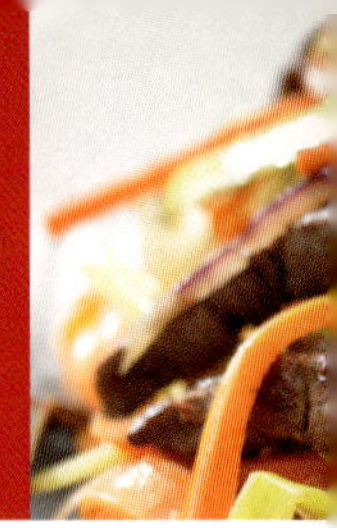

Maandag

Ontbijt: 1 cracker met halvarine en halvajam, 250 gram magere yoghurt, 2 glazen water – **Tussendoor:** 1 sinaasappel, 1 glas water – **Lunch:** 1 volkoren pistolet 'gezond', 1 kop Opkikker, 2 kiwi's, 1 glas water – **Tussendoor:** 1 Breaker Light of 250 gram Optimel yoghurt, 1 glas water – **Diner:** 125 gram gekookte pasta (b.v. schelpjes), 200 gram Italiaanse wokgroenten, 75 gram rundvleesreepjes, 1 scheutje Conimex woksaus, 1 bakje rauwkost – **'s Avonds:** 1 trosje druiven, 1 glas water

Dinsdag

Ontbijt: 1 plak ontbijtkoek met halvarine, 1 glas fruitontbijt, 1 glas water – **Tussendoor:** 1 peer, 1 glas water – **Lunch:** 2 crackers met halvarine, kipfilet met plakken komkommer en 20+ smeerkaas, 1 mueslibol besmeerd met halvarine, 2 glazen water – **Tussendoor:** 1 appel, 1 glas water – **Diner:** 125 gram gekookte aardappelen, 200 gram bloemkool, 75 gram runder-vink, 1 juslepel magere jus – **'s Avonds:** 250 gram Optimel yoghurt, 1 glas water

Woensdag

Ontbijt: 1 volkoren boterham met halvarine en appelstroop, 2 glazen water – **Tussendoor:** 1 appel, 1 glas halfvolle melk, 1 glas water – **Lunch:** 2 volkoren boterhammen met halvarine, 1x dun laagje pindakaas 1x 30+ kaas, 1 kop Opkikker, 1 glas water – **Tussendoor:** 1 banaan, 1 glas water – **Diner:** 125 gram gebakken aardappelen, 200 gram spinazie à la crème, 75 gram kipfilet – **'s Avonds:** Streng! 1 glas water

Donderdag

Ontbijt: 1 krentenbol besmeerd met halvarine, 1 glas Optimel drink, 1 glas water – **Tussendoor:** 2 pruimen of 2 mandarijnen, 1 glas water – **Lunch:** 1 volkoren boterham met halvarine en rosbief, 1 rijstwafel of cracker met halvajam, 1 glas jus d'orange – **Tussendoor:** 1 Lu time out (voorverpakt volkoren koekje), 2 glazen water – **Diner:** 225 gram zuurkoolstamppot, 75 gram magere rookworst, 1 juslepel magere jus, 1 bakje rauwkost – **'s Avonds:** Streng! 1 glas water

Vrijdag

Ontbijt: 250 gram Optimel vruchtenkwark, 2 glazen water – **Tussendoor:** 1 Evergreen – **Lunch:** 2 crackers met 30+ kaas, 1 plak ontbijtkoek met halvarine, 1 glas halfvolle melk, 2 glazen water – **Tussendoor:** 1 kop Opkikker, 1 cracker met halvarine en 20+ smeerkaas – **Diner:** 125 gram gekookte aardappelen, 200 gram bietjes, 100 gram kabeljauw, 1 juslepel magere jus – **'s Avonds:** 1 appel, 1 glas water

Zaterdag

Ontbijt: 250 gram Optimel vla of magere yoghurt, 2 eetlepels Kellog's Special K, 1 glas fruitontbijt, 1 glas water – **Tussen-door:** 1 sinaasappel, 2 glazen water – **Lunch:** 1 volkoren pistolet met halvarine en 30+ kaas, 1 bakje rauwkost, 1 glas halfvolle melk – **Tussendoor:** 1 punt vruchtenvlaai – **Diner:** 225 gram tagliatelle met groente en biefreepjes (recept van de week), 1 bakje rauwkost – **'s Avonds:** 1 glas rode wijn of rosé, 1 glas water

Zondag

Ontbijt: 1 cracker met halvarine en 20+ smeerkaas, 1 glas Optimel drink, 1 glas water – **Tussendoor:** 1 banaan, 2 glazen water – **Lunch:** 1 Italiaanse tosti (zie recept bladzijde 162), 1 kop Opkikker – **Tussendoor:** 1 appel – **Diner:** 175 gram ovenfrites, 200 gram rauwkost, 100 gram zalmfilet – **'s Avonds:** Streng! 1 glas water

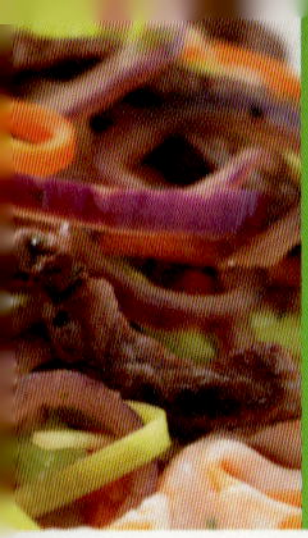

MAN

Maandag

Ontbijt: 2 crackers met halvarine en halvajam, 250 gram magere yoghurt met 2 eetlepels muesli, 2 glazen water – **Tussendoor:** 1 eierkoek, 1 glas jus d'orange – **Lunch:** 2 volkoren boterhammen besmeerd met halvarine, 1x kipfilet, 1x pindakaas (dun besmeren), 1 kop Opkikker, 2 glazen water – **Tussendoor:** 1 Breaker Light of 250 gram magere kwark, 1 banaan – **Diner:** 150 gram gekookte pasta (b.v. schelpjes), 200 gram Italiaanse wokgroenten, 75 gram rundvleesreepjes, 1 scheutje Conimex woksaus, 1 glas water – **'s Avonds:** 1 trosje druiven, 1 glas water

Dinsdag

Ontbijt: 2 plakken ontbijtkoek met halvarine, 1 glas fruitontbijt, 1 glas water – **Tussendoor:** 1 peer, 1 glas water – **Lunch:** 3 crackers met halvarine, kipfilet met plakken komkommer en ossenworst, 1 mueslibol besmeerd met halvarine, 2 glazen water – **Tussendoor:** 1 appel, 1 glas water – **Diner:** 150 gram gekookte aardappelen, 200 gram bloemkool, 75 gram runder-vink, 1 juslepel magere jus – **'s Avonds:** 250 gram Optimel yoghurt, 1 glas water

Woensdag

Ontbijt: 1 volkoren boterham met halvarine en appelstroop, 1 cracker met halvarine en halvajam, 1 glas water – **Tussendoor:** 1 Evergreen, 1 glas halfvolle melk – **Lunch:** 2 volkoren boter-hammen besmeerd met halvarine, magere smeerworst en kipfilet, 1 appel, 2 glazen water – **Tussendoor:** 1 banaan, 1 glas halfvolle melk, 1 glas water – **Diner:** 150 gram gebakken aardappelen, 200 gram spinazie à la crème, 75 gram kipfilet – **'s Avonds:** 1 eierkoek, 1 glas water

Donderdag

Ontbijt: 1 krentenbol met halvarine, 1 cracker met 20+ smeer-kaas, 1 glas Optimel drink, 1 glas water – **Tussendoor:** 2 pruimen of 2 mandarijnen, 2 glazen water – **Lunch:** 2 bruine kadetten met halvarine en rosbief of achterham, 1 glas jus d'orange, 1 appel, 1 glas water – **Tussendoor:** 1 appel, 1 glas water – **Diner:** 250 gram zuurkoolstamppot, 75 gram magere rookworst, 1 juslepel magere jus, 1 bakje rauwkost – **'s Avonds:** Streng! 1 glas water

Vrijdag

Ontbijt: 250 gram Optimel vruchtenkwark, 1 mueslibol met halvarine, 1 glas water – **Tussendoor:** 1 plak ontbijtkoek met halvarine – **Lunch:** 1 Italiaanse bol 'gezond', 1 appel, 1 Opkikker, 2 glazen water – **Tussendoor:** 1 muesli reep, 2 glazen water – **Diner:** 150 gram gekookte aardappelen, 200 gram bietjes, 100 gram kabeljauw, 1 juslepel magere jus –- **'s Avonds:** 1 appel, 2 glazen water

Zaterdag

Ontbijt: 250 gram Optimel vla of 250 gram magere kwark, 1 glas water – **Tussendoor:** 1 sinaasappel, 2 glazen water – **Lunch:** 1 Italiaanse bol met halvarine, 30+ kaas en tomaten-plakken, 1 glas halfvolle melk, 1 glas water – **Tussendoor:** 1 punt vruchtenvlaai, 1 glas water – **Diner:** 250 gram tagliatelle met groente en biefreepjes (recept van de week), 1 bakje rauwkost – **'s Avonds:** 3 blokjes 30+ kaas, 1 glas rode wijn of glas rosé, 2 glazen water

Zondag

Ontbijt: 1 warme volkoren afbakpistolet met halvarine en 30+ kaas, 1 glas Optimel drink, 1 gekookt ei, 1 glas water – **Tussendoor:** 1 glas water – **Lunch:** 1 Italiaanse tosti (zie recept bladzijde 162), 1 kop Opkikker, 1 appel – **Tussendoor:** 1 appel, 2 glazen water – **Diner:** 175 gram ovenfrites, 200 gram rauwkost, 100 gram zalmfilet – **'s Avonds:** Streng! 1 glas water

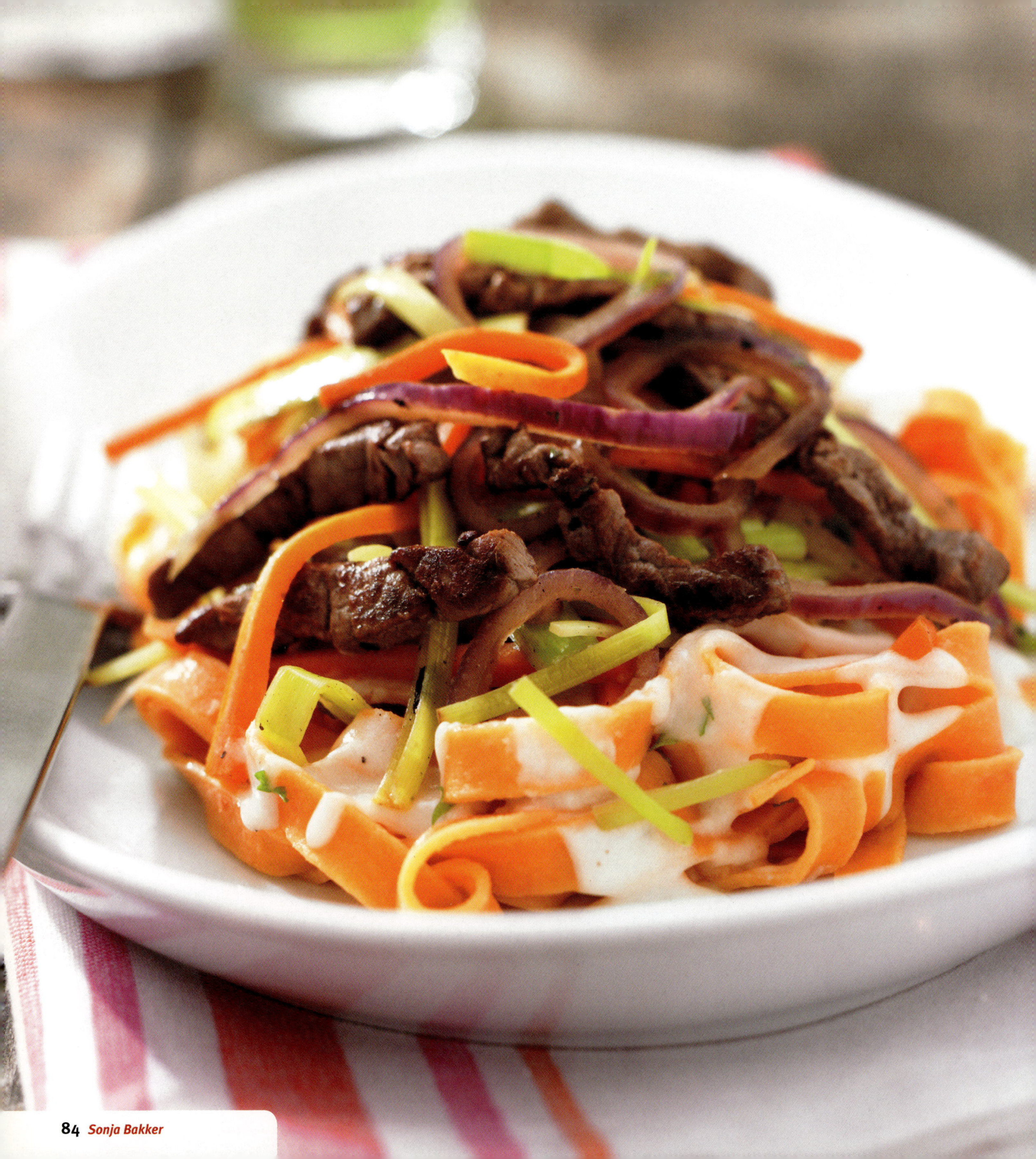

Recept van de week

Tagliatelle met groente en biefreepjes

voor 4 personen

ingrediënten

400 gram pasta (bijvoorbeeld tagliatelle)
300 gram bieflapjes of 400 gram rundvleesreepjes
2 wortelen
1/2 prei
1 ui
4 eetlepels olijfolie
1 eetlepel bonenkruid
zout en (zwarte) peper

voor de kaassaus:
1 1/2 eetlepel Becel Multi voor bak en braad
1 1/2 eetlepel bloem
2 dl slankroom
2 dl water
150 gram geraspte 30+ kaas
1 eetlepel kippenfond
zout en witte peper

bereiding

Snijd de ui en wortelen in reepjes. Maak de prei schoon en snijd deze in stukjes. Snijd de bieflapjes in reepjes. Doe de halvarine in een pan en roer er voorzichtig de bloem door. Voeg de kaas toe en roer er vervolgens de kippenfond door en controleer tussentijds de smaak. Lepel de slankroom en water erdoor en roer tot een gebonden saus. Laat deze saus zachtjes 5 minuten pruttelen zonder deksel erop. Zout en peper naar smaak toevoegen (let op het zout). Kook de pasta volgens de gebruiksaanwijzing op de verpakking met een beetje zout en wat olijfolie. Wok de groenten snel in twee eetlepels hete olijfolie en voeg het bonenkruid toe. Voeg 2 eetlepels olijfolie toe en bak hier snel de vleesreepjes in. Op smaak brengen met zout en zwarte peper. Verdeel de pasta over (diepe) borden en giet er de kaassaus overheen. Daarna een laagje groente en maak het af met een laagje vlees.

Bevat per portie circa 380 kcal.

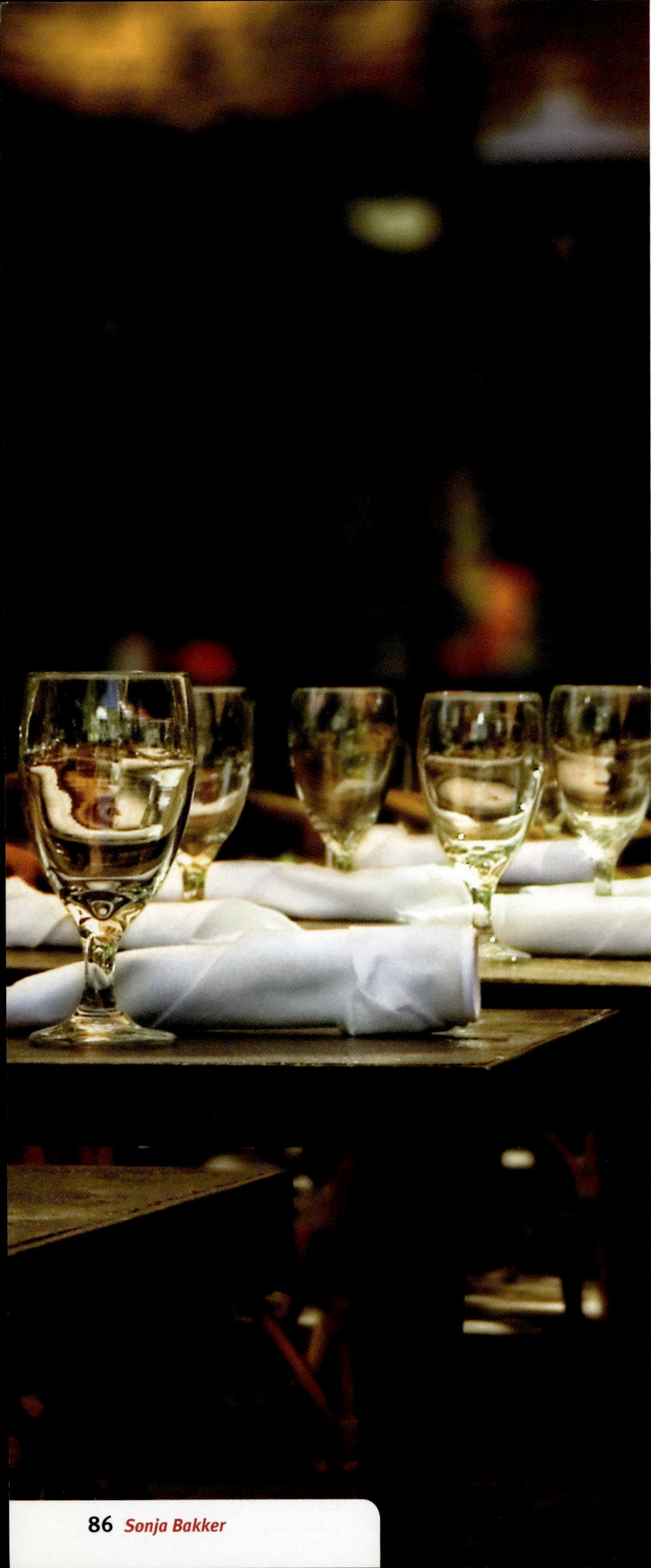

thema:

lekker uit eten en feestdagen

Je kunt terwijl je de weekmenu's volgt, best een keer uit eten gaan. Wel moet je ook hier prioriteiten stellen. Wees overdag wat strenger voor jezelf. Neem 's morgens magere yoghurt met drie lepels muesli, als tussendoortje fruit. En lunch met twee volkoren boterhammen met mager beleg. Eet 's middags een bakje magere yoghurt of kwark. Ga in het restaurant voor magere gerechten. Neem als voorafje een heldere, ongebonden soep of bijvoorbeeld meloen met rauwe ham. Kies als hoofdgerecht bijvoorbeeld witvis, biefstuk of ander mager gegrild vlees (vraag of de saus apart geserveerd kan worden) of pasta met rode saus. Laat het stokbrood links liggen. Bestel rijst of een gepofte aardappel in plaats van frites. Kies voor ketchup of een andere rode saus in plaats van mayonaise. Natuurlijk kun je een rauwkostsalade nemen, maar vraag de dressing er apart bij. Zin in wijn? Bestel dan een glas rode wijn of een glas rosé. Wil je witte wijn, neem dan een droge witte wijn. Als toetje neem je vers fruit of een kop koffie of thee. Eet smakelijk!

TIP

- Vraag als je een broodje gezond bestelt, of ze dit zonder roomboter willen serveren en met 30+ kaas in plaats van volvette kaas.
- Ga niet kaasfonduen maar ga verantwoord gourmetten. Als je wilt gourmetten neem dan bij voorkeur: mager rundvlees, kipfilet, zalmfilet, kabeljauw en gamba's. Neem rode sauzen in plaats van de witte sauzen. Zelf kies ik er altijd voor om een paar lekkere salades erbij te maken.

Mijn gewicht en motivatie - week 7:

Gewicht begin deze week: ....,....... kg

Gewicht eind van deze week: ....,....... kg

Motivatiecijfer: ....

Totaal afgevallen: ....,....... kg

vragen v/d week

Wat kan ik eten als ik naar een wokrestaurant ga?

In principe kun je alles eten, alleen met mate. Wok bijvoorbeeld veel groenten, vis en mager vlees (kip, ossenhaas, biefstuk). Daar word je absoluut niet zwaarder van. Denk om je koolhydraten (die zitten bijvoorbeeld in de rijst en mihoen), schep daar dus weinig van op.

Ik eet heel graag Mexicaans. Wat voor gezonde dingen staan daar op de kaart?
Kies bij voorkeur voor: burrito's met kip-, vis of groentenvulling, kipfajita's, rijst. Bestel liever geen: tortillachips, nacho's, chili met kaas, guacamole, chorizo, chili met gebakken bonen, chimichanga of gevulde taco's.

Ik ben erg dol op sushi en vroeg mij af of dat ook als avondeten gegeten mag worden?
In Japan wonen weinig dikke mensen. Het is ook het land waar de minste hartpatiënten ter wereld leven. Dat zegt iets over de gezonde eetgewoonten van deze mensen! Sushi is mager. In combinatie met een groentegerecht heb je een volwaardige maaltijd.

Met de kinderen gaan we graag naar een pannenkoekenrestaurant. Kan dat ook worden ingepast in jouw methode?
Dit kan zeker een keer. Neem wel een pannenkoek zonder spekjes of salami, dit zijn echte dikmakers. Je kunt ook voor een pannenkoek met zoet beleg kiezen. Zie dit dan wel als een hoofdgerecht.

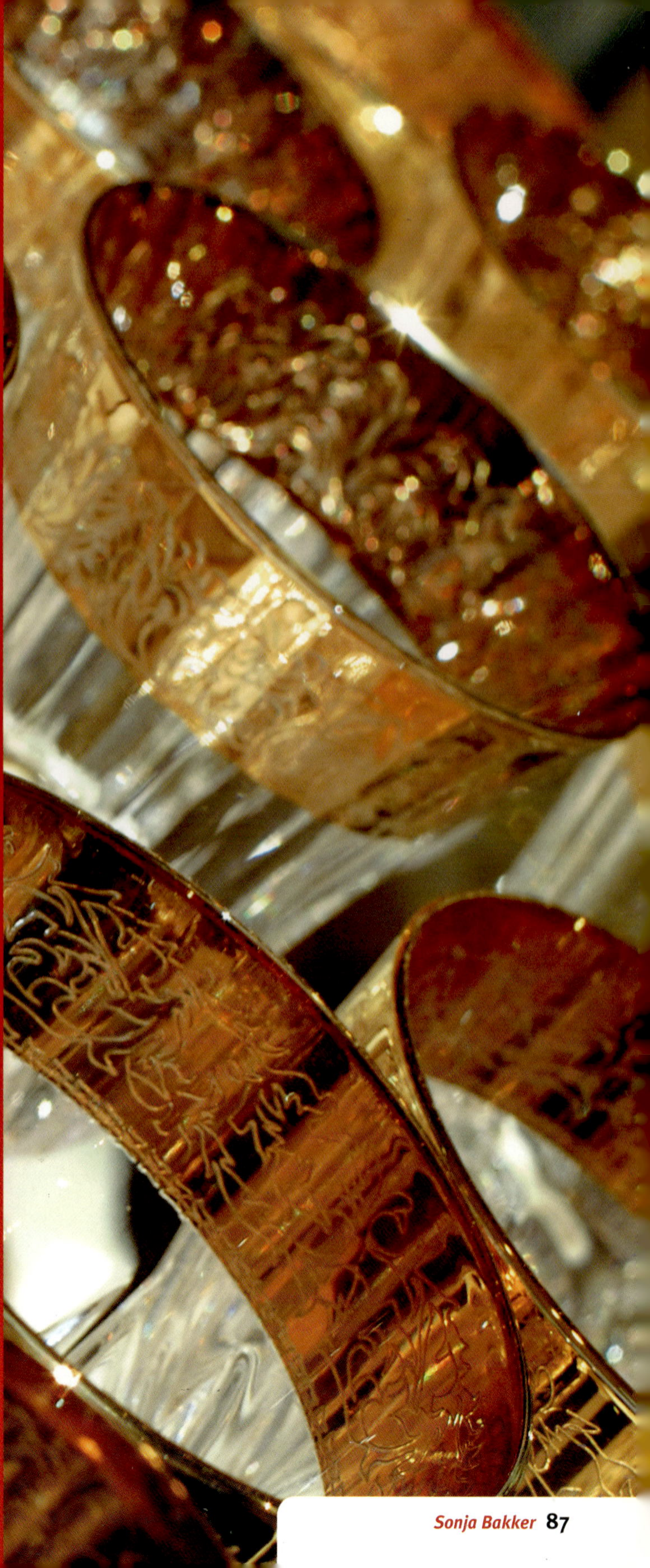

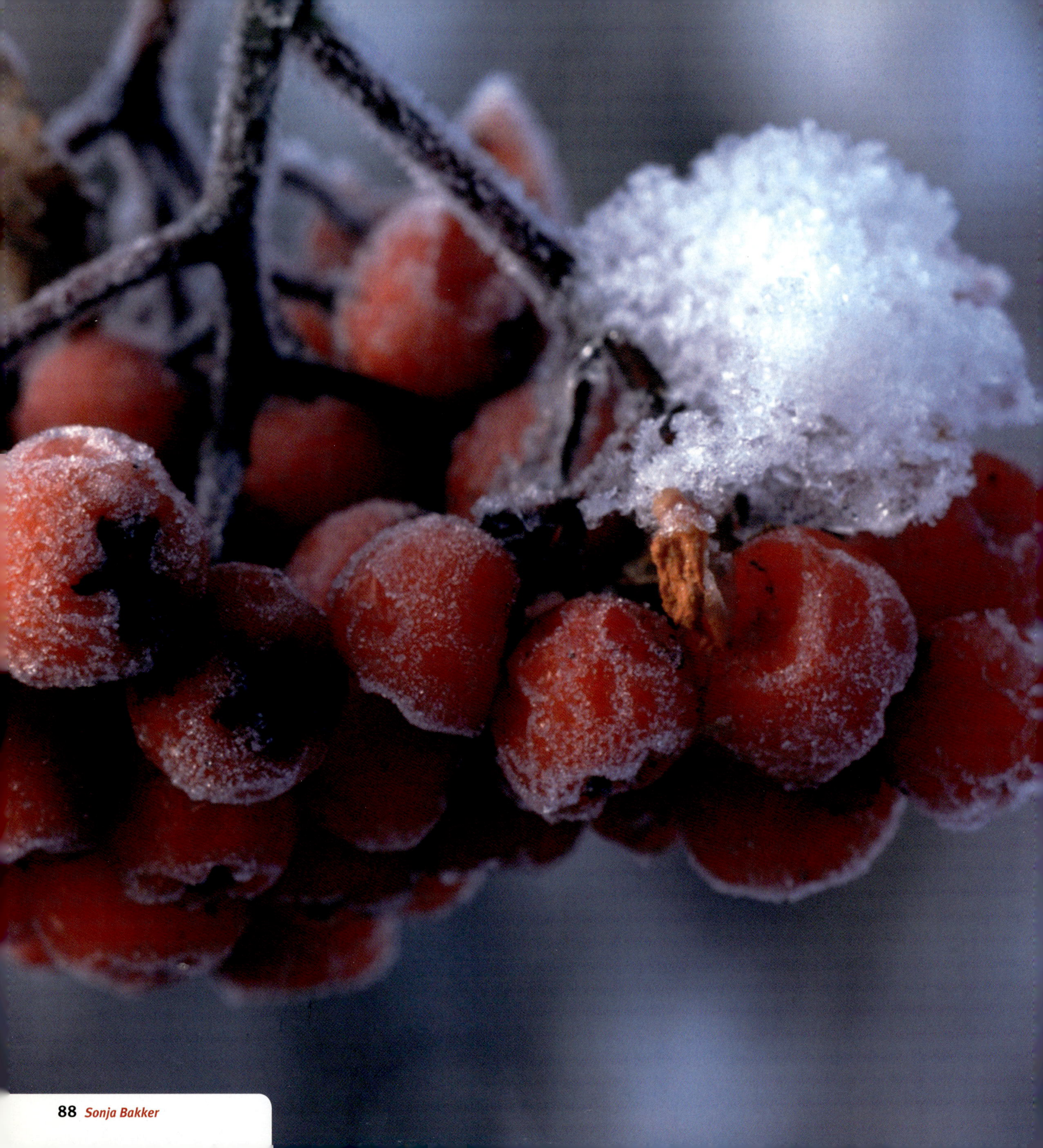

Feestdagen

De moeilijkste momenten als je wilt afvallen, zijn de feestdagen. Al weken van tevoren staart al het lekkers je aan. Houd je doel voor ogen en wees creatief, dan kom je deze dagen gezellig én zonder extra kilo's door.

Sinterklaas

- Koop sinterklaassnoepgoed vlak voor 5 december. Wat je niet in huis hebt, kun je ook niet opeten!
- Marsepein is een ware calorieënbom, maar een stuk taai taai of een speculaasje kun je met een gerust hart nemen. Dit is een vetarm tussendoortje.
- Laat aan de Sint weten dat je liever geen chocoladeletter in je schoen krijgt dit jaar.

Kerst

- Neem een klein, maar heerlijk ontbijt: vers fruit, jus d'orange en natuurlijk een plak kerstbrood, maar dan wel zonder spijs!
- Wel de smaak van kerst, niet de calorieën? Kies dan voor een Bolletje Eindeloos Kaneel bij de koffie/thee. Of versier een eierkoek met wat toefjes Klop Klop en rood fruit.
- Zorg dat jij degene bent die dit jaar kookt voor de familie. Zo kun je slank en gezond eten zonder je bezwaard te voelen.
- Ga naar buiten voor een lekkere wandeling met het hele gezin. En bij thuiskomst neem je natuurlijk een lekkere kop warme chocomel light. Kleine slokjes nemen, dan geniet je extra lang van de chocoladesmaak.
- Heb de discipline om na kerst weer 'op de rem' te trappen en doe het tot oud en nieuw rustig aan wat eten betreft.

Oud en nieuw

- Maak een lichte avondmaaltijd, bijvoorbeeld een heldere groentesoep met een meergranen pistolet.
- Spreek met jezelf af dat je twee oliebollen mag eten! Je zult zien hoe je van elke hap geniet. En als je al wat langer bezig bent met gezond eten, zul je aan je maag merken dat twee bollen meer dan genoeg is! (als je meer oliebollen gaat eten, heb je grote kans dat het gaat opbreken, vanwege het enorme vetgehalte). Of verruil de oliebollen voor een appelbol in bladerdeeg (zie recept achter in dit boek).
- Plan na alle feestdagen een fruitdag in, zodat je even pas op de plaats maakt en met een fris gevoel aan een gezond nieuwjaar begint.

TIP Als je al in december begint met lijnen, ga je met een voorsprong het nieuwe jaar in.

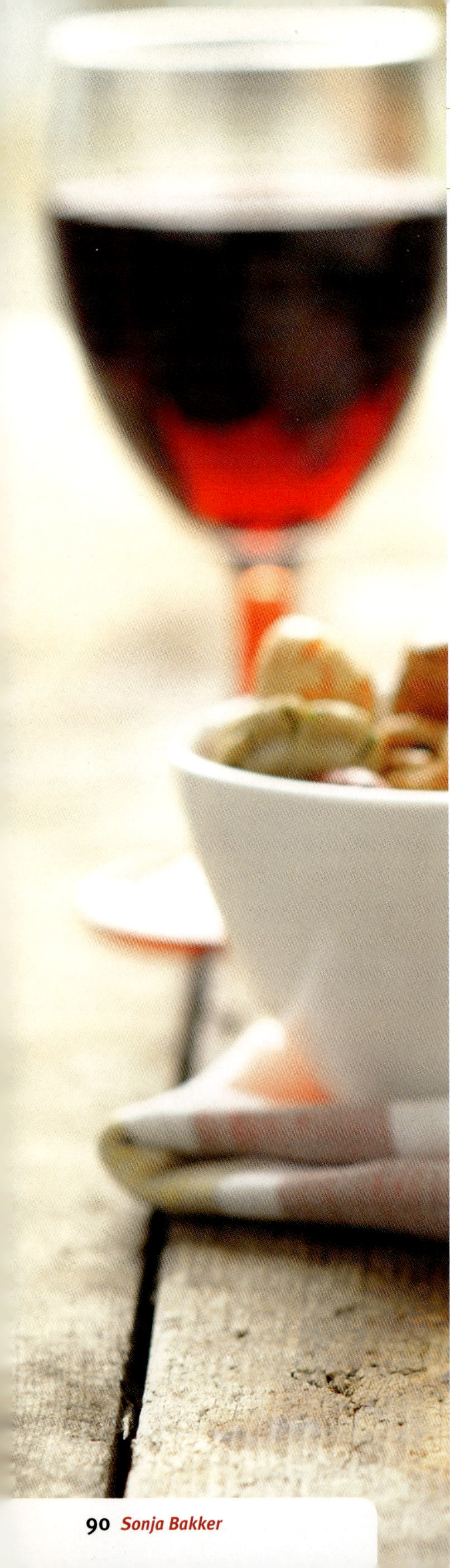

Uit eten: bestel dit wel/liever niet

De Italiaanse keuken

Bestel dit wel:
- salades met een paar stukjes stokbrood
- heldere soep
- een van de volgende pizza's:
- pizza met kip, broccoli, champignons, paprika, uien, tomaten of aubergine
- pizza Margarita: kaas, tomaten
- pizza Tonijn: kaas, tomaten, tonijn, uien en oregano
- pizza Capricciosa: kaas, tomaten, champignons, ham en oregano
- pizza Vegitale: kaas, tomaten en diverse, verse groenten
- pizza Rucola: tomaat, mozzarella en rucola
- pizza Hawaï: kaas, tomaten, ham en ananas
- mosselen
- vis, gestoomd of gepocheerd
- pasta met tomatensaus
- spaghetti Bolognese
- pasta con gamberetti: met garnalen, paprika, pepers, knoflook en room

Bestel dit liever niet:
- pasta met kaas- of vleesvulling zoals ravioli, lasagne, tortellini of canneloni
- gerechten met kaas- of roomsaus, pestosaus, vleessaus (lasagne, cannelloni)
- pancetta
- pizza met vlees-, worst- of kaasvulling

De Franse keuken

Bestel dit wel:
- heldere soep
- Franse uiensoep (zonder kaas)
- vlees, vis of kip met een saus op wijnbasis
- grote garnalen van de grill
- zalmfilet uit de oven in de folie met garnalen
- ossenhaas van de grill, spies van de grill met ossenhaas, kalfsvlees, paprika en uien
- ratatouille
- roerbakgroenten

Bestel dit liever niet:
- romige soepen
- paté
- gevulde artisjokken
- gegratineerde gerechten
- soufflé's
- fondue
- orgaanvlees (i.v.m. cholesterol)
- eend (i.v.m. het vetrandje)
- kaasplankje

TIP

Vraag altijd de saus er apart bij, dan kan je zelf doseren of helemaal niets nemen.

De Chinese keuken

Bestel dit wel:

- kippensoep
- roerbakgroenten
- tjap-tjoi
- roergebakken of gestoomde kipfilet
- mager rundvlees of zeevruchten met groenten
- rijst met groenten, kipfilet of garnalen
- tahoe met groenten

Bestel dit liever niet:

- tomatensoep (zeer suikerrijk!)
- loempia (vet)
- gebakken banaan
- noedels met sesamsaus
- Cantonese kreeft
- Foe yong hai
- kreeftensaus (suikerrijke saus)
- nasi (beter is rijst i.v.m bereidingswijze)
- mihoen
- bami

De Mexicaanse keuken

Bestel dit wel:

- burrito's met kip-, vis- of groentenvulling
- kipfajita's
- rijst

Bestel dit liever niet:

- tortillachips
- nacho's
- chili met kaas
- guacamole
- chorizo
- chili met gebakken bonen
- gevulde taco's

De Griekse keuken

Bestel dit wel:

- Griekse salade
- gevulde tomaten
- gegrild vlees
- gegrilde vis
- fruitdessert

Bestel dit liever niet:

- Moussaka
- lamschotels
- keftethakia (gehaktballen)
- gekruide worstjes
- Baklava
- Griekse yoghurt (veel kcal)
- kaasplankje

Bistro en eetcafé

Bestel dit wel:

- heldere soep
- pistolet gezond
- tosti ham/kaas 30+
- salade met kip of tonijn
- broodje rosbief, kipfilet, filet americain

Bestel dit liever niet:

- knoflookbrood
- gebakken kipvleugels
- T-bone steak
- spareribs
- patat
- gevulde kip
- broodje gebakken ei, worst, gebakken vis of kip
- kipnuggets
- gefrituurd/gepaneerd vlees-vis

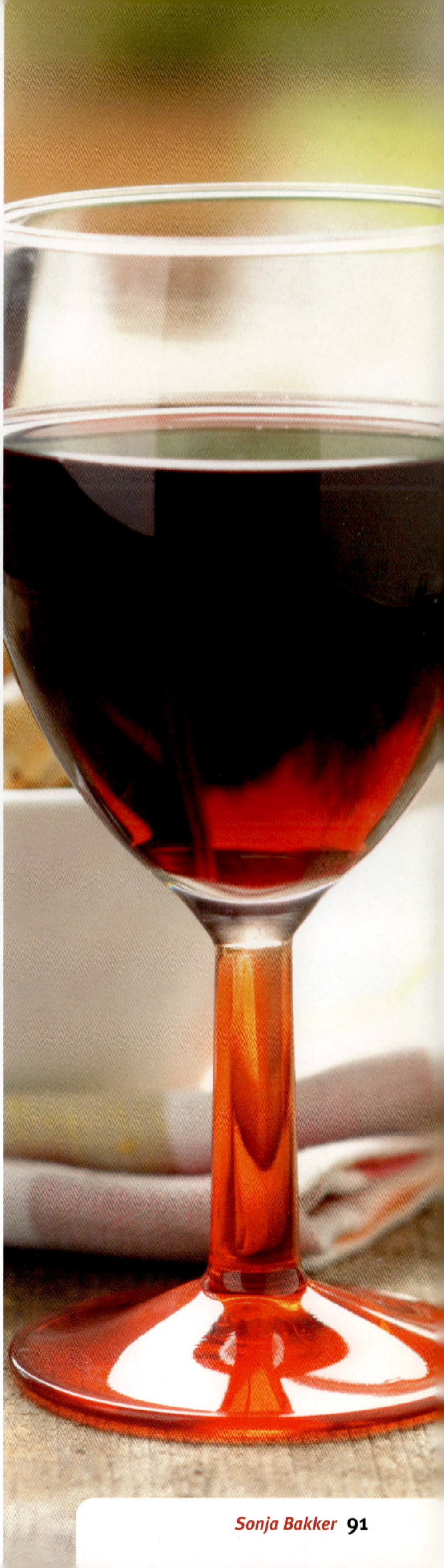

HOOFDSTUK 9

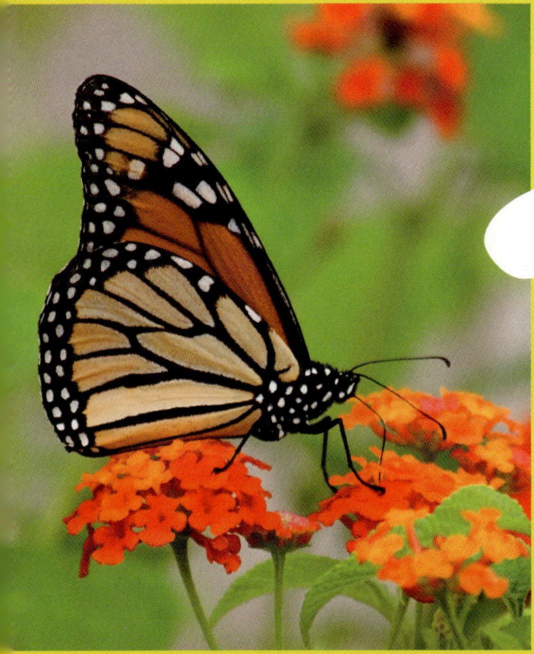

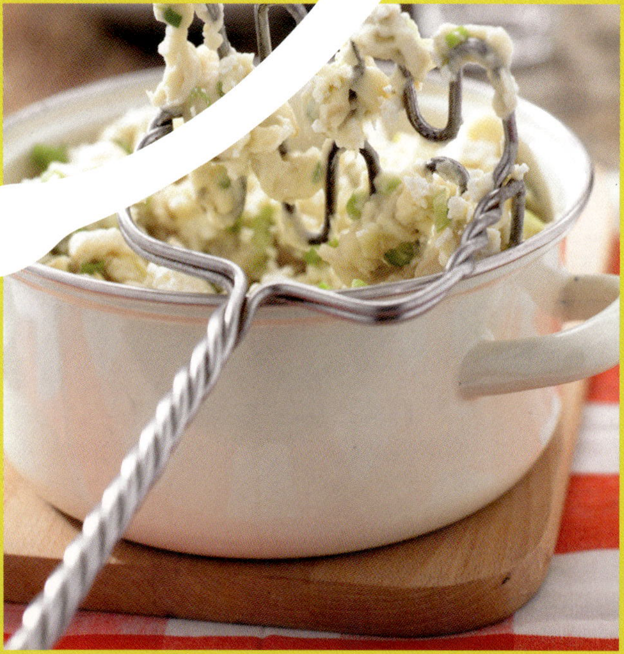

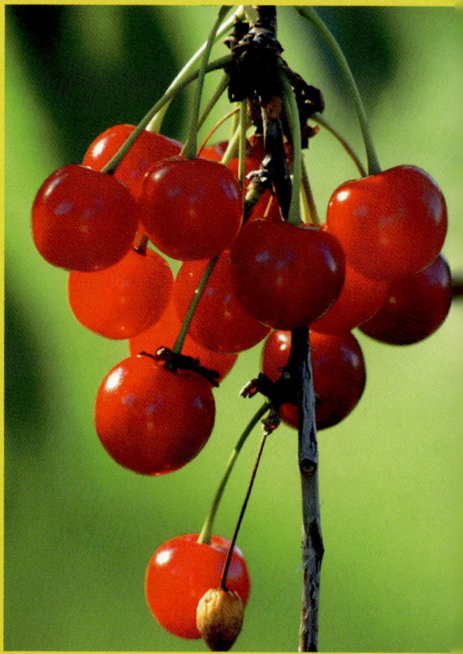

'Ik leer mezelf steeds beter kennen!'

Verhaal uit de praktijk

Wat complimentjes teweegbrengen ~ *Desiré*

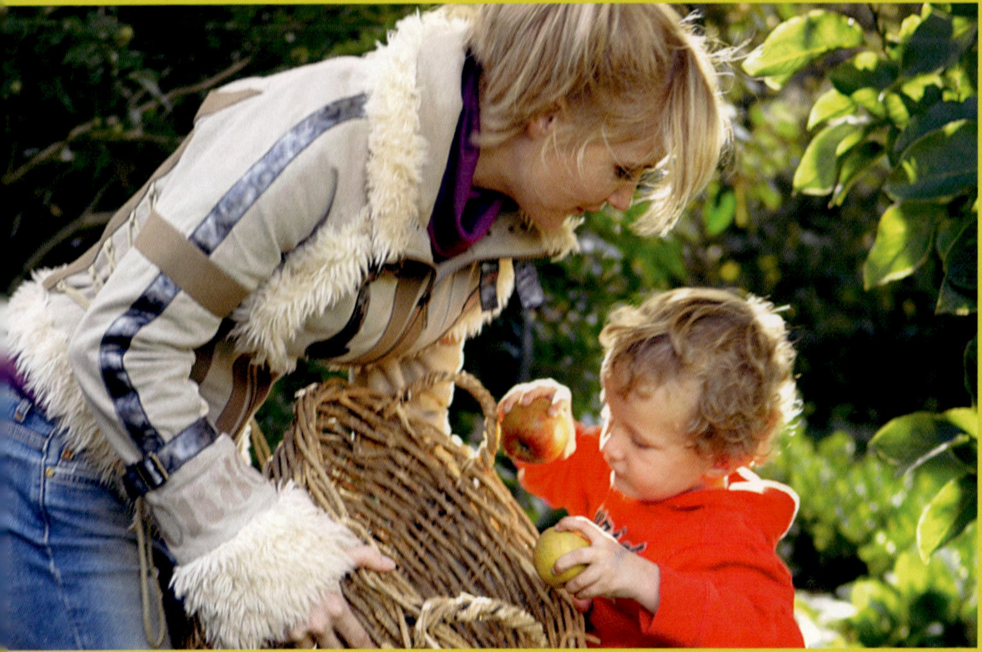

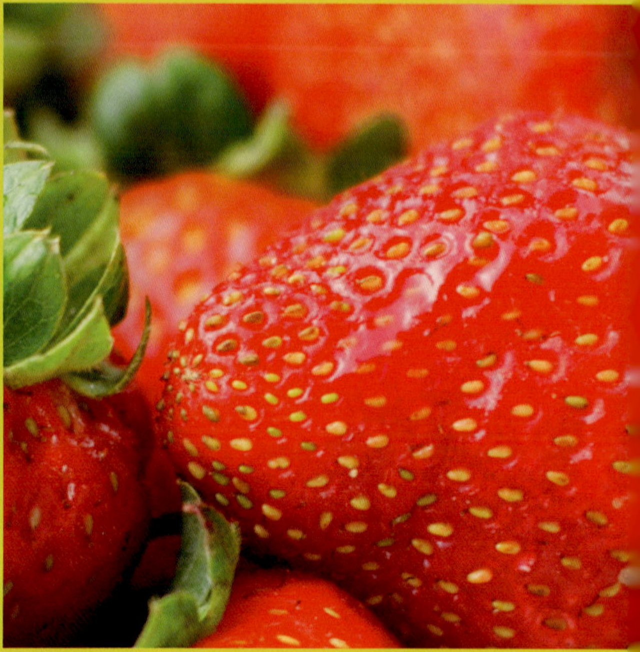

Desiré woog 95 kilo toen ze bij mij in de praktijk kwam. Ze had een erg negatief zelfbeeld. De eerste maanden vlogen de kilo's er af en Desiré zag ik opbloeien. Binnen een jaar was er dertig kilo af, een hele prestatie. Ik vond het tijd om haar gewicht te stabiliseren, dus niet meer afvallen, maar op gewicht blijven. Desiré was inmiddels in de zevende hemel met haar nieuwe figuur en al haar dagelijkse complimentjes. Na twee maanden hadden we nog een vervolgafspraak. Ze was keurig op gewicht gebleven. Desiré vertelde dat ze toch nog vijf kilo wilde afvallen, want de laatste periode had niemand haar meer een complimentje gegeven. Dit zie ik vaak gebeuren met vele cliënten. In het begin krijgen ze veel positieve aandacht en daarna wordt het stiller en is iedereen gewend geraakt aan het nieuwe figuur. Door er veel over te praten werd het Desiré duidelijk dat ze niet afhankelijk moest zijn van andermans reacties. Complimentjes zijn leuk, maar mogen nooit verslavend werken. Gelukkig heeft Desiré geleerd van deze situatie en krijg ik regelmatig een kaartje van haar dat ze lekker in haar vel zit.

achtste weekmenu

Deze week heb ik een opdracht voor je. Nodig thuis vrienden uit voor een etentje. Je weet inmiddels hoe je dit verantwoord kunt doen. Kies uit de receptenbijlage achterin dit boek, een voorgerecht, hoofdgerecht en een nagerecht. Ook als je straks op gewicht bent, zul je zien dat het leven gewoon doorgaat, met andere woorden: je stelt jezelf weer bloot aan allerlei verleidingen. Waar het om draait is dat je baas wordt over je eigen eetgedrag en positief leert omgaan met eten. Elke zaterdag verzin en maak ik een nieuw slank-recept. 's Morgens haal ik de boodschappen in huis en in de namiddag begin ik met kokkerellen. Op deze manier ben ik positief met eten bezig en geniet ik extra van mijn eten. En natuurlijk mislukt het recept ook wel eens bij mij. Geen paniek, je kunt altijd nog tosti's maken.

Boodschappenlijst week 8

Groep brood en ontbijtgranen: volkorenbrood, volkoren crackers, stokbrood, rijstwafels, krentenbol, (afbak) pistolets, Kellog's K, muesli

Groep beleg: halvajam, pindakaas, appelstroop, kipfilet, achterham, 30+ kaas, smeerkaas 20+, tonijn uit blik, filet americain

Groep tussendoortjes: Opkikker, taai taai, Sultana, Evergreen, ontbijtkoek, Lu time out koekje, eierkoek, evt. cake, mueslireep

Groep groenten en fruit: aardbeien of kiwi, appel, peren, sinaasappels, mandarijnen, bananen, druiven, snijbonen, tomaat, komkommer, sla, rode kool, worteltjes, doperwten

Groep zuivel, vlees, vis, ei en vleesvervangers: magere yoghurt of Optimel yoghurt, halfvolle melk of karnemelk, Breaker Light, Optimel kwark, Optimel drink, ei, kipsaté, biefstuk, tartaar, kabeljauw, rundergehaktbal, rundergehakt

Groep aardappelen, rijst en pasta: aardappelen, aardappelpuree, mie, röstirondjes (diepvries)

Groep vetten en oliën: halvarine, magere jus, olijfolie, magere sladressing op yoghurtbasis

Dranken: water, jus d'orange, rode wijn of rosé

Overige: kippensoep, satésaus (of zelf maken blz. 202)

Boodschappenlijst recepten week 8

Perziken walnotensalade voor 4 personen blz. 173:
1 krop ijsbergsla, 2 appels, 1 eetlepel citroensap, 5 halve perziken uit blik, 40 gram walnoten, 3 eetlepels sinaasappelsap, 4 eetlepels magere sladressing op yoghurtbasis, 1 zakje mix voor dipsaus Oriëntal

Gezonde burgers voor 4 personen blz. 179:
4 eetlepels olijfolie, 1 zakje Italiaanse roerbakgroenten (250 gram), 4 tartaartjes, 1 zak friséesla (200 gram), 1 zak veldsla (75 gram), 4 eetlepels sladressing naturel (fles à 450 ml), 4 Italiaanse bollen, 6 eetlepels cocktailsaus (pot à 300 ml)

Pizzapunten blz. 199:
1 pakje Danerolles Pizza en Tomato (in koelvak supermarkt), beleg naar keuze uit: uien, knoflook, paprika, champignons, courgette, achterham, tonijn uit blik (op water), mozzarella, 30+ kaas, kruiden als gedroogde basilicum en oregano, peper en zout

Appeltaart 'Succes' blz. 196:
300 gram bloem, 200 gram witte basterdsuiker, 200 gram Becel Multi voor koken, (roer)bakken en braden, 2 eieren, 6 appels (van 2 à 3 verschillende rassen), 3 eetlepels custard, koek- en speculaaskruiden, 100 gram rozijnen, casinobrood, springvorm doorsnede ca. 22 cm, plasticfolie

Witlofstamppot voor 4 personen recept van de week:
500 gram witlof, 1 kilo aardappels of 1 pakje puree, 3 stengels bosui, 250 gram feta, 1 eetlepel honing, 125 ml halfvolle melk, olijfolie, nootmuskaat, peper en zout, citroensap

N.B. Je kan ieder recept vervangen voor een gelijkwaardig recept uit hoofdstuk 16: recepten (vanaf blz. 158).

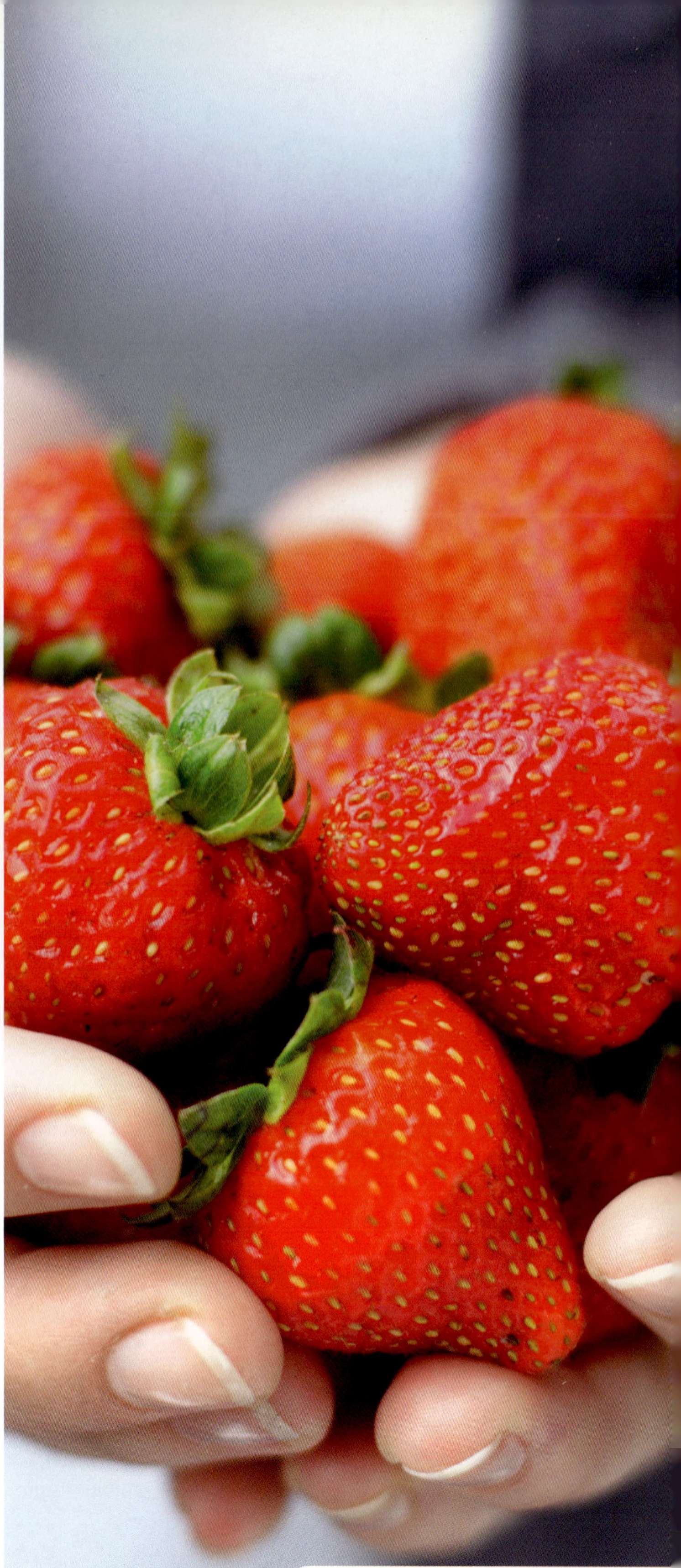

8e weekmenu

(aan de strenge kant)

VROUW

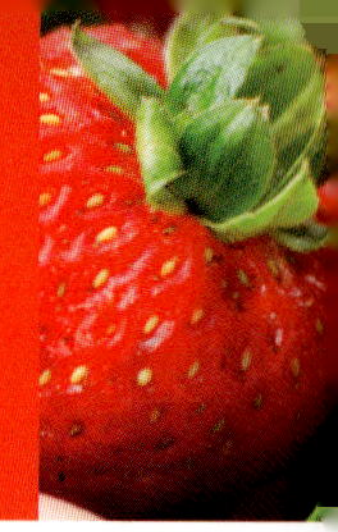

Maandag

Ontbijt: 2 crackers met halvarine en halvajam of verse aardbeien, 1 glas water – **Tussendoor:** 1 sinaasappel, 2 glazen water – **Lunch:** 1 tosti ham/kaas 30+ of 2 volkoren boterhammen besmeerd met halvarine 1x 30+ kaas en 1x achterham, 1 Opkikker, 1 glas water – **Tussendoor:** 250 gram magere vruchtenkwark, 1 glas water – **Diner:** 125 gram gebakken aardappelen, 200 gram snijbonen, 3 stokjes kipsaté – **'s Avonds:** 250 gram Optimel yoghurt, 100 gram aardbeien of 1 mandarijn, 1 glas water

Dinsdag

Ontbijt: 2 crackers met halvarine, 2x appelstroop, 1 glas fruitontbijt, 1 glas water – **Tussendoor:** 1 Lu time out (voorverpakt volkoren koekje), 2 glazen water – **Lunch:** 2 volkoren boterhammen met tonijn of 30+ kaas met extra rauwkost, 1 kiwi, 1 glas water – **Tussendoor:** 1 kop Opkikker – **Diner:** 100 gram röstirondjes of 100 gram krieltjes, 200 gram rode kool, 100 gram kabeljauw, 1 juslepel magere jus – **'s Avonds:** Streng! 1 glas water

Woensdag

Ontbijt: 2 rijstwafels besmeerd met halvarine, 2x 30+ kaas, 1 glas halfvolle melk of karnemelk – **Tussendoor:** 1 Evergreen, 2 glazen water – **Lunch:** 2 crackers met halvarine, 1x halvajam, 1x dun laagje pindakaas, 1 kop Opkikker, 2 kiwi's, 1 glas water – **Tussendoor:** 1 glas jus d'orange, 1 glas water – **Diner:** 125 gram aardappelpuree, 200 gram doperwten en worteltjes, 75 gram runder gehaktbal, 1 juslepel magere jus – **'s Avonds:** 1 sinaasappel, 1 glas water

Donderdag

Ontbijt: 250 gram magere yoghurt, 2 eetlepels muesli – **Tussendoor:** 1 kiwi, 1 glas water – **Lunch:** 2 volkoren boterhammen met halvarine, 1x halvajam en 1x achterham, 1 appel, 2 glazen water – **Tussendoor:** 250 gram gemengd fruit, 1 glas water – **Diner:** 225 gram witlofstamppot (recept van de week), 1 bakje rauwkost – **'s Avonds:** Streng! 1 glas water

Vrijdag

Ontbijt: 250 gram magere kwark of magere yoghurt, 3 eetlepels Kellog's Special K, 1 glas jus d'orange – **Tussendoor:** 1 trosje druiven, 2 glazen water – **Lunch:** 1 krentenbol met halvarine, 1 cracker met halvajam of verse aardbeien, 1 appel, 1 glas water – **Tussendoor:** 1 appel, 1 glas water – **Diner:** 250 gram perziken walnotensalade (zie recept bladzijde 173), 4 stukjes stokbrood – **'s Avonds:** 1 glas rode wijn of 1 glas rosé, 1 glas water

Zaterdag

Ontbijt: 1 cracker met halvarine en een gekookt ei, 1 glas Optimel drink, 1 glas water – **Tussendoor:** 1 glas water – **Lunch:** 1 kom zelfgemaakte tomatensoep, 2 crackers met filet americain, 2 glazen water – **Tussendoor:** 1 plak ontbijtkoek met halvarine, 1 glas water – **Diner:** 250 gram zelfgemaakte pizzapunt (recept zie bladzijde 199), 1 glas water – **'s Avonds:** 1 glas jus d'orange of rode wijn of rosé, 1 glas water

Zondag

Ontbijt: 1 cracker met halvarine en kipfilet of 30+ kaas, 1 glas jus d'orange, 1 glas water – **Tussendoor:** 1 glas water – **Lunch:** 1 tosti naar keuze, 1 glas halfvolle melk, 1 glas water – **Tussendoor:** 1 plak cake of 1 punt zelfgemaakte appeltaart 'Succes' (zie recept bladzijde 196), 1 glas water – **Diner:** 1 gezonde hamburger (zie recept bladzijde 179), 1 kom kippensoep – **'s Avonds:** 1 glas rode wijn of 1 glas rosé, 1 glas water

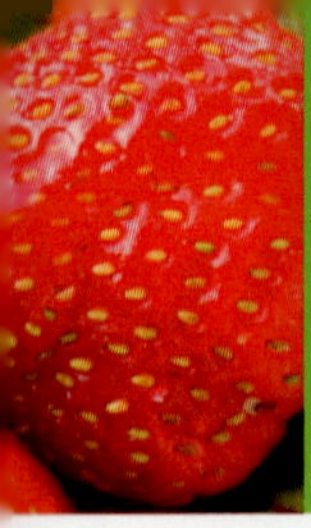

MAN

Maandag

Ontbijt: 2 crackers met halvarine, 20+ smeerkaas en rosbief, 1 appel, 1 glas water – **Tussendoor:** 1 plak ontbijtkoek met halvarine, 1 glas Optimel drink, 1 glas water – **Lunch:** 2 volkoren boterhammen met halvarine en 30+ kaas of magere smeerworst + extra rauwkost, 1 kop Opkikker, 1 glas water – **Tussendoor:** 250 gram Optimel vruchtenkwark, 1 glas water – **Diner:** 150 gram gekookte aardappelen, 200 gram snijbonen, 3 stokjes kipsaté – **'s Avonds:** 250 gram magere yoghurt, 100 gram aardbeien, 1 glas water

Dinsdag

Ontbijt: 250 gram Optimel yoghurt, 1 cracker met halvarine en achterham, 1 glas halfvolle melk, – **Tussendoor:** 1 Lu time out (voorverpakt volkoren koekje), 2 glazen water – **Lunch:** 1 Italiaanse bol 'gezond', 1x kipfilet, 1 appel, 2 glazen water – **Tussendoor:** 1 kop Opkikker, 1 appel – **Diner:** 100 gram röstirondjes of 100 gram krieltjes, 200 gram rode kool, 100 gram kabeljauw, 1 juslepel magere jus – **'s Avonds:** Streng! 1 glas water

Woensdag

Ontbijt: 3 crackers, 2x 30+ kaas, 1x halvajam, 1 glas halfvolle melk of karnemelk – **Tussendoor:** 1 Evergreen, 2 glazen water – **Lunch:** 2 volkoren boterhammen met halvarine, 1x dun laagje pindakaas, 1x kipfilet, 1 kop Opkikker, 1 appel, 1 glas water – **Tussendoor:** 1 plak ontbijtkoek – **Diner:** 150 gram aardappelpuree, 200 gram doperwten en worteltjes, 75 gram runder gehaktbal, 1 juslepel magere jus, 1 glas water – **'s Avonds:** 250 gram Optimel yoghurt, 1 glas water

Donderdag

Ontbijt: 250 gram magere yoghurt of Optimel yoghurt, 2 eetlepels muesli, 1 glas water – **Tussendoor:** 1 appel, 1 glas water – **Lunch:** 2 volkoren boterhammen met halvarine en magere smeerworst, 1 banaan, 1 glas halfvolle melk, 2 glazen water – **Tussendoor:** 1 trosje druiven – **Diner:** 250 gram witlofstamppot (recept van de week), 1 bakje rauwkost – **'s Avonds:** 1 sinaasappel, 1 glas water

Vrijdag

Ontbijt: 1 glas fruitontbijt of 1 mueslibol met halvarine – **Tussendoor:** 1 taai taai, 2 glazen water – **Lunch:** 1 tosti ham/kaas, 2 mandarijnen, 2 glazen water – **Tussendoor:** 1 appel, 1 glas Optimel drink – **Diner:** 1 kop Opkikker, 250 gram perziken walnotensalade (zie recept bladzijde 173), 4 stukjes stokbrood – **'s Avonds:** 1 glas rode wijn of 1 glas rosé, 1 glas water

Zaterdag

Ontbijt: 1 cracker met halvarine en een gekookt ei, 1 glas Optimel drink – **Tussendoor:** 1 glas water – **Lunch:** 1 volkoren pistolet 'gezond', 1 kom zelfgemaakte tomatensoep, 250 gram gemengd fruit, 2 glazen water – **Tussendoor:** 1 haring, 1 glas water – **Diner:** 250 gram zelfgemaakte pizzapunt (recept zie bladzijde 199), 1 bakje rauwkost, 1 glas rode wijn – **'s Avonds:** 1 glas rode wijn of glas rosé, 2 glazen water

Zondag

Ontbijt: 1 volkoren afbakpistolet met halvarine en 30+ kaas, 1 glas jus d'orange, 1 glas water – **Tussendoor:** 2 glazen water – **Lunch:** 250 gram Optimel yoghurt, 3 scheplepels Kellog's K, 1 glas water – **Tussendoor:** 1 plak cake of 1 punt zelfgemaakte appeltaart 'Succes' (zie recept bladzijde 196), 1 glas water – **Diner:** gezonde hamburger (zier recept bladzijde 179), 1 kom kippensoep, met extra rauwkost – **'s Avonds:** 1 glas rode wijn of 1 glas rosé, 2 glazen water

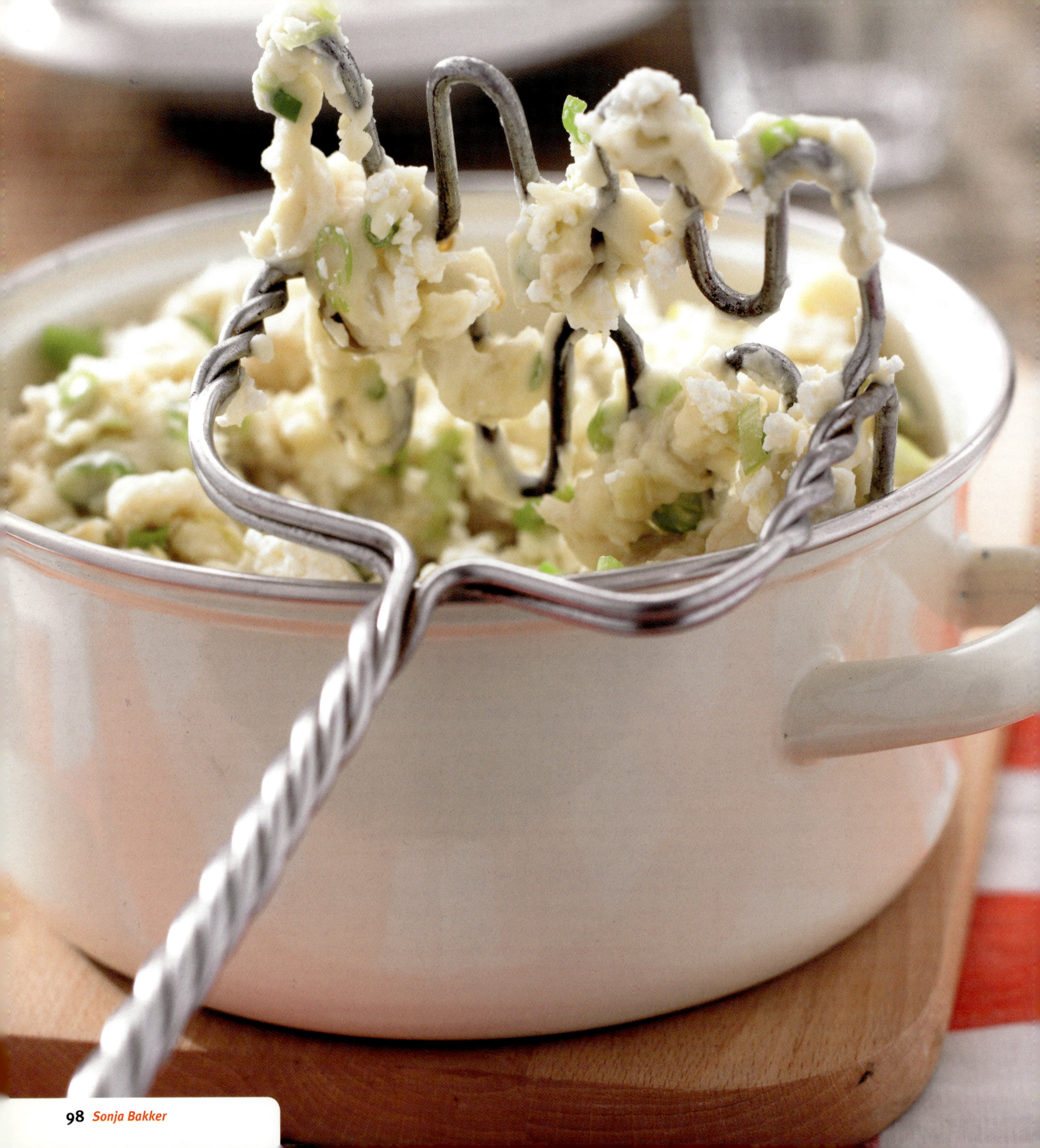

Recept van de week

Witlofstamppot

voor 4 personen

ingrediënten

500 gram witlof, fijngesneden
1 kilo aardappels voor de puree of
1 pakje aardappelpuree
3 stengels bosui
250 gram feta
1 afgestreken eetlepel honing
125 ml halfvolle melk (warm)
2 eetlepels olijfolie
nootmuskaat, peper en zout
citroensap, naar eigen smaak toevoegen

bereiding

Kook de aardappelen. Snijd de bosui in ringetjes (inclusief het groene loof). Verhit de olijfolie in een koekenpan. Bak daarin de witlof ongeveer 5 minuten en roer er de honing en vervolgens het citroensap door. Giet de aardappelen af en stamp ze fijn. Stamp de warme melk er doorheen tot je een smeuïge puree hebt. Breng de puree op smaak met peper, zout en wat nootmuskaat. Schep de gebakken witlof, de in stukjes gesneden feta en de bosuitjes door de puree.

Bevat per portie circa 340 kcal.

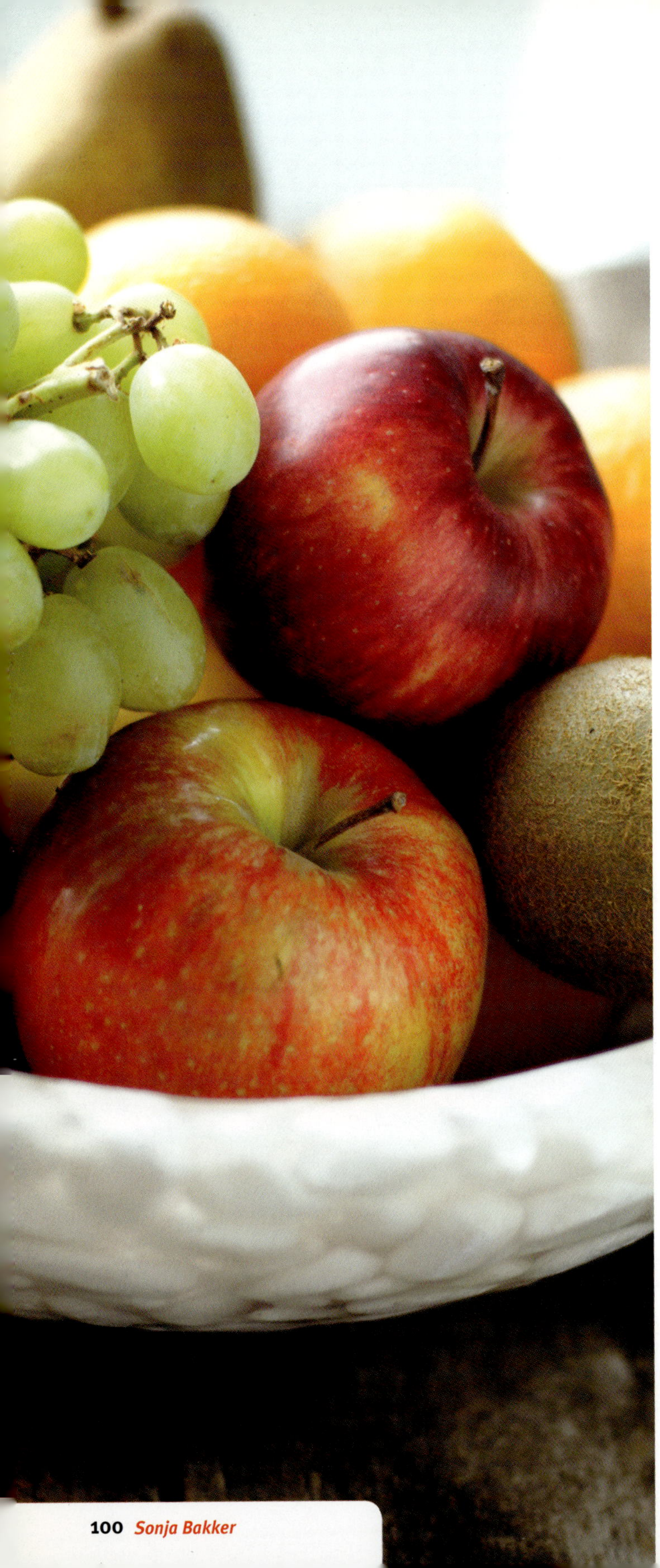

thema:

doe een fruitdag!

Ook als je (bijna) op je streefgewicht bent, is het goed om regelmatig, bijvoorbeeld eens in de maand, een fruitdag te houden, om zo je lichaam van binnenuit te reinigen.

Wil je een fruitdag inlassen, let dan op het volgende:
- drink gedurende de dag twee liter water om de afvalstoffen die vrijkomen in je lichaam af te voeren. Doe je dat niet, dan loop je grote kans op een flinke hoofdpijn;
- plan een fruitdag bij voorkeur op een dag dat je lekker thuis bent en niet hoeft te werken. Doe het deze dag ook echt rustig aan, waag je niet aan grote lichamelijke inspanning;
- voel je je slap? Neem dan een kop Opkikker;
- bouw je eetpatroon na de fruitdag weer rustig op. Begin bijvoorbeeld met een schaaltje yoghurt met muesli en kies voor fruit als tussendoortjes, een lichte lunch en een diner van bijvoorbeeld magere vis zoals tonijn.

Fruitdag voorbeeld voor de vrouw

Ontbijt: 1 glas jus d'orange, 1 banaan, 1 glas water – **Tussendoor:** 2 appels, 1 glas water – **Lunch:** 1 kiwi, 1 sinaasappel, een trosje druiven, 1 kop Opkikker, 1 glas water – **Tussendoor:** 1 glas fruitontbijt, 1 peer, 1 glas water – **Diner:** een grote bak rauwkost met wat 30+ kaasblokjes of Sonja's zomerse aardappelsalade (recept zie bladzijde 174), 2 glazen water – **'s Avonds:** 1 trosje druiven, 1 glas water

Fruitdag voorbeeld voor de man

Ontbijt: 1 glas jus d'orange, 1 banaan, 1 peer, 1 glas water – **Tussendoor:** 2 appels, 1 glas water – **Lunch:** 1, peer, 1 kiwi, 1 sinaasappel, een trosje druiven, 1 kop Opkikker, glas water – **Tussendoor:** 1 glas fruitontbijt, 1 peer, 1 glas water – **Diner:** een grote bak rauwkost met wat 30+ kaasblokjes of Sonja's zomerse aardappelsalade (recept zie bladzijde 174), 2 glazen water – **'s Avonds:** 1 trosje druiven, 1 glas water

vragen v/d week

Kan ik na acht weken weer gewoon opnieuw met de weekmenu's beginnen?

Omdat mijn weekmenu's zijn gebaseerd op gezonde voeding is het geen probleem om na de acht weken uit het boekje gevolgd te hebben weer opnieuw te beginnen. Met mijn eerste boek 'Bereik je ideale gewicht!' zijn veel mensen ruim vijfentwintig kilo afgevallen. Wees creatief met de recepten uit mijn boek en varieer met tussendoortjes. Na een aantal weken leer je vanzelf mijn methode uit je hoofd en is het boek een prima ondersteuning.

Ik ben bijna op mijn streefgewicht, maar ik houd het niet meer vol en begin te smokkelen. En nu?

Vraag je af waarom je begint te smokkelen. Het signaleren van het probleem reikt je vaak de oplossing al aan. Ben je misschien te streng geweest voor jezelf, of is het een kwestie dat je niet zo lekker in je vel zit? Ben je misschien onbewust al tevreden met het bereikte resultaat? Bedenk goed waarom je wilt afvallen, het ontbreekt je op dit moment waarschijnlijk aan motivatie.

Ik ben klaar met de weekmenu's, mag ik nu weer een stuk taart eten?

Op het moment dat je op je streefgewicht bent, mag je natuurlijk weer eens wat lekkers eten. Spreek met jezelf af dat je niet meer dan twee kilo boven je streefgewicht wilt gaan groeien. Op het moment dat je keurig in je 'veilige zone' blijft, geniet er dan bewust van. Zit je iets boven je 'veilige zone' houd dan de boot even af en houd je goed aan je weekmenu.

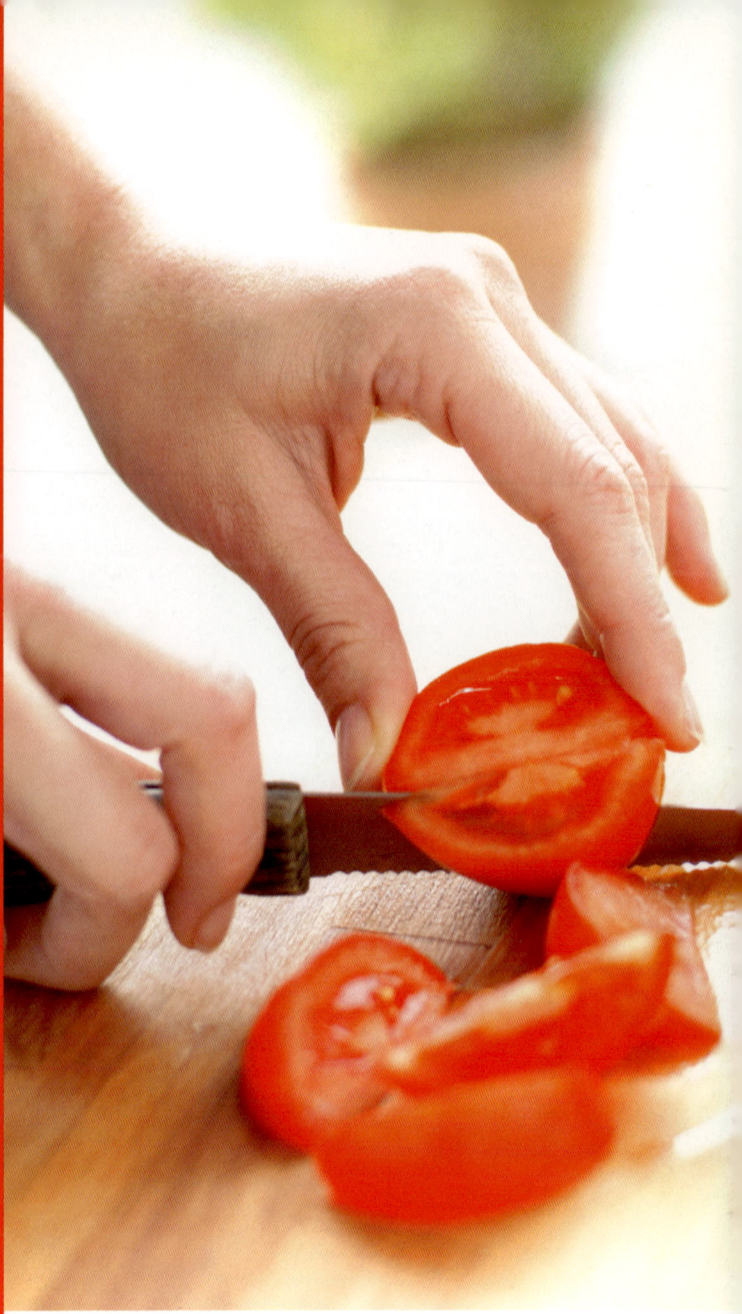

Mijn gewicht en motivatie - week 8:

Gewicht begin deze week:	.......,....... kg
Gewicht eind van deze week:	.......,....... kg
Motivatiecijfer:	....
Totaal afgevallen:	.......,....... kg

HOOFDSTUK 10

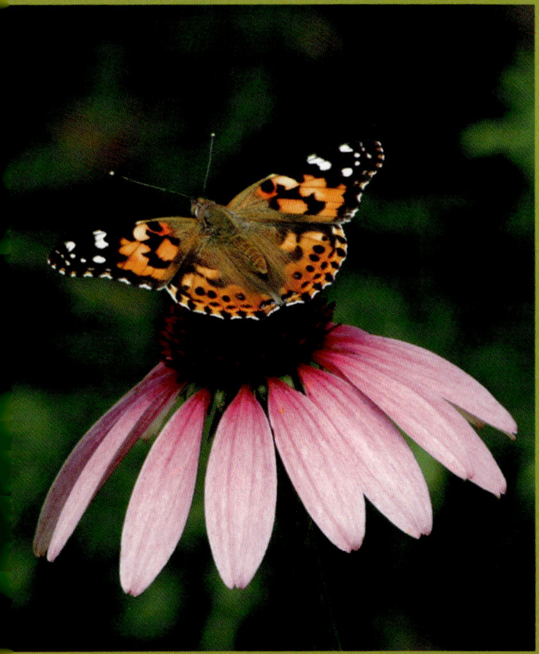
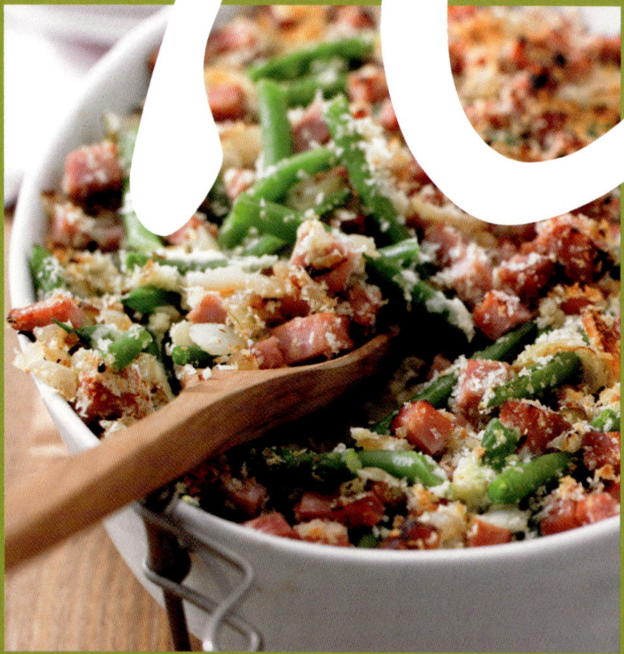
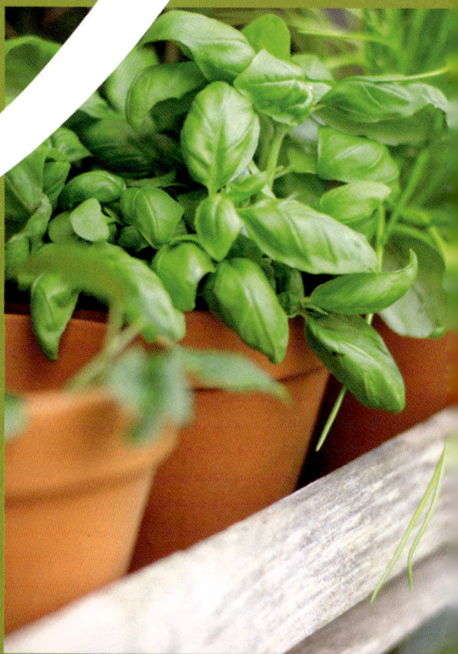

'In het leven moet je geen halve maatregelen treffen, haal eruit wat erin zit!'

Verhaal uit de praktijk

Frits en zijn ideale gewicht ~ *Frits*

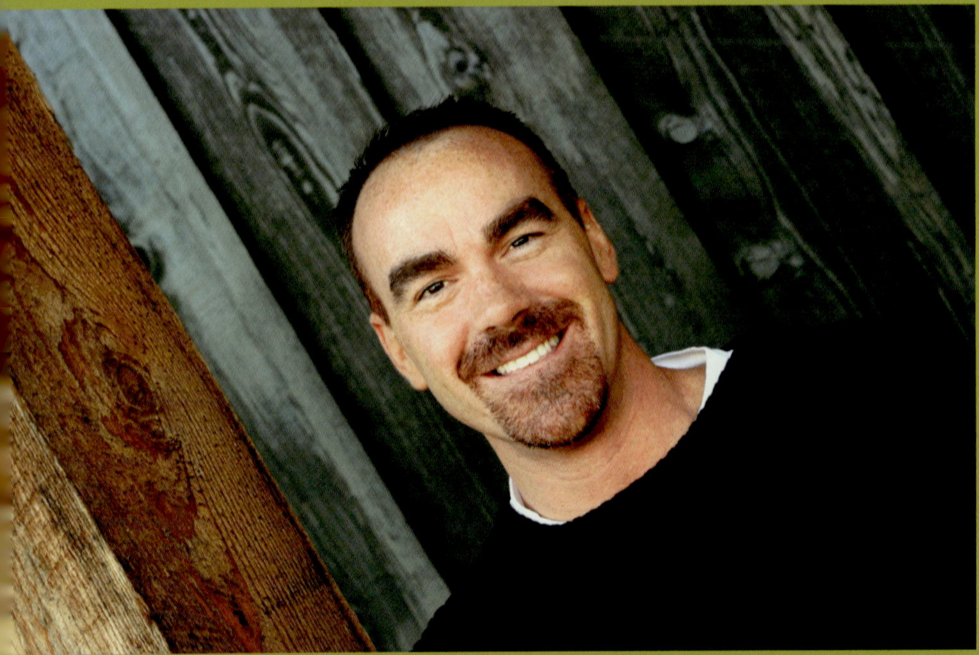

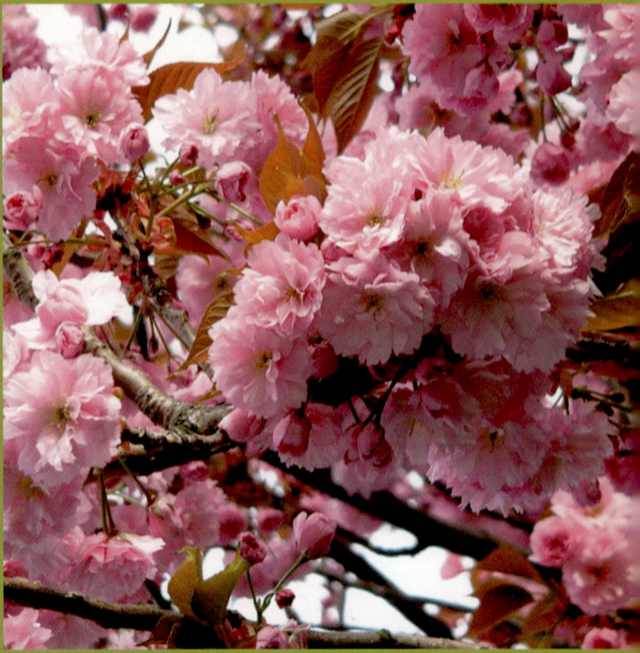

Frits komt al jaren bij me in de praktijk. Hij is in 2002 ruim 25 kilo afgevallen en is nog steeds keurig op gewicht. Maar Frits heeft wel een stok achter de deur nodig. Daarom komt hij nog twee keer per jaar bij me voor de APK-keuring, zoals ik dat noem. De truc van Frits is dat hij door de weeks aan het 'Sonjabakkeren' is en in het weekend niet. Dan gaat hij bijvoorbeeld op zondag uit eten met zijn vrouw, niet Sonja Proof. Door dit systeem, kan hij het volhouden om op zijn manier op gewicht te blijven.
Frits heeft levenslang, net als ik. Maar de knop is om en hij weet nu hoe hij moet handelen. Ook Frits komt soms aan na de vakantie, maar dan pakt hij de weekmenu's erbij en is hij weer zo op z'n oude gewicht.
Ik merk dat hij het altijd leuk vindt om langs te komen. Aandacht geven aan iets wat Frits nu onder controle heeft, maar wat altijd op de loer ligt. Het belangrijkste wat Frits is bijgebleven, is dat hij gerust eens twee kilo mag aankomen, maar dat hij daarna meteen weer aan het 'Sonjabakkeren' slaat!

het eerste weekmenu: op gewicht blijven

Krijg je complimenten van de mensen om je heen omdat je er zo goed uitziet? Neem ze trots in ontvangst, al vind je dat misschien lastig. En wacht niet tot een ander je een 'schouderklopje' geeft, maar geef jezelf eens wat vaker een compliment voor de spiegel. Op de langere termijn worden de complimenten vanzelf minder. De mensen om ons heen zouden elkaar het hele jaar door wat meer complimenten moeten geven. Wat zou de wereld dán mooi worden!

TIP

Blijf je avondeten nog goed afwegen!

Boodschappenlijst week 1 op gewicht blijven

Groep brood en ontbijtgranen: volkorenbrood, volkoren crackers, beschuit, mueslibol, rijstwafel, krentenbol, (afbak) pistolets, bruine kadetten, croissant, Kellog's K

Groep beleg: halvajam, pindakaas, appelstroop, kipfilet of kalkoenfilet, achterham, 30+ kaas, 20+ smeerkaas, magere smeerworst, Boursin light, filet americain, sandwichspread, vruchtenhagel

Groep tussendoortjes: eierkoeken of Indische cake, Opkikker, Sultana, Evergreen, Japanse zoutjes of zakje Snack-a-Jacks, ontbijtkoek, mueslireep

Groep groenten en fruit: aardbeien, kiwi, appel, peer, sinaasappels, mandarijnen of pruimen, banaan, druiven, snijbonen, (cherry) tomaat, komkommer, sla, bietjes, peultjes, worteltjes, witlof, zuurkool, ui, champignons, rode paprika, roerbakgroenten, veldsla, friséesla, augurk

Groep zuivel, vlees, vis, ei en vleesvervangers: magere yoghurt, halfvolle melk, Optimel kwark, Optimel drink of karnemelk, haring, kibbeling, kipfilet, rundergehakt, tartaar, ei

Groep aardappelen, rijst en pasta: aardappelen, aardappelpuree, spaghetti, zilvervliesrijst

Groep vetten en oliën: halvarine, magere jus, olijfolie, magere sladressing op yoghurtbasis

Dranken: water, jus d'orange, fruitontbijt, rode wijn of rosé

Overige: rode spaghettisaus, Conimex woksaus

Boodschappenlijst recepten week 1 op gewicht blijven

Makkelijke tomatensoep voor 4 personen blz.167:
100 gram tagliatelle, olijfolie, zout, 1 pot runderfond (400 milliliter), 100 ml witte wijn, 6 tomaten, 5 takjes basilicum, peper, 4 soepstengels, 4 plakjes rauwe ham

Hotdogtosti met zuurkool voor 4 personen blz. 163:
1/2 pakje gekookte wijnzuurkool, 120 gram 30+ kaas, 8 sneetjes casino bruin, halvarine, mosterd, 8 runderknakworstjes

Sperziebonenschotel met ham en ui voor 4 personen recept van de week:
800 gram sperziebonen, 300 gram achterham in blokjes, 1 ui, 1 pakje aardappelpuree naturel van Maggi, paneermeel

N.B. Je kan ieder recept vervangen voor een gelijkwaardig recept uit hoofdstuk 16: recepten (vanaf blz. 158).

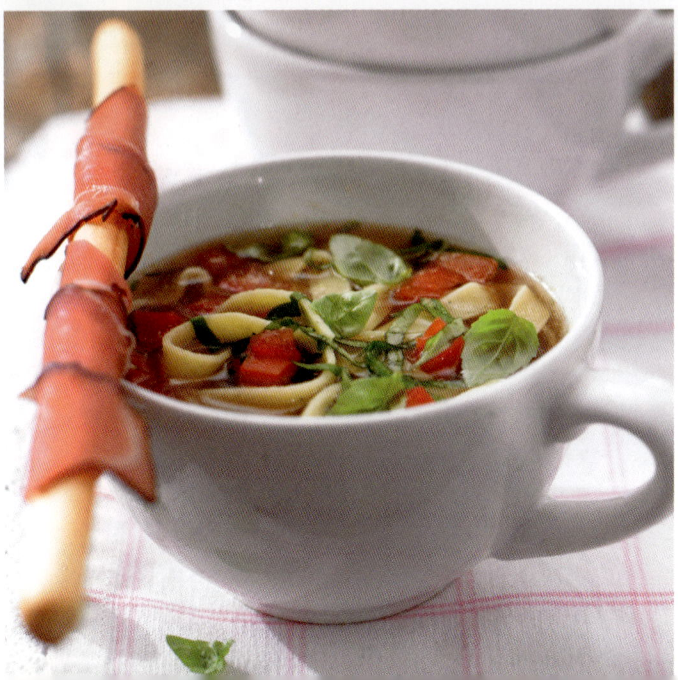

Makkelijke tomatensoep

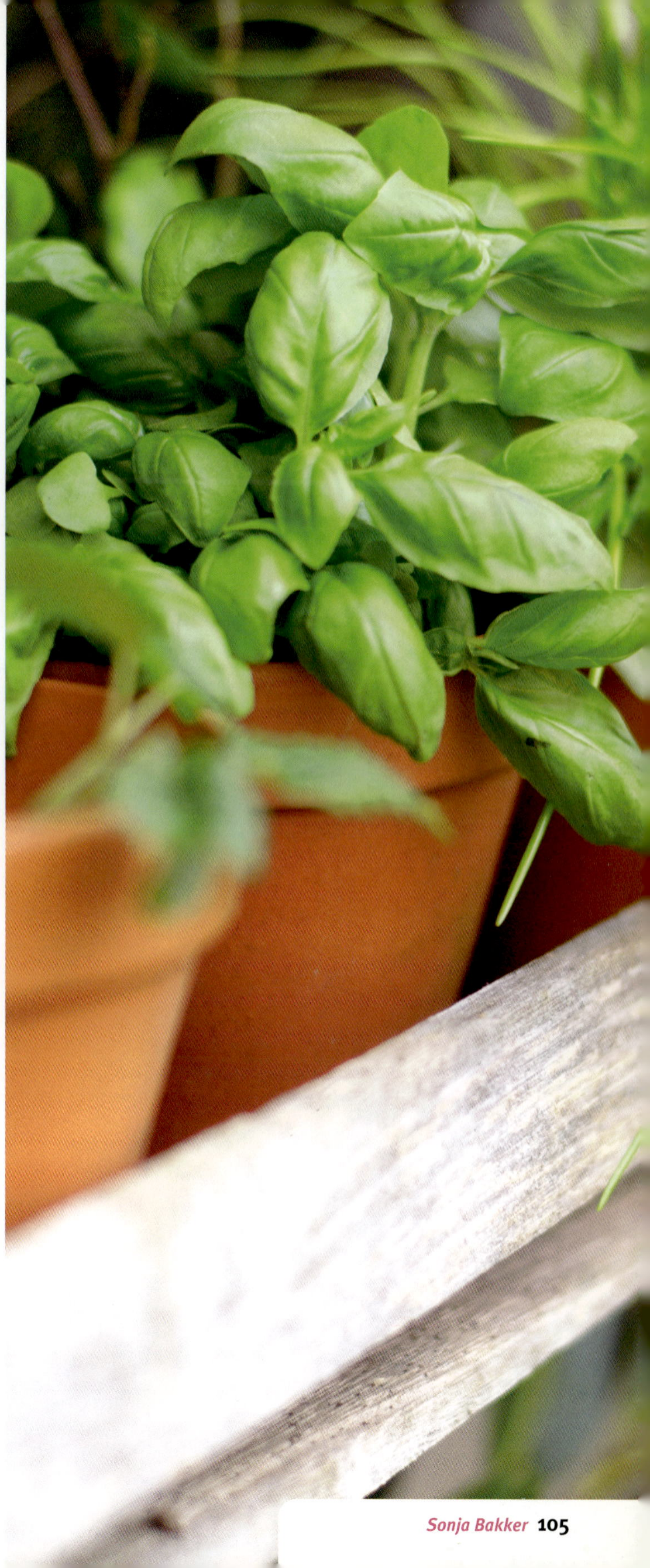

1e weekmenu

op gewicht blijven

VROUW

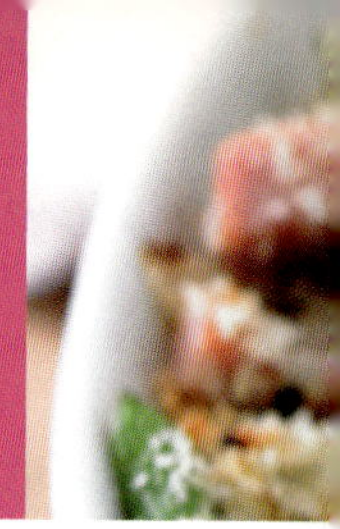

Maandag

Ontbijt: 2 beschuitjes met halvarine, 1x halvajam en 1x 30+ kaas, 1 glas Optimel drink, 1 glas water – **Tussendoor:** 1 sinaasappel – **Lunch:** 2 crackers met halvarine en kalkoenfilet, 1 volkoren boterham met halvarine, 1x pindakaas, 1 glas water – **Tussendoor:** 1 appel, 2 glazen water – **Diner:** 125 gram gekookte spaghetti, 150 gram roerbakgroenten, 75 gram rundergehakt, 3 scheplepels rode spaghettisaus, 1 bakje rauwkost – **'s Avonds:** 1 glas jus d'orange, 1 Evergreen, 1 glas water

Dinsdag

Ontbijt: 2 crackers met halvarine, 1x achterham en 1x vruchtenhagel, 1 glas halfvolle melk, 2 glazen water – **Tussendoor:** 1 appel, 1 glas water – **Lunch:** 2 volkoren boterhammen met halvarine, 1x 20+ smeerkaas, 1x magere smeerworst, 1 Opkikker, 1 glas water – **Tussendoor:** 1 glas karnemelk of Optimel drink, 1 Evergreen (pakje) – **Diner:** 150 gram gekookte aardappelen, 200 gram andijvie (aanmaken met maizena, zout en peper), 75 gram kipfilet met gebakken ui en champignons – **'s Avonds:** 1 rijstwafel met 20+ smeerkaas, 1 glas water

Woensdag

Ontbijt: 350 gram magere vruchtenkwark, 1 glas fruitontbijt, 1 glas water – **Tussendoor:** 1 mueslireep, 1 glas halfvolle melk, 1 glas water – **Lunch:** 3 crackers met halvarine, 2x magere smeerworst met plakken komkommer, 1x 30+ kaas, 1 glas Optimel drink, 1 glas water – **Tussendoor:** 1 glas jus d'orange, 1 appel – **Diner:** 150 gram gekookte zilvervliesrijst, 200 gram roerbakgroenten, scheutje Conimex woksaus, 100 gram rundergehakt of tartaar, 1 bakje rauwkost – **'s Avonds:** Streng! 2 glazen water

Donderdag

Ontbijt: 2 volkoren boterhammen met halvarine en 30+ kaas + extra komkommerplakken, 1 glas water – **Tussendoor:** 2 pruimen of 2 mandarijnen, 1 glas water – **Lunch:** 350 gram Optimel vruchtenkwark, 1 mueslibol met halvarine, 1 volkoren boterham besmeerd met halvarine, 1x halvajam, 1 peer, 1 glas water – **Tussendoor:** 2 rijstwafels met 20+ smeerkaas en schijven komkommer, 1 glas water – **Diner:** 150 gram aardappelpuree, 200 gram bietjes, 100 gram kibbeling, 1 juslepel magere jus – **'s Avonds:** Streng 1 glas water

Vrijdag

Ontbijt: 1 mueslibol met halvarine, 1 glas fruitontbijt, 1 glas water – **Tussendoor:** 150 gram aardbeien of 1 sinaasappel – **Lunch:** 2 bruine kadetten met halvarine, 1x kalkoenfilet of kipfilet, 1x 30+ kaas, bakje rauwkost, 1 cracker met halvajam, 1 glas Optimel drink – **Tussendoor:** 1 eierkoek, 1 glas water – **Diner:** 250 gram sperziebonen met ham en ui (recept van de week) – **'s Avonds:** 1 plak ontbijtkoek met halvarine, 1 glas rode wijn of glas rosé, 1 glas water

Zaterdag

Ontbijt: 2 warme volkoren pistolets met halvarine, 1x achterham en plakken tomaat, 1 halvajam, 1 banaan – **Tussendoor:** 1 appel, 1 glas Optimel drink, 2 glazen water – **Lunch:** 3 crackers met halvarine, 2x rosbief, 1x kipfilet, bakje rauwkost, 1 kop Opkikker, 1 glas water – **Tussendoor:** 250 gram gemengd fruit, 1 glas water – **Diner:** 1 kop tomatensoep (recept zie bladzijde 167), 1 warme volkoren pistolet met halvarine en roerei bestrooid met 30+ kaas, 1 glas halfvolle melk – **'s Avonds:** 3 kipfiletrolletjes met een augurk, 1 glas rode wijn of 1 glas rosé, 1 glas water

Zondag

Ontbijt: 1 croissant met halvajam, 250 gram Optimel yoghurt, 1 glas fruitontbijt – **Tussendoor:** 1 appel, 2 glazen water – **Lunch:** 1x volkoren pistolet met halvarine, 1x sandwichspread, dun laagje, 1 glas halfvolle melk, 1 glas water – **Tussendoor:** 1 plak ontbijtkoek, 1 glas water – **Diner:** 1 hotdogtosti met zuurkool (zie recept bladzijde 163), 1 kom groentesoep, 1 glas rode wijn – **'s Avonds:** 1 glas Optimel drink, 1 glas water

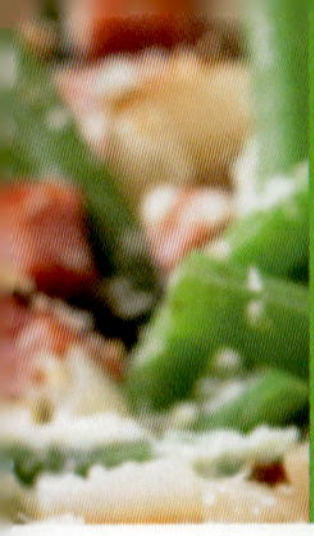

MAN

Maandag

Ontbijt: 1 volkoren boterham met halvarine en 30+ kaas, 2 beschuitjes met halvarine en halvajam, 1 glas Optimel drink, 1 glas water – **Tussendoor:** 1 plak Indische cake of 1 eierkoek – **Lunch:** 2 crackers met halvarine en halvajam, 1 volkoren boterham met halvarine en pindakaas, 2 glazen water – **Tussendoor:** 1 appel, 1 glas water – **Diner:** 150 gram gekookte spaghetti, 150 gram roerbakgroenten, 75 gram rundergehakt, 3 scheplepels rode spaghettisaus, 1 bakje rauwkost – **'s Avonds:** 250 gram magere yoghurt, 1 glas water

Dinsdag

Ontbijt: 1 volkoren boterham met halvarine en pindakaas, 2 crackers met halvarine, 1x 30+ kaas, 1x kipfilet, 1 glas halfvolle melk, 2 glazen water – **Tussendoor:** 1 pakje Sultana, 1 glas water – **Lunch:** 2 volkoren boterhammen met halvarine, 2x kipfilet, 1 krentenbol met halvarine, 1 kop Opkikker, 1 glas water – **Tussendoor:** 1 plak ontbijtkoek met halvarine – **Diner:** 175 gram aardappelen, 200 gram andijvie (aanmaken met maizena, zout en peper), 100 gram kipfilet met gebakken ui en champignons – **'s Avonds:** 250 gram gemengd fruit, 1 glas water

Woensdag

Ontbijt: 1 cracker met halvarine en 20+ smeerkaas, 350 gram Optimel vruchtenkwark, 1 glas water – **Tussendoor:** 1 eierkoek, 1 glas water – **Lunch:** 2 volkoren boterhammen besmeerd met halvarine en 30+ kaas, 1 glas fruitontbijt, 1 glas water – **Tussendoor:** 1 mueslireep, 1 glas water – **Diner:** 175 gram zilvervliesrijst, 200 gram roerbakgroenten, 1 scheutje Conimex woksaus, 100 gram rundergehakt of tartaar, 1 bakje rauwkost – **'s Avonds:** 1 bakje gemengd fruit, 2 glazen water

Donderdag

Ontbijt: 1 tosti ham/kaas, 1 glas Optimel drink, 1 glas water – **Tussendoor:** 2 pruimen of 2 mandarijnen, 1 glas water – **Lunch:** 2 volkoren boterhammen besmeerd met halvarine en 1x kipfilet, 1x 20+ smeerkaas, 1 bakje magere vruchtenkwark, 1 glas water – **Tussendoor:** 1 Evergreen, 1 glas water – **Diner:** 175 gram aardappelpuree, 200 gram bietjes, 100 gram kibbeling, 1 juslepel magere jus – **'s Avonds:** 1 appel, 1 glas water

Vrijdag

Ontbijt: 1 krentenbol met halvarine, 1x cracker besmeerd met halvarine, 1 appelstroop, 1 glas fruitontbijt, 1 glas water – **Tussendoor:** 1 banaan, 2 glazen water – **Lunch:** 2 bruine kadetten met halvarine en 30+ kaas, 1 glas Optimel drink – **Tussendoor:** 1 trosje druiven, 2 glazen water – **Diner:** 250 gram sperziebonen met ham en ui (recept van de week) – **'s Avonds:** 1 plak ontbijtkoek met halvarine, 1 glas rode wijn of 1 glas rosé, 1 glas water

Zaterdag

Ontbijt: 2 warme pistolets met halvarine, 2x 30+ kaas, 1 glas jus d'orange – **Tussendoor:** 1 appel, 1 glas Optimel drink, 2 glazen water – **Lunch:** 3 crackers met halvarine, 1x rosbief, 1x kipfilet, 1x filet americain, 1 zoute haring, 1 glas water – **Tussendoor:** 250 gram gemengd fruit, 1 glas jus d'orange – **Diner:** 1 kop tomatensoep (zie recept bladzijde 167), 1 volkoren afbakpistolet met halvarine en roerei bestrooid met 30+ kaas, 1 glas halfvolle melk, 1 glas water – **'s Avonds:** 3 kipfiletrolletjes met een augurk, 1 glas rode wijn of 1 glas rosé, 1 glas water

Zondag

Ontbijt: 1 croissant besmeerd met halvarine, 1x 30+ kaas, 1 glas water – **Tussendoor:** 1 kiwi of 1 sinaasappel, 2 glazen water – **Lunch:** 2 volkoren pistolets met halvarine, 1x sandwichspread, 1x kipfilet, 1 bakje rauwkost, 1 kop Opkikker, 1 glas water – **Tussendoor:** 1 glas water – **Diner:** 2 hotdogtosti's met zuurkool (zie recept bladzijde 163), met 1 kom groentesoep en rauwkost – **'s Avonds:** 1 glas Optimel drink, 1 glas water

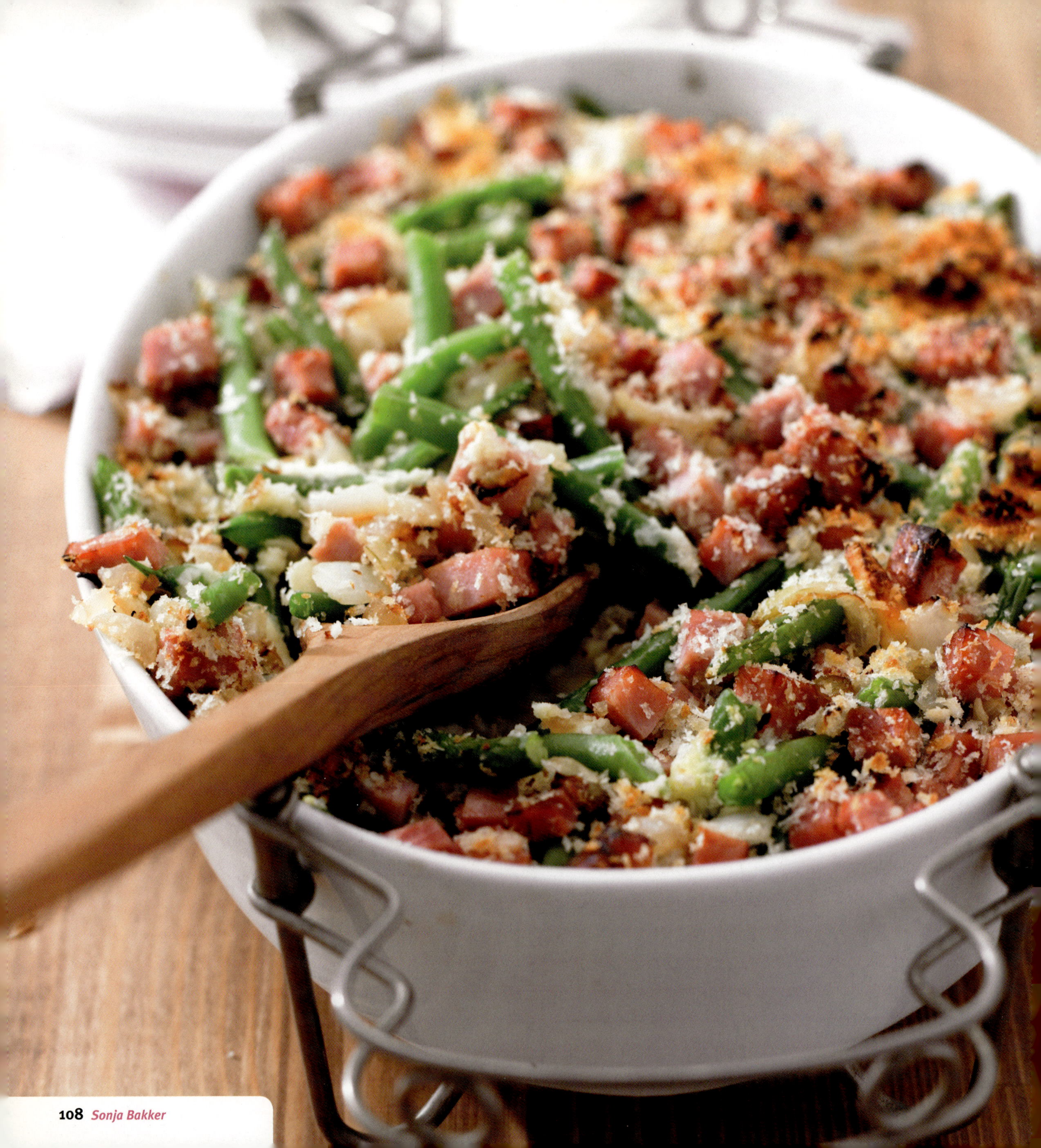

Recept van de week

Sperziebonenschotel met ham en ui

voor 4 personen

ingrediënten

800 gram sperziebonen
1 scheutje olijfolie
300 gram achterham in blokjes
1 fijngesneden ui
1 pakje aardappelpuree naturel van Maggi
paneermeel, naar eigen inzicht

bereiding

Sperziebonen in ongeveer 6 minuten beetgaar koken. Ham en uitje even aanfruiten in een koekenpan. Volgens de verpakking de aardappelpuree maken (of verse aardappelpuree, wat vaak lekkerder is). Vervolgens de aardappelpuree, sperziebonen, ham en ui in een ingevette ovenschaal doen. Paneermeel er over strooien voor een mooi kleurtje en ongeveer 20 tot 30 minuten in de oven (180° C) zetten! Eet smakelijk!

Bevat per portie circa 380 kcal.

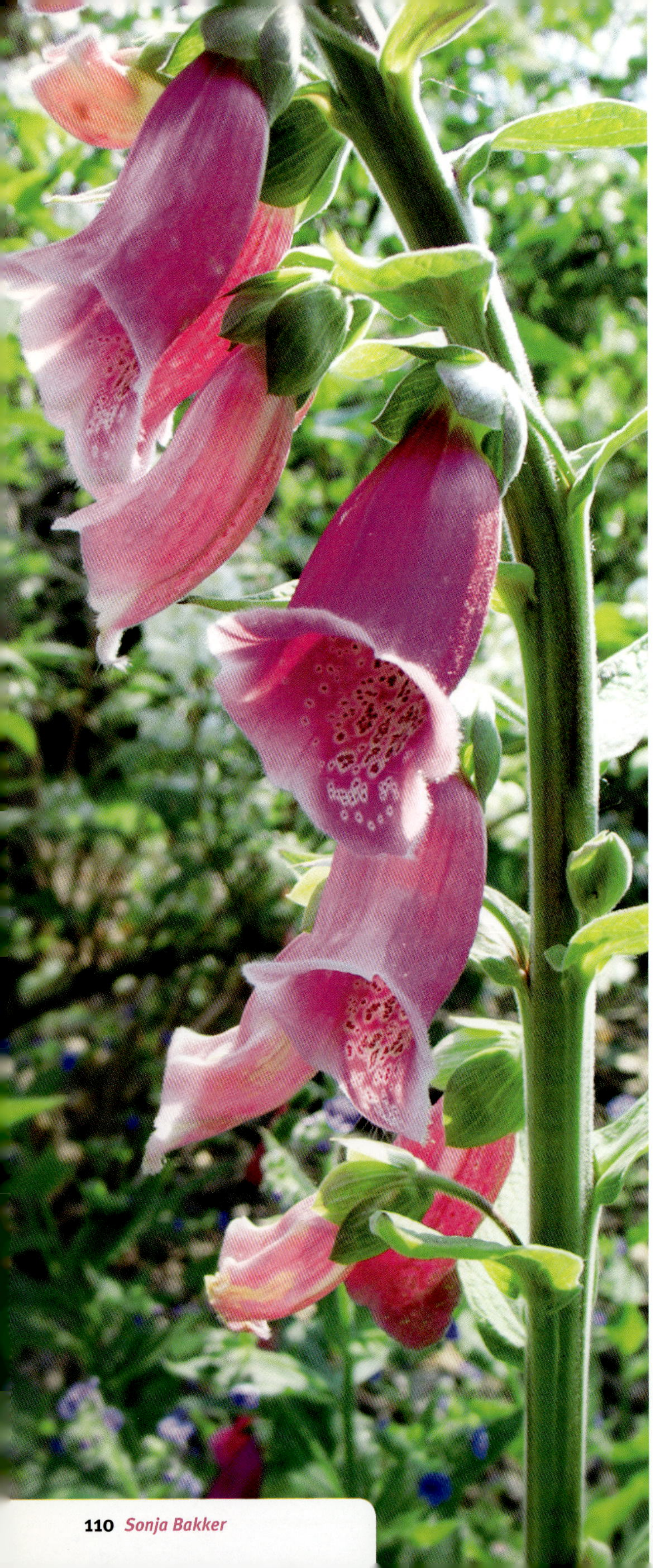

thema:

zó blijf je op gewicht!

- Onthoud én houd je aan de basisprincipes van de weekmenu's: variatie, drie maaltijden per dag, drie tussendoortjes, drink voldoende en beweeg elke dag minimaal een half uur.
- Vergeet niet om jezelf toe te staan om soms wat lekkers te nemen. Plan iedere week een genietmoment in. Heb je zin in een stroopwafel of in een Dame Blanche? Neem die dan lekker in het weekend. Zo'n moment zorgt ervoor dat je het op de lange termijn vol kan houden. Ga niet elke dag op de weegschaal staan, daar raak je door geobsedeerd. Weeg je één keer in de week op een vast moment.
- Als je met twee kilo schommelt, kan dat echt geen kwaad! Pas als je vijf kilo aankomt, moet je oppassen.
- Toch wat aangekomen? Pak dan het boek er weer bij en volg direct weer een weekmenu, laat het niet uit de hand lopen.
- Blijf bij deze methode, ga niet als je toch aankomt opeens met een heel andere methode aan de slag, dat is een te grote aanslag op je lichaam.
- Heb vertrouwen in jezelf, je kunt het écht op eigen kracht! En je weet waarvoor je het doet. Die kilo's wil je echt niet meer terug!
- Leer jezelf aan dat je, als je jezelf een keer helemaal hebt laten gaan, de volgende dag gewoon wat strenger bent.

Voorbeeld van een 'dagje streng': * = extra voor de man

Ontbijt: 250 gram magere yoghurt, 1 plak ontbijtkoek*, 1 glas water – **Tussendoor:** 1 appel, 2 glazen water – **Lunch:** 2 crackers besmeerd met halvarine, 1x halvajam, 1x 20+ smeerkaas, 1 kop Opkikker, bakje rauwkost, 1 glas water – **Tussendoor:** 2 mandarijnen, 1 glas water – **Diner:** 75 gram mager vlees of witvis, 100 gram gekookte aardappelen, 200 gram groenten zonder sausje, rauwkost – **'s Avonds:** Streng! 1 sinaasappel*

De vier voordelen van op gewicht blijven

1. Je voelt je energieker.
2. Gezondheidsproblemen door overgewicht worden vaak minder.
3. Het is goed voor je zelfvertrouwen (zie je, ik kán het!).
4. Je bent goed voor je lichaam, want niets is slechter voor je dan het jojo-effect.

De weekmenu's zijn richtlijnen voor iedereen. Luister goed naar je eigen lichaam. Misschien heb jij net iets meer of minder nodig.

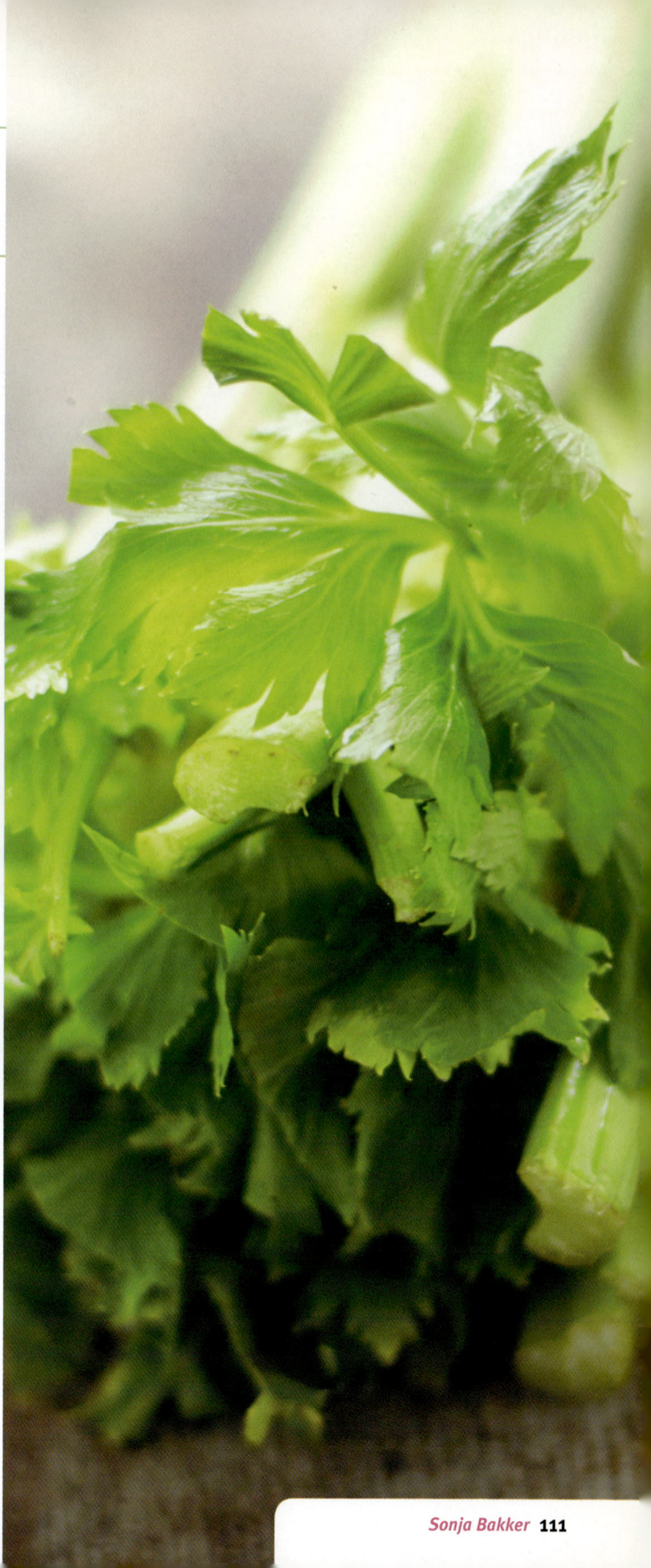

HOOFDSTUK 11

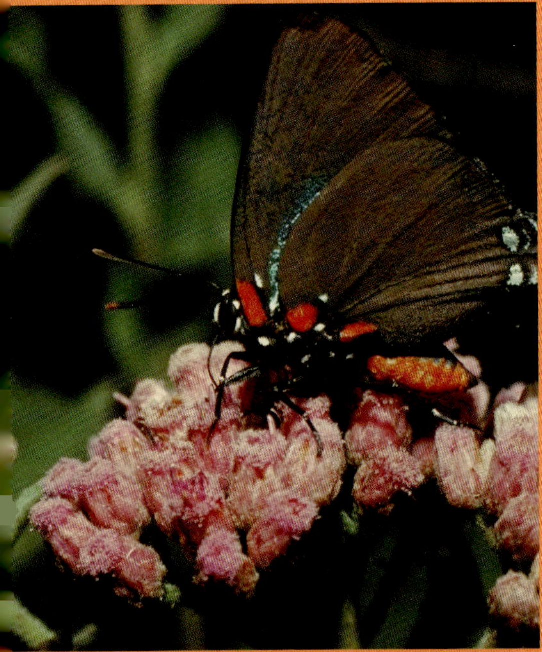
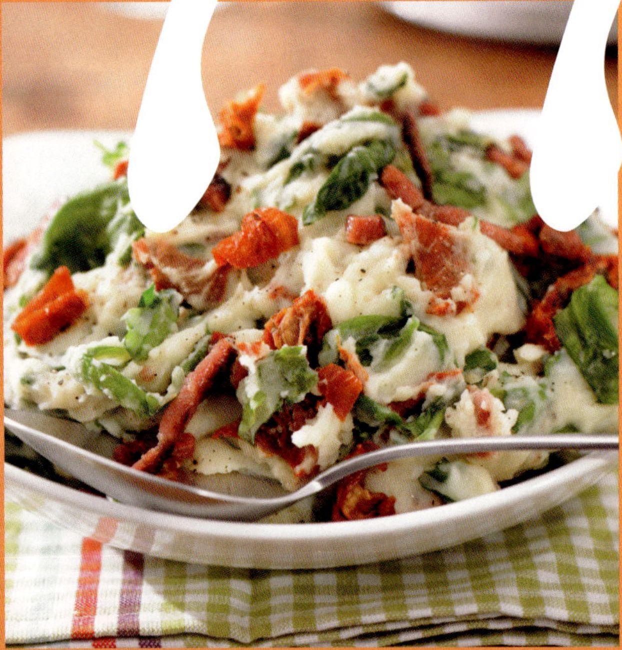
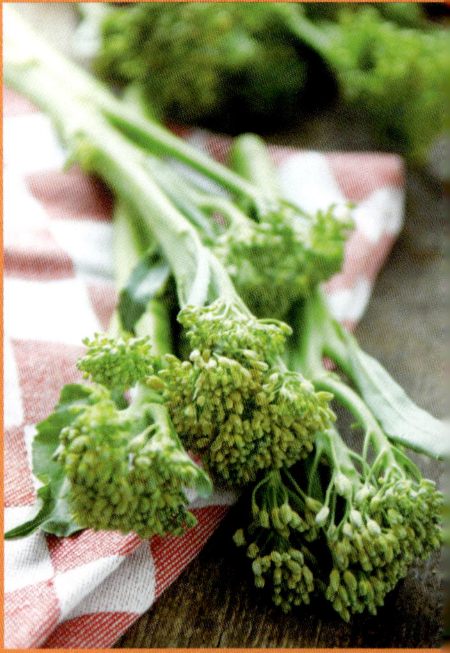

*'Wat je ook doet,
doe het met opgerolde mouwen!'*

Verhaal uit de praktijk

Tijd om de kledingskast op te ruimen ~ *Vera*

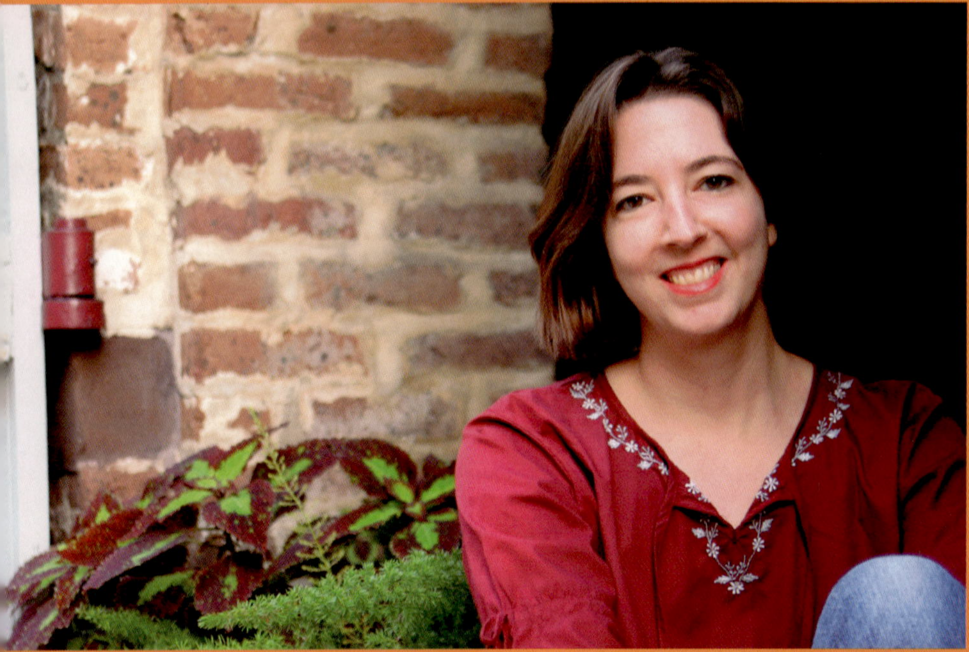

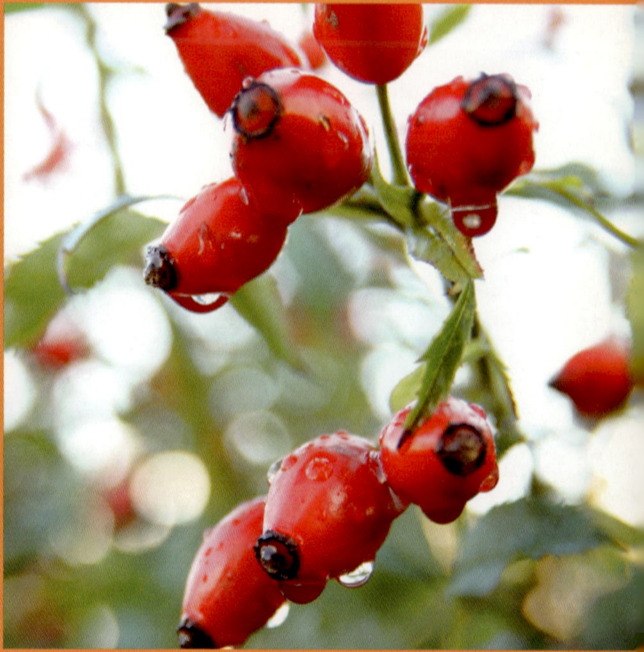

Vera was in een jaar tijd ruim 20 kilo afgevallen en nog steeds op gewicht. Ze vond het niet moeilijk om op gewicht te blijven. Alleen er was toch een ding waar ik me zorgen over maakte. Vera vond het moeilijk om definitief afscheid te nemen van haar oude kleding. Want ze was bang om toch terug te vallen en dan weer kilo's aan te komen. Ze kocht gelukkig wel vaak nieuwe kleding, want te was apetrots op haar nieuwe figuur, dus haar kledingskast puilde uit. Ik adviseerde haar om haar kledingskast eens goed uit te mesten, omdat ze niks meer paste. Ik maakte Vera duidelijk dat ze het kon zien als een nieuwe start van haar leven waar ze vertrouwen in had gekregen. Vera was het met me eens. Ze had besloten om haar oude kleding op Koninginnedag te gaan verkopen. Ze vertelde me een week later dat ze het zo leuk had gehad, ze had er veel mensen blij mee gemaakt en kreeg leuke reacties van mensen dat ze zoveel was afgevallen. Dat vond Vera het allerleukste. Vera zei: 'Sonja, ik ben na afloop lekker met me man uit eten geweest, en ik het er van genoten. Het was een dag met een gouden randje!'

het tweede weekmenu: op gewicht blijven

Blijf goed opletten met vette producten zoals chips en patat. Iedereen weet dat één patatje geen patatje is. Dat smaakt vaak naar meer, dit geldt natuurlijk ook voor chips. Ben je bezig met lijnen en wil je graag je einddoel halen, dan adviseer ik je om er gewoon van af te blijven. Vooral op verjaardagen is dit dé truc om niet te groeien. Neem dan wat rauwkost, dat kan geen kwaad, maar let wel op wat voor dipsauzen de gastvrouw heeft gemaakt. Vraag het anders even na of de dressing op basis van yoghurt of mayonaise is gemaakt.

TIP

Koop wat leuks voor jezelf na elke week dat je op gewicht bent gebleven.

Boodschappenlijst week 2 op gewicht blijven

Groep brood en ontbijtgranen: volkorenbrood, volkoren crackers, beschuit, mueslibol, rijstwafel, krentenbol, (afbak) pistolets, krentenbol, meergranen pistolet, Cruesli Light of muesli

Groep beleg: halvajam, pindakaas, appelstroop, vruchtenhagel, achterham, 30+ kaas, 20+ smeerkaas, magere smeerworst, rookvlees, ei, sandwichspread, makreel of tonijn uit blik, ossenworst

Groep tussendoortjes: Opkikker, taai taai, Sultana, Evergreen, toastjes, Indische cake, Japanse mix of zakje Snack-a-Jacks, ontbijtkoek, eierkoek

Groep groenten en fruit: aardbeien of kiwi, appel, peren, sinaasappels, mandarijnen of ananas, bananen, druiven, ananas, broccoli, tomaat, komkommer, sla, worteltjes, doperwten, ui, champignons, bloemkool

Groep zuivel, vlees, vis, ei en vleesvervangers: magere yoghurt of Optimel yoghurt, halfvolle melk, chocolademelk light of Vitalinea chocolademousse, Optimel kwark, Optimel drink, cordon bleu, rundergehakt, biefstuk, rundervink

Groep aardappelen, rijst en pasta: aardappelen, aardappelpuree, lasagnevellen, zilvervliesrijst

Groep vetten en oliën: halvarine, magere jus, olijfolie, magere sladressing op yoghurtbasis

Dranken: water, jus d'orange, fruitontbijt, rode wijn of rosé

Overige: mix voor kip Siam, mix voor lasagnesaus

Boodschappenlijst recepten week 2 op gewicht blijven

Mediterrane salade voor 4 personen blz. 174:
1 zak gemengde salade (200 gram), 1 komkommer, 4 trostomaten, 200 gram sperziebonen, 200 gram kipfilet met tuinkruiden (vleeswaren), 4 eieren, 4 eetlepels kappertjes

Spinaziestamppot voor 4 personen recept van de week:
100 gram zongedroogde tomaten, 1 pak aardappelpuree, 150 gram magere spekjes, 1 zak spinazie (300 gram), 25 gram Becel Multi voor koken, (roer)bakken en braden

N.B. Je kan ieder recept vervangen voor een gelijkwaardig recept uit hoofdstuk 16: recepten (vanaf blz. 158).

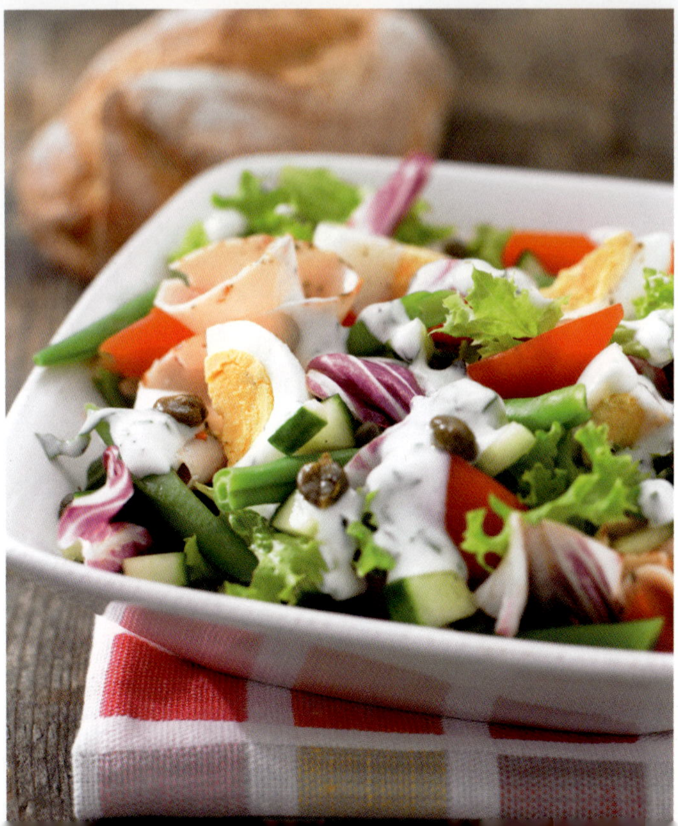

Mediterane salade

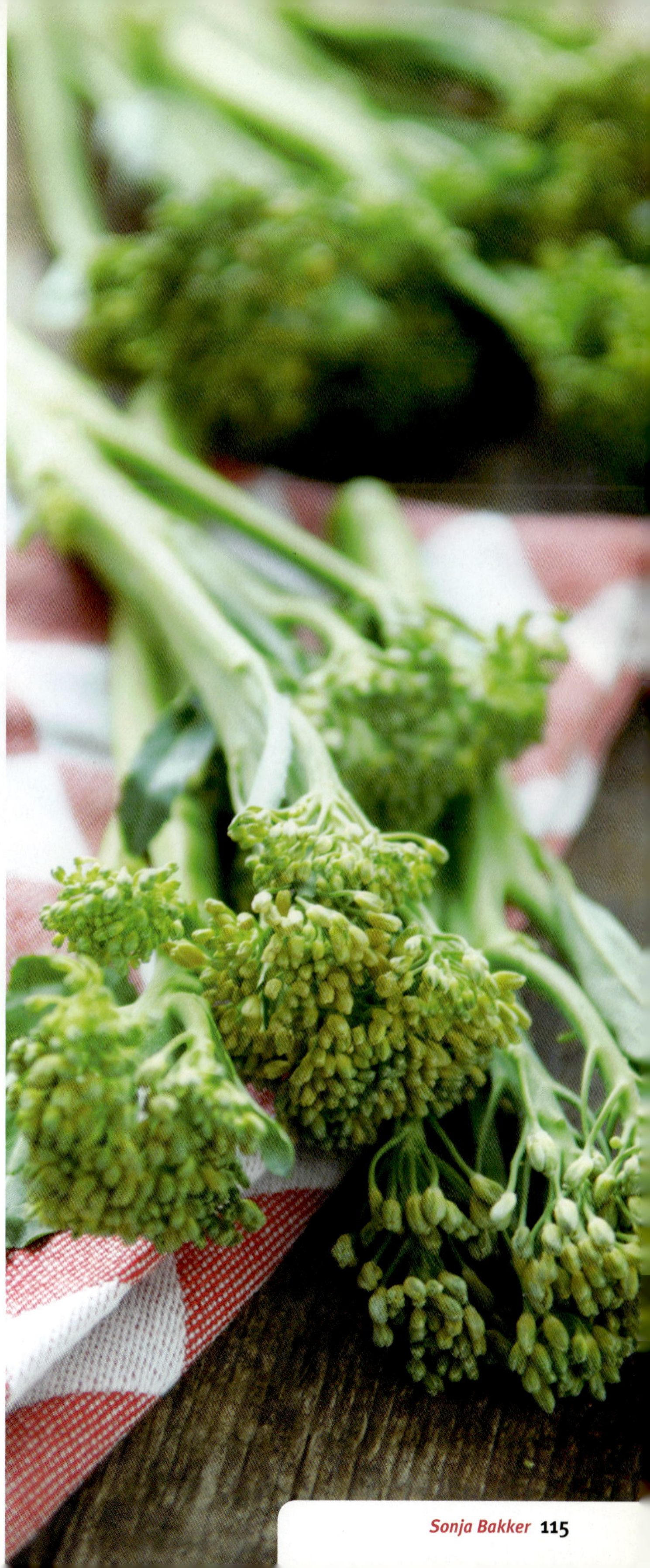

2e weekmenu

op gewicht blijven

VROUW

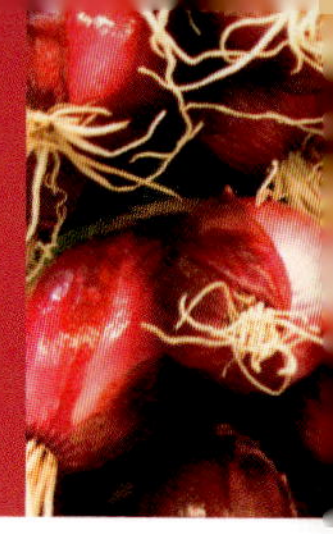

Maandag

Ontbijt: 350 gram magere yoghurt, 2 eetlepels muesli of Cruesli Light, 1 glas fruitontbijt, 2 glazen water – **Tussendoor:** 1 peer, 1 glas halfvolle melk – **Lunch:** 2 volkoren boterhammen met halvarine en 1x pindakaas, 1x magere smeerworst, 1 bakje Optimel kwark, 1 glas jus d'orange – **Tussendoor:** 1 plak ontbijtkoek met halvarine, 2 glazen water – **Diner:** 150 gram gebakken aardappels, 200 gram bloemkool, 100 gram cordon bleu, 1 juslepel magere jus – **'s Avonds:** 1 eierkoek, 1 glas water

Dinsdag

Ontbijt: 2 rijstwafels met halvarine, 1x ossenworst, 1x achterham, 1 glas jus d'orange, 1 glas halfvolle melk, 1 glas water – **Tussendoor:** 1 kiwi, 2 glazen water – **Lunch:** 2 crackers met halvarine en 20+ smeerkaas, 1 krentenbol met halvarine, 1 glas halfvolle melk – **Tussendoor:** 1 appel, 1 glas Optimel drink – **Diner:** 250 gram lasagne (naar eigen smaak te bereiden, inclusief vlees), 1 bakje rauwkost, 1 glas water – **'s Avonds:** 1 appel, 1 glas water

Woensdag

Ontbijt: 2 volkoren boterhammen met halvarine, 2x sandwichspread of 30+ kaas, 1 glas Optimel drink – **Tussendoor:** 1 plak ontbijtkoek met halvarine, 2 glazen water – **Lunch:** 350 gram Optimel gele vla of magere yoghurt met 2 eetlepels Kellogs K, 1 cracker met appelstroop, 1 glas water – **Tussendoor:** 250 gram gemengd fruit, 1 glas jus d'orange – **Diner:** 150 gram aardappelpuree, 200 gram broccoli, 100 gram biefstuk, 1 juslepel magere jus met champignons, 1 glas water – **'s Avonds:** 1 beker chocolademelk light of 1 bakje chocolademousse van Vitalinea, 1 glas water

Donderdag

Ontbijt: 2 beschuitjes met halvarine, 1x vruchtenhagel en 1x halvajam, 1 glas water – **Tussendoor:** 150 gram aardbeien of 1x mandarijn, 2 glazen water – **Lunch:** 1 volkoren pistolet met 30+ kaas, met plakken tomaat en komkommer, 1 glas Optimel drink, 1 plak ontbijtkoek – **Tussendoor:** 1 banaan, 1 glas karnemelk of 1 glas halfvolle melk, 1 glas water – **Diner:** 150 gram gekookte aardappelen, 200 gram wortelen/doperwten, 100 gram rundervink, 1 juslepel magere jus – **'s Avonds:** 1 trosje druiven (20 stuks), 1 glas water

Vrijdag

Ontbijt: 350 gram Optimel kwark, 3 eetlepels cruesli light of muesli, 1 beschuitje besmeerd met halvarine, 1x halvajam, 1 glas water – **Tussendoor:** 1 pakje Sultana, 1 glas water – **Lunch:** 1 krentenbol met halvarine, 2 crackers met 30+ kaas, 1 peer, 1 appel, 1 glas water – **Tussendoor:** 1 glas Optimel drink, 1 glas water – **Diner:** 4 eetlepels Kip Siam, 150 gram zilvervliesrijst (Knorr of huismerk), bakje rauwkost – **'s Avonds:** 1 bakje Japanse mix, 1 glas rode wijn of 1 glas rosé, 1 glas water

Zaterdag

Ontbijt: 1 volkoren afbakpistolet met (gesmolten) 30+ kaas en extra plakjes tomaat, 1 glas fruitontbijt, 1 glas water – **Tussendoor:** 2 plakken ananas of 2 mandarijnen, 2 glazen water – **Lunch:** 2 volkoren boterhammen met halvarine, 1x rookvlees, 1x gekookt eitje, 1 sinaasappel, 1 glas Optimel drink, 1 glas water – **Tussendoor:** 1 Evergreen, 1 glas water – **Diner:** 250 gram spinaziestamppot (recept van de week) – **'s Avonds:** 1 glas rode wijn of 1 glas rosé, 3 toastjes met makreel of tonijn

Zondag

Ontbijt: 1 volkoren pistolet 'gezond', 1 glas jus d'orange, 1 glas water – **Tussendoor:** 1 kiwi, 1 glas water – **Lunch:** 2 volkoren boterhammen met halvarine en appelstroop, 1 glas halfvolle melk, 1 glas water – **Tussendoor:** 1 plak Indische cake, 1 glas water – **Diner:** 250 gram Mediterrane salade (zie recept bladzijde 174) met 1 meergranen pistolet – **'s Avonds:** 1 bakje Japanse mix, 1 glas rode wijn of 1 glas rosé, 1 glas water

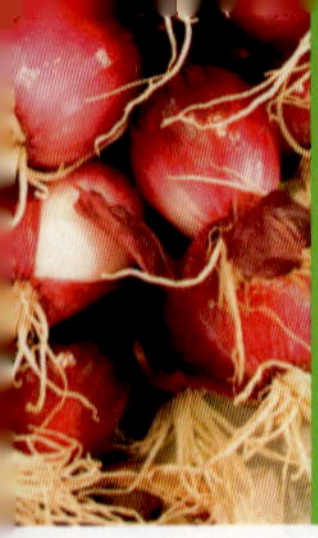

MAN

Maandag
Ontbijt: 350 gram magere yoghurt, 4 eetlepels muesli of cruesli Light, 1 appel, 1 glas water – **Tussendoor:** 1 taai taai – **Lunch:** 2 volkoren boterhammen met halvarine, 2x pindakaas, 1 appel, 1 glas jus d'orange, 2 glazen water – **Tussendoor:** 1 bakje magere kwark, 1 glas water – **Diner:** 175 gram gebakken aardappels, 200 gram bloemkool, 100 gram cordon bleu, 1 juslepel magere jus – **'s Avonds:** 1 eierkoek, 1 glas water

Dinsdag
Ontbijt: 3 crackers met halvarine, 2x 20+ smeerkaas, 1x achterham, 1 glas jus d'orange, 1 glas water – **Tussendoor:** 1 mueslibol met halvarine, 1 glas water – **Lunch:** 2 crackers met halvarine en 20+ smeerkaas, 1 krentenbol met halvarine, 1 appel, 1 glas halfvolle melk – **Tussendoor:** 1 appel, 1 glas water – **Diner:** 250 gram lasagne naar eigen smaak te bereiden (incl. vlees), 1 bakje rauwkost, 1 glas water – **'s Avonds:** 1 pakje Sultana, 1 glas water

Woensdag
Ontbijt: 2 volkoren boterhammen met halvarine, 1x sandwichspread, 1x dun laagje pindakaas, 1 glas Optimel drink – **Tussendoor:** 1 plak ontbijtkoek met halvarine, 2 glazen water – **Lunch:** 2x volkoren boterhammen met halvarine, 2x 30+ kaas, 350 gram Optimel gele vla of yoghurt, 1 banaan, 1 glas water – **Tussendoor:** 250 gram gemengd fruit, 1 glas jus d'orange – **Diner:** 175 gram aardappelpuree, 200 gram broccoli, 100 gram biefstuk, 1 juslepel magere jus met champignons, 1 glas water – **'s Avonds:** 1 beker chocolademelk light, 1 Evergreen, 1 glas water

Donderdag
Ontbijt: 3 beschuitjes met halvarine, 2x vruchtenhagel en 1x halvajam, 1 glas water – **Tussendoor:** 250 gram Optimel vruchtenyoghurt, 150 gram aardbeien, 1 glas water – **Lunch:** 2 volkoren pistolets met halvarine, 2x 30+ kaas en plakken tomaat en komkommer, 1 kop Opkikker, 1 glas Optimel drink, 1 glas water – **Tussendoor:** 1 banaan, 1 glas water – **Diner:** 175 gram gekookte aardappelen, 200 gram wortelen/doperwten, 100 gram rundervink, 1 juslepel magere jus – **'s Avonds:** 1 trosje druiven (20 stuks), 1 glas water

Vrijdag
Ontbijt: 350 gram Optimel kwark met 3 eetlepels cruesli light of muesli, 1 glas water – **Tussendoor:** 1 muffin (zelfgebakken) of plakje cake, 1 glas water – **Lunch:** 1 krentenbol met halvarine, 2 volkoren boterhammen met halvarine, 1x rookvlees, 1x pindakaas, 1 peer, 1 glas water – **Tussendoor:** 1 glas Optimel drink, 1 pakje Evergreen, 1 glas water – **Diner:** 5 eetlepels Kip Siam, 175 gram zilvervliesrijst (Knorr of huismerk), 1 bakje rauwkost – **'s Avonds:** 1 glas rode wijn of 1 glas rosé, 1 bakje Japanse mix, 1 glas water

Zaterdag
Ontbijt: 2 volkoren afbakpistolets met (gesmolten) 30+ kaas, 1 glas fruitontbijt, 1 glas water – **Tussendoor:** 1 mandarijn – **Lunch:** 2 volkoren boterhammen met halvarine, 2x rookvlees, extra rauwkost, 1 sinaasappel, 1 glas Optimel drink, 1 glas water – **Tussendoor:** 1 Evergreen, 2 glazen water – **Diner:** 250 gram spinaziestamppot (recept van de week), 1 glas water – **'s Avonds:** 1 glas rode wijn of 1 glas rosé, 4 toastjes met makreel of tonijn

Zondag
Ontbijt: 350 gram magere yoghurt, 4 eetlepels Kellogs aardbeien, 1 gekookt eitje – **Tussendoor:** 1 trosje druiven, 2 glazen water – **Lunch:** 2 volkoren boterhammen met halvarine en 2x pindakaas (dun laagje), 1 glas halfvolle melk, 1 glas water – **Tussendoor:** 1 plak Indische cake, 1 glas water – **Diner:** 275 gram Mediterrane salade (zie recept bladzijde 174) met 1 meergranen pistolet – **'s Avonds:** 1 glas rode wijn of 1 glas rosé, 3 blokjes 30+ kaas, 1 glas water

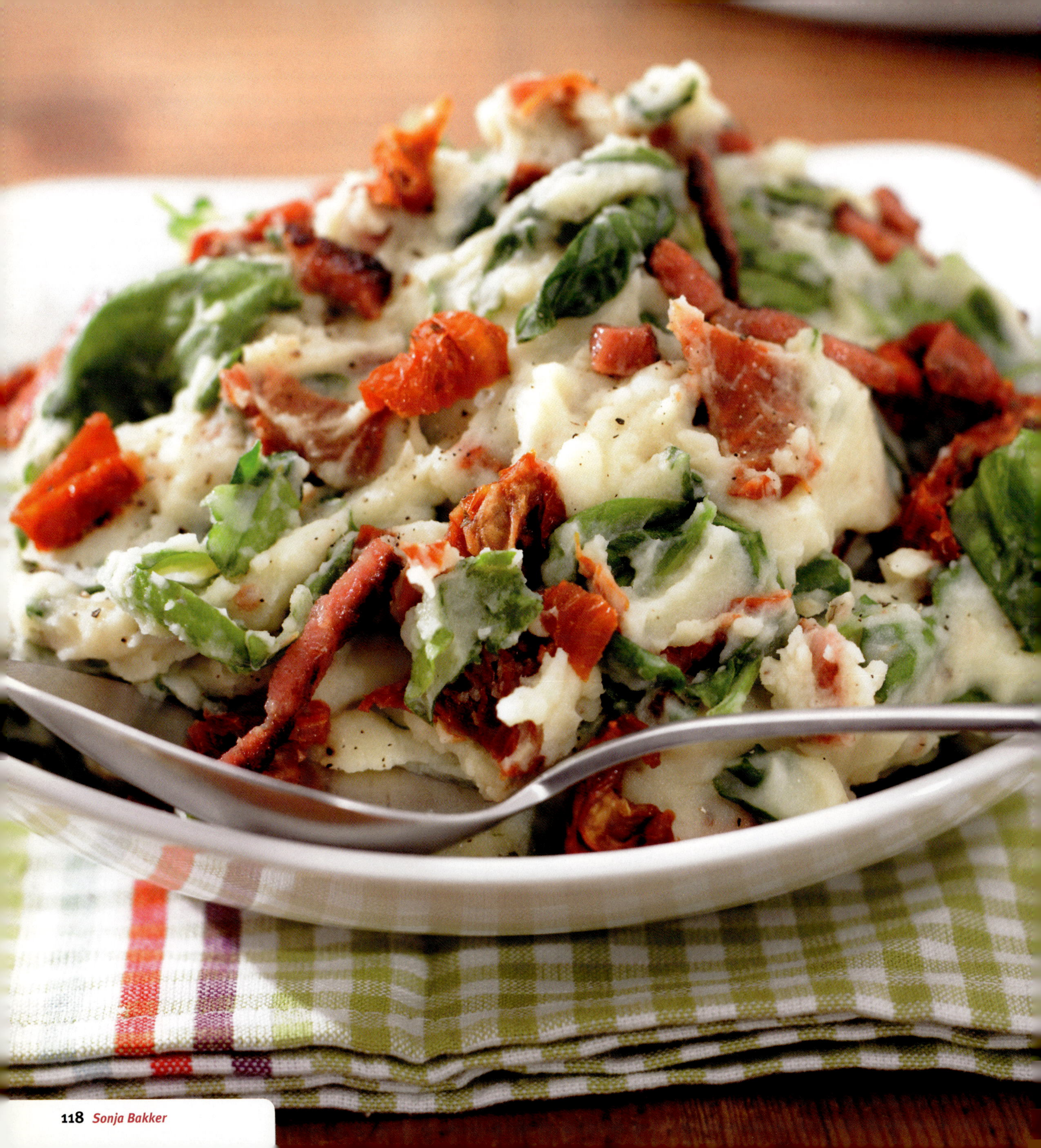

Recept van de week

Spinaziestamppot

voor 4 personen

ingrediënten

100 gram zongedroogde tomaten
1 pak aardappelpuree voor stamppot (extra grof, 2 zakjes)
150 gram magere spekjes, snijd dit in plakjes
1 zak spinazie (300 gram)
3 eetlepels Becel Multi voor koken (roer)bakken en braden
zout en peper

bereiding

Tomaten fijnsnijden. Puree bereiden volgens gebruiksaanwijzing op de verpakking. Verhit intussen in de koekenpan de Becel. Voeg de magere spekjes toe en bak ze bruin. Spinazie grof snijden. Spinazie, tomaten, spekjes en de Becel door de puree roeren. Stamppot op smaak brengen met zout en peper.

Bevat per portie circa 360 kcal.

HOOFDSTUK 12

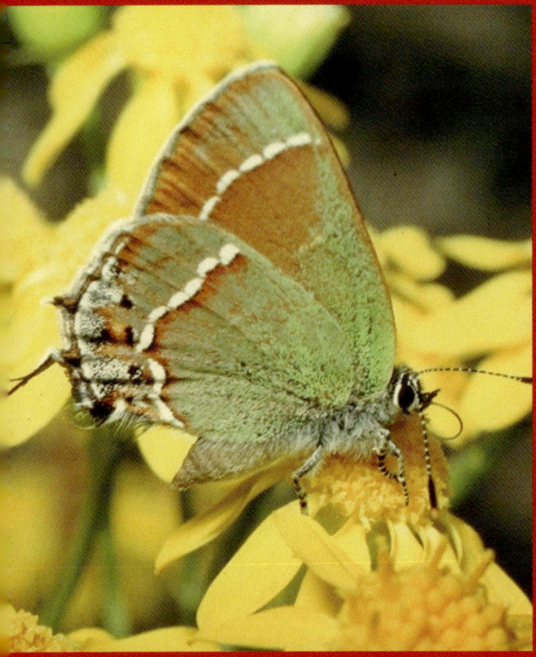
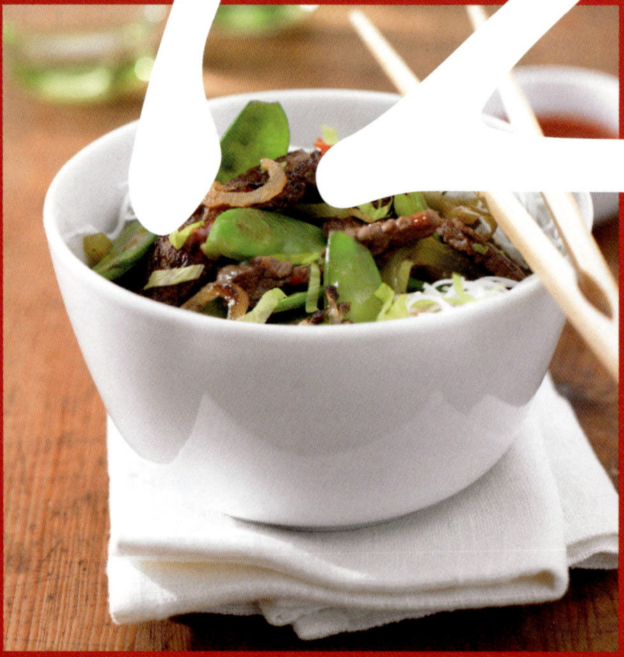
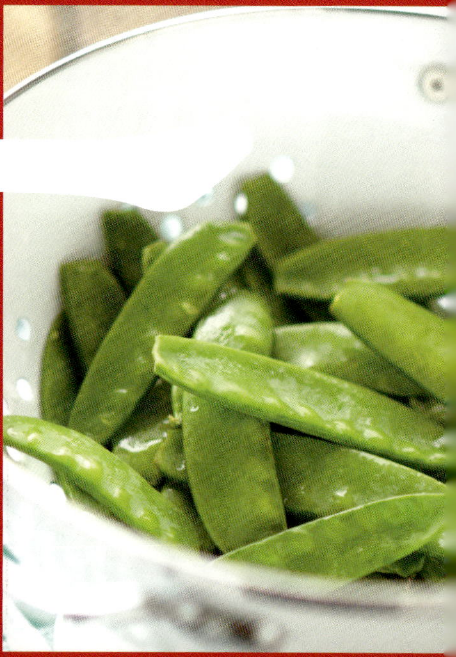

'Leef goed,
lach vaak en heb jezelf lief!'

Verhaal uit de praktijk

Een terugval kan altijd gebeuren ~ *André*

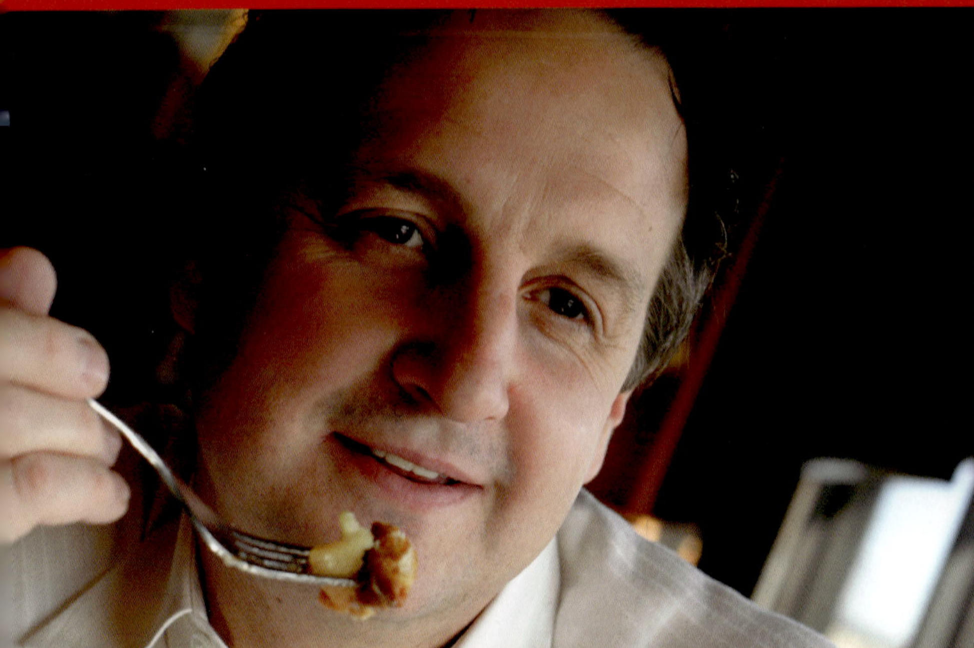

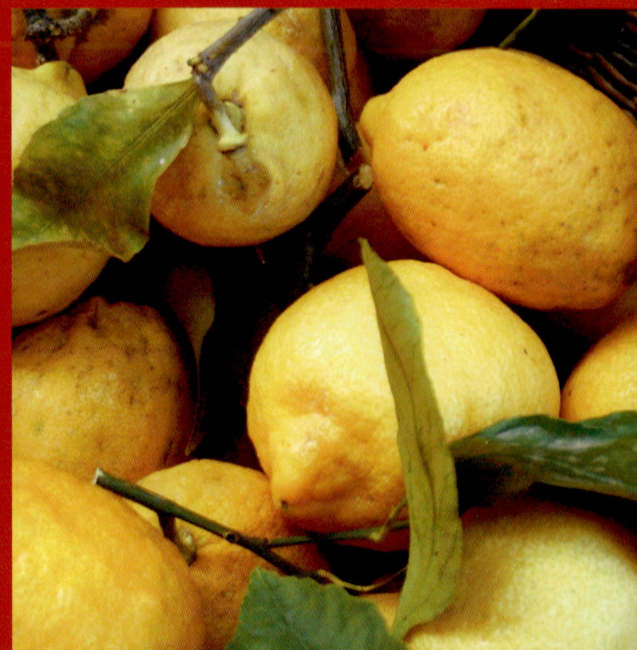

André kwam bij mij ruim een jaar geleden in de praktijk. Hij had 15 kilo overgewicht. Hij werkte als ambtenaar. Hij zat de hele dag achter zijn bureau met in zijn bureaulaatje een zak drop. Vaak werd er op vrijdag getrakteerd met gebak, dat was het begin van het weekend en André sloeg dan weinig af. Met tennissen begon hij kortademig te worden en dat was voor hem aanleiding om te gaan afvallen. In drie maanden tijd was een keurig op gewicht en hij vertelde mij dat hij gewoon gezonder was gaan eten. Dus geen drop meer in zijn laatje maar appels. En als er iemand jarig was, sloeg hij af en één keer in de maand nam hij een heerlijke tompouce, dan was het een echte traktatie. André mailde mij enige tijd geleden dat hij een andere baan had gekregen als account manager. Daardoor was zijn dagelijkse ritme helemaal anders gelopen dan hij gewend was. Hij was ruim tien kilo aangekomen! André bekende dat hij zonder ontbijt de deur uitging en pas om 12.00 uur begon met eten. Dan werd het vaak een broodje bal bij de benzinepomp. 'Neem voortaan weer je broodtrommel mee en begin met je ontbijt' adviseerde ik hem. 'En heb je trek bij de benzinepomp neem dan een Evergreen of een Sultanakoekje'. Door een paar eenvoudige tips kon André weer de knop omzetten. Hij is weer keurig op gewicht.

het derde weekmenu: op gewicht blijven

Neem in de herfst en wintermaanden een vitamine C supplement voor extra energie. Als je veel bent afgevallen is je weerstand ook wat afgenomen. Vitamine C wordt ook wel het anti-vermoeidheids vitamine genoemd. Vitamine C beschermt tegen virussen en ziektekiemen. Zorg dat je ook voldoende fruit en groenten binnenkrijgt, vooral sinaasappels en grapefruits. Koolsoorten en paprika zijn ook rijk aan Vitamine C. Maak lekkere stamppotten klaar van diverse koolsoorten zoals hutspot, zuurkool, boerenkool enz.

TIP

Maak deze week eens een lekkere wandeling. Kijk voor ideeën op www.wandelpad.nl

Boodschappenlijst week 3 op gewicht blijven

Groep brood en ontbijtgranen: volkorenbrood, volkoren crackers, beschuit, krentenbol, (afbak) pistolets, Italiaanse bol, ciabatta, Cruesli Light of muesli

Groep beleg: halvajam, pindakaas, appelstroop, vruchtenhagel, kipfilet, 30+ kaas, 20+ smeerkaas, magere smeerworst, filet americain, ossenworst

Groep tussendoortjes: Opkikker, Lu time out koekje, Sultana, Evergreen, cake, speculaas, Japanse mix of Snack-a-Jacks, ontbijtkoek, mueslireep, taai taai, Indische cake

Groep groenten en fruit: aardbeien, kiwi, appel of perzik, peren, sinaasappels, mandarijnen of pruimen, bananen, druiven, ananas, Chinese kool, tomaat, komkommer, sla, broccoli, witlof, roerbakgroenten, lente-ui

Groep zuivel, vlees, vis, ei en vleesvervangers: magere yoghurt of Optimel yoghurt, halfvolle melk, Optimel kwark, Optimel drink, magere kwark of Optimel kwark, Vitalinea chocolademousse, kipfilet, kabeljauw, tartaar, rundergehakt, ei

Groep aardappelen, rijst en pasta: aardappelen, zilvervliesrijst of couscous, kidneybonen of bruine bonen

Groep vetten en oliën: halvarine, magere jus, olijfolie, magere sladressing op yoghurtbasis

Dranken: jus d'orange, fruitontbijt, rode wijn of rosé

Overige: mix voor chili con carne, walnoten

Boodschappenlijst recepten week 3 op gewicht blijven

Appelsoufflé voor 6 personen blz. 194:
eieren, Becel Multi voor koken, (roer)bakken en braden, bloem, halfvolle melk, zoetstof, vanillesuiker, appelmoes, citroensap, kaneelpoeder, spray om in te vetten b.v. van Baukje, zo gebruik je veel minder vet

Sonja's zomerse aardappelsalade voor 4 personen blz. 174:
600 gram voorgekookte krieltjes, olijfolie, 1 citroen, 2 theelepels honing, 2 teentjes knoflook, 1/2 doosje Italiaanse kruiden (diepvries) of gedroogd, 1 zak veldslamelange (100 gram biologisch)

Fantasietosti voor 1 persoon blz. 164:
2 volkoren boterhammen, 4 eetlepels, rode pesto, 1 eetlepel tomatenketchup, 2 plakken kipfilet, 1 bosuitje, in ringetjes, 1/2 bol mozzarella in plakjes, 2 theelepels gedroogde Italiaanse kruiden, halvarine

Roergebakken peultjes met ossenhaas voor 4 personen recept van de week:
250 gram peultjes, 6 sjalotjes, 375 gram ossenhaas, 2 bleekselderijstengels, 2 à 3 eetlepels olijfolie, 1 à 2 eetlepels Thaise chilisaus, 2 teentjes knoflook, 2 eetlepels citroensap, Thaise vissaus naar smaak

N.B. Je kan ieder recept vervangen voor een gelijkwaardig recept uit hoofdstuk 16: recepten (vanaf blz. 158).

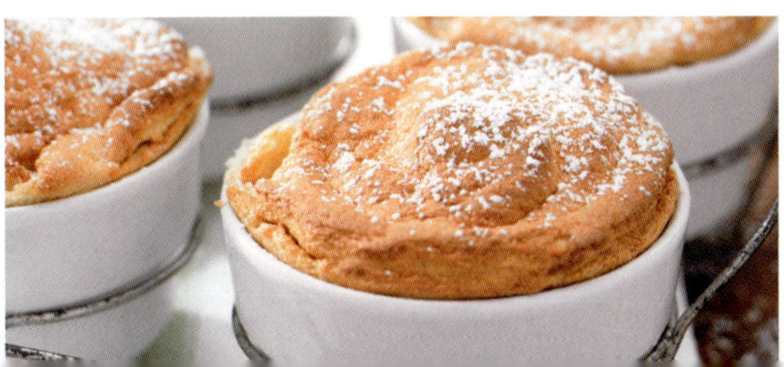
Appelsoufflé

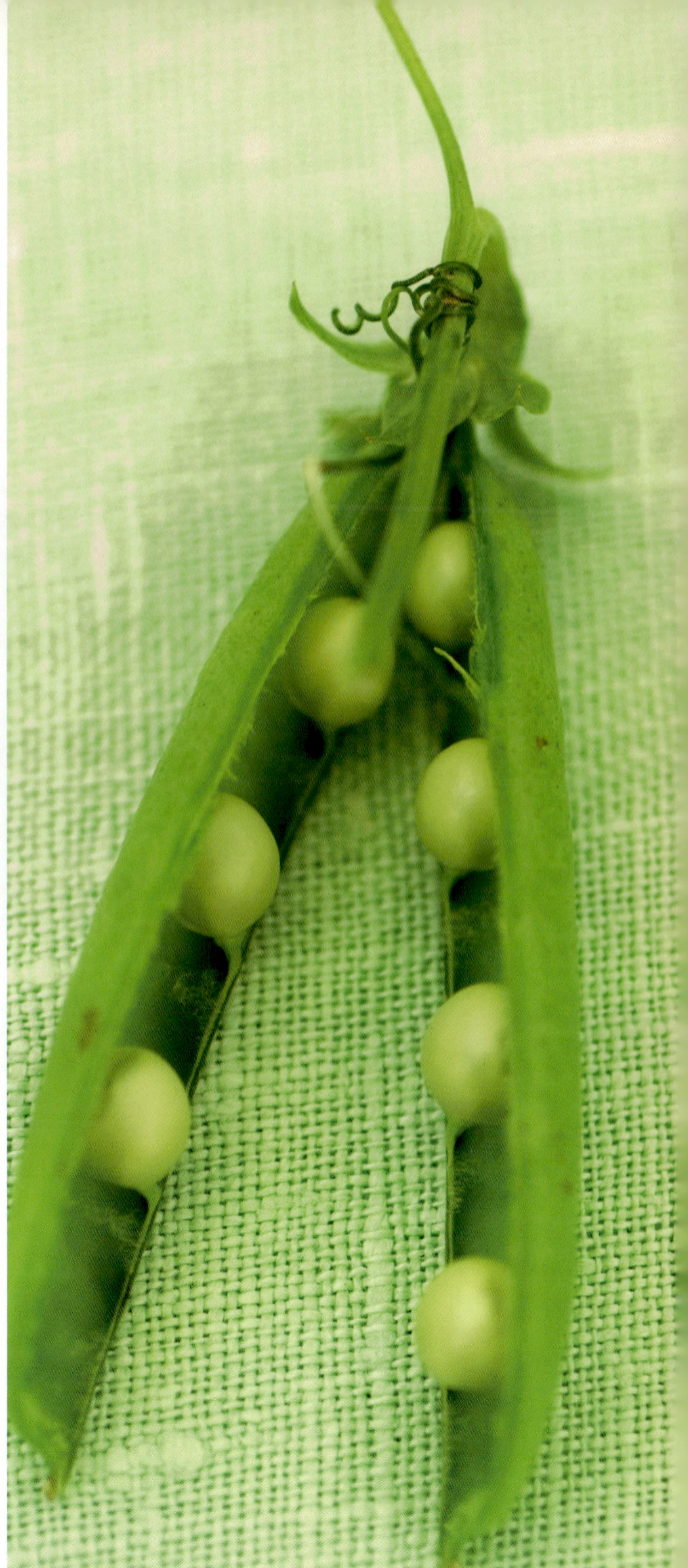

3e weekmenu

op gewicht blijven

VROUW

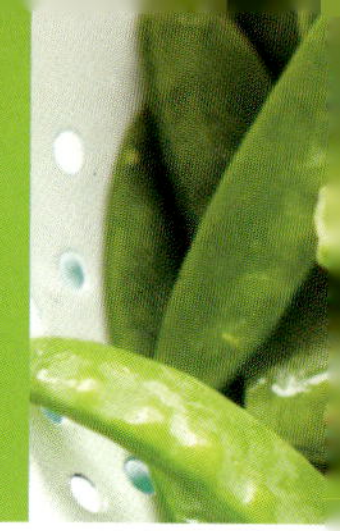

Maandag

Ontbijt: 2 crackers met halvarine, 1x halvajam, 1x vruchtenhagel, 1 glas halfvolle melk – **Tussendoor:** 1 Time Out koekje van Lu, 2 glazen water – **Lunch:** 3 stuks crackers met halvarine en 2x kipfilet, 1x pindakaas, 1 plakje ontbijtkoek, 1 glas halfvolle melk, 1 glas water – **Tussendoor:** 250 gram gemengd fruit, 1 glas jus d'orange – **Diner:** 150 gram gekookte aardappelen, 200 gram Chinese kool (evt. roerbakken), 100 gram tartaar, 1 juslepel magere jus – **'s Avonds:** 1 speculaasje, 1 glas water

Dinsdag

Ontbijt: 350 gram magere yoghurt met 2 eetlepels cruesli light/ muesli, 1 glas water – **Tussendoor:** 1 cracker met halvarine 20+ smeerkaas, 1 perzik of 1 appel, 1 glas water – **Lunch:** 1 krentenbol met halvarine, 1 volkoren boterham met halvarine en een plak 30+ kaas, 2 glazen water – **Tussendoor:** 1 glas jus d'orange, 250 gram magere yoghurt – **Diner:** 150 gram gekookte aardappelen, 200 gram broccoli, 100 gram kabeljauw, 1 juslepel magere jus – **'s Avonds:** Streng! 1 glas water

Woensdag

Ontbijt: 2 volkoren boterhammen met halvarine en pindakaas, 1 glas jus d'orange, 1 glas water – **Tussendoor:** 1 stuk appel, 1 glas water – **Lunch:** 350 gram magere yoghurt met 3 eetlepels cruesli light, 1 Italiaanse bol 'gezond', 1 trosje druiven, 2 glazen water – **Tussendoor:** 1 plakje cake, 1 glas water – **Diner:** 250 gram chilli con carne met groenten en 100 gram rundergehakt, 1 pakje mix voor chili con carne, 1 bakje rauwkost – **'s Avonds:** 1 bakje Vitalinea chocolademousse, 1 glas water

Donderdag

Ontbijt: 3 crackers met halvarine, 2x smeerkaas 20+, 1x halvajam, 1 glas halfvolle melk, 1 glas water – **Tussendoor:** 2 pruimen of twee mandarijnen, 1 glas water – **Lunch:** 2 volkoren boterhammen met halvarine en 30+ kaas en plakken tomaat, 1 glas fruitontbijt, 2 glazen water – **Tussendoor:** 1 mueslireep – **Diner:** 150 gram gekookte zilvervliesrijst of 150 gram gekookte couscous, 200 gram witlofsalade met mandarijnenpartjes en 30 gram walnoten, 100 gram kipfilet of vleesvervanger – **'s Avonds:** 1 plakje ontbijtkoek met halvarine, 1 glas water

Vrijdag

Ontbijt: 350 gram Optimel yoghurt met 3 eetlepels muesli, 1 glas fruitontbijt, 1 glas water – **Tussendoor:** 1 krentenbol met halvarine, 1 glas water – **Lunch:** 4 crackers met halvarine, 2x kipfilet en 2x magere smeerworst, 1 glas Optimel drink, 1 glas water – **Tussendoor:** 1 trosje druiven (15 stuks), 2 glazen water – **Diner:** 250 gram roergebakken peultjes met ossenhaas (recept van de week) – **'s Avonds:** 1 zakje Snack a Jack, 1 glas rode wijn of 1 glas rosé, 1 glas water

Zaterdag

Ontbijt: 2 geroosterde volkoren boterhammen met halvarine en 30+ kaas met plakken tomaat en komkommer, 1 glas fruitontbijt – **Tussendoor:** 1 appel, 2 glazen water – **Lunch:** 1 kom zelfgemaakte soep, 1 stuk ciabatta brood, 1 peer, 1 glas water – **Tussendoor:** 1 glas Optimel drink, 1 punt vruchtenvlaai, 1 glas water – **Diner:** 2 fantasietosti's (recept zie bladzijde 164), 1 schaaltje rauwkost – **'s Avonds:** 1 bakje Japanse mix, 1 glas rode wijn of 1 glas rosé, 1 glas water

Zondag

Ontbijt: 2 crackers met halvarine, 1x Filet Américan en 1x achterham, 1 gekookt eitje, 1 glas jus d'orange, 1 glas water – **Tussendoor:** 1 kiwi, 2 glazen water – **Lunch:** 2 volkoren boterhammen met halvarine, 1x achterham, 1x 30+ kaas met plakken tomaat en komkommer, 1 glas Optimel drink – **Tussendoor:** 1 appelsoufflé (recept zie bladzijde 194), 1 glas water – **Diner:** 250 gram Sonja's zomerse aardappelsalade (recept zie bladzijde 174), 1 stuk warme afbakpistolet – **'s Avonds:** Streng! 1 glas water

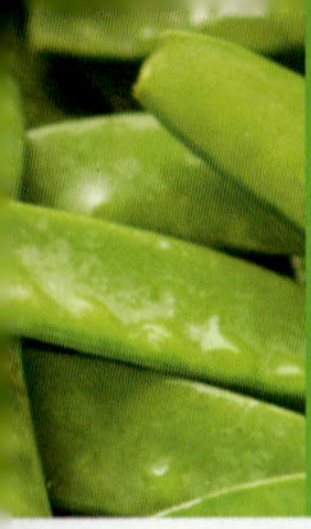

MAN

Maandag

Ontbijt: 3 stuks crackers met halvarine, 2x halvajam, 1x vruchtenhagel, 1 glas halfvolle melk – **Tussendoor:** 1 krentenbol besmeerd met halvarine, 1 glas water – **Lunch:** 3 crackers met halvarine en 2x kipfilet, 1x 20+ smeerkaas, 1 sinaasappel, 1 glas halfvolle melk, 1 glas water – **Tussendoor:** 250 gram gemengd fruit, 1 glas jus d'orange – **Diner:** 175 gram gekookte aardappelen, 200 gram Chinese kool (evt. roerbakken), 100 gram tartaar, 1 juslepel magere jus – **'s Avonds:** 1 speculaasje, 1 glas water

Dinsdag

Ontbijt: 1 cracker met halvarine en kipfilet, 350 gram magere yoghurt met 2 eetlepels cruesli light of muesli, 1 glas water – **Tussendoor:** 1 Sultana, 1 glas water – **Lunch:** 2 volkoren boterhammen met halvarine en 2x plak 30+ kaas, 1 appel, 2 glazen water – **Tussendoor:** 1 glas jus d'orange, 1x taai taai – **Diner:** 175 gram gekookte aardappelen, 200 gram broccoli, 100 gram kabeljauw, 1 juslepel magere jus – **'s Avonds:** 1 eierkoek, 1 glas water

Woensdag

Ontbijt: 2 volkoren boterhammen met halvarine, 2x pindakaas, 1 glas fruitontbijt, 1 glas water – **Tussendoor:** 1 appel, 1 glas water – **Lunch:** 1x Italiaanse bol met tonijnsalade of ossenworst, 1 trosje druiven, 1 glas Optimel drink, 2 glazen water – **Tussendoor:** 1 taai taai, 1 glas water – **Diner:** 250 gram chilli con carne met groenten en 100 gram rundergehakt, 1 pakje mix voor Chilli con carne, 1 bakje rauwkost – **'s Avonds:** 1 mueslireep, 1 glas water

Donderdag

Ontbijt: 3 crackers met halvarine, 2x vruchtenhagel, 1x 30+ kaas, 1 banaan, 1 glas water – **Tussendoor:** 2 pruimen of 2 mandarijnen, 1 glas water – **Lunch:** 2 volkoren boterhammen met halvarine, 2x rookvlees en plakken tomaat, 1 plak ontbijtkoek, 1 glas fruitontbijt, 1 glas water – **Tussendoor:** 1 pakje Evergreen, 1 glas water – **Diner:** 175 gram gekookte zilvervliesrijst of couscous, 200 gram witlofsalade met mandarijnenpartjes en 30 gram walnoten, 100 gram kipfilet of vleesvervanger – **'s Avonds:** 1 eierkoek, 1 glas water

Vrijdag

Ontbijt: 2 crackers met halvarine, 2x achterham, 350 gram Optimel yoghurt met 3 eetlepels muesli/Kellogs Special K, 1 glas jus d'orange, 1 glas water – **Tussendoor:** 1 eierkoek, 1 glas water – **Lunch:** 4 crackers met halvarine, 2x kipfilet en 2x magere smeerworst, 1 kop Opkikker, 2 glazen water – **Tussendoor:** 1 trosje druiven (15 stuks), 1 pakje Sultana, 1 glas water – **Diner:** 250 gram roergebakken peultjes met ossenhaas (recept van de week) – **'s Avonds:** 1 Evergreen, 1 glas water

Zaterdag

Ontbijt: 2 geroosterde volkoren boterhammen met halvarine, 2x 30+ kaas met plakken tomaat en komkommer, 1 glas fruitontbijt – **Tussendoor:** 1 appel, 1 glas water – **Lunch:** 1 tosti, 1 peer, 1 glas Optimel drink, 1 glas water – **Tussendoor:** 1 plak Indische cake, 2 glazen water – **Diner:** 2 fantasietosti's (recept zie bladzijde 164), 1 schaaltje rauwkost – **'s Avonds:** 1 bakje Japanse mix, 1 glas rode wijn of 1 glas rosé, 1 glas water

Zondag

Ontbijt: 2 crackers met halvarine, 1x filet americain en 1x achterham, 1 plak Indische cake, 1 glas jus d'orange, 1 glas water – **Tussendoor:** 1 kiwi, 2 glazen water – **Lunch:** 2 volkoren boterhammen met halvarine, 1x magere smeerworst, 1x omelet met plakken tomaat en komkommer, 1 glas Optimel drink – **Tussendoor:** 1 appelsoufflé (recept zie bladzijde 194), 1 glas water – **Diner:** 250 gram Sonja's zomerse aardappelsalade (recept zie bladzijde 174), 1 warme afbakpistolet – **'s Avonds:** Streng! 1 glas water

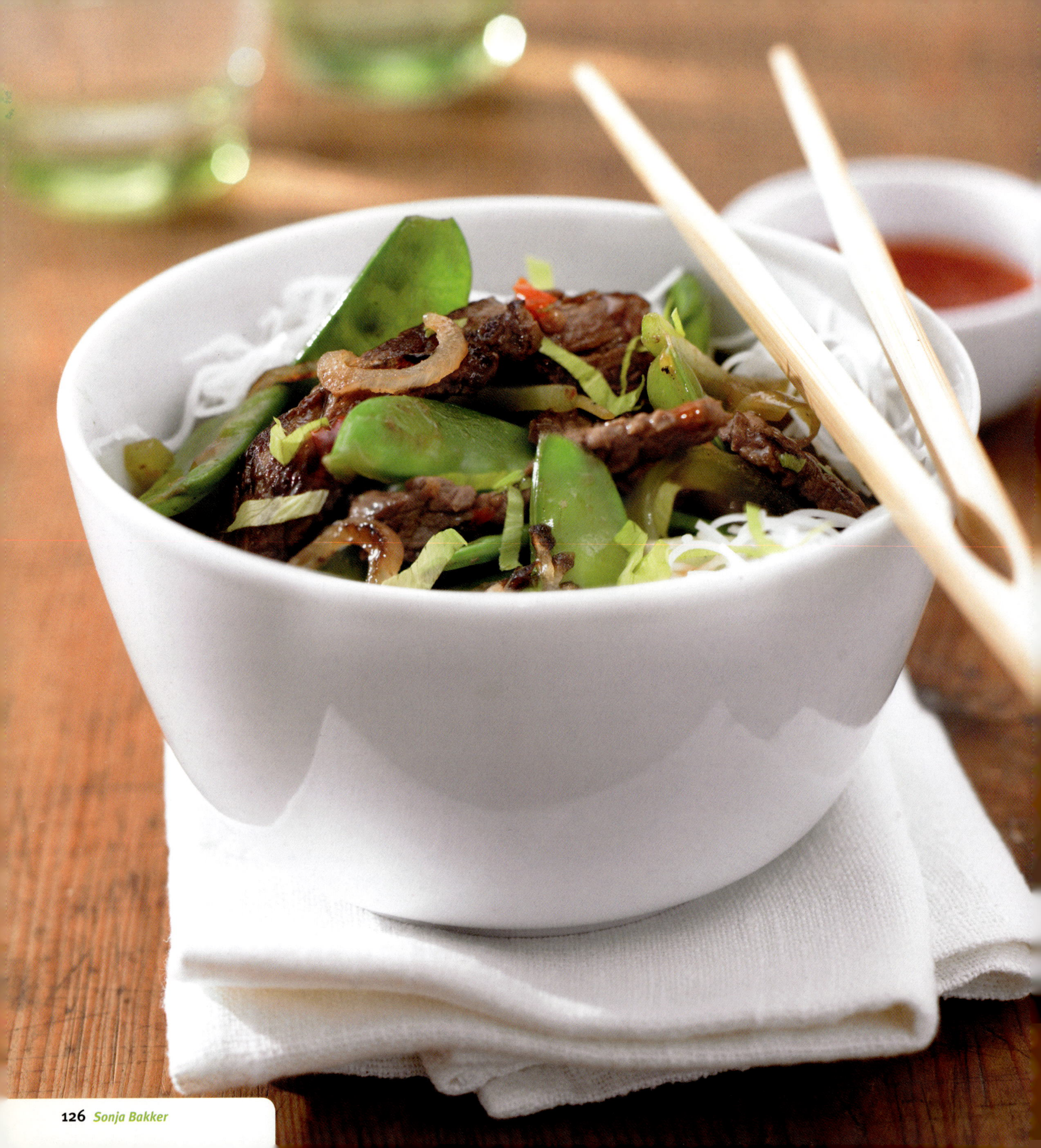

Recept van de week

Roergebakken peultjes met ossenhaas

voor 4 personen

ingrediënten

50 gram peultjes
6 sjalotjes
gepeld en gesnipperd
375 gram ossenhaas
2 stengels bleekselderij
schoongemaakt en in plakjes
2 à 3 eetlepels olijfolie
1 à 2 eetlepels Thaise chilisaus
2 teentjes knoflook
2 eetlepels citroensap
Thaise vissaus naar smaak

bereiding

Blancheer peultjes in kokend water, spoel ze af onder de koude kraan en zet ze apart. Snijd de ossenhaas in zeer dunne plakjes en houd ze apart. Verhit de helft van de olie in een wok of koekenpan, voeg de knoflook en vlees toe en roerbak op hoog vuur tot het vlees lichtbruin is. Neem het vlees uit de pan en zet het apart. Doe de rest van de olie in de wok en voeg de bleekselderij en sjalotjes toe. Roerbak 2 minuten. Roerbak de chilisaus, de vissaus en de peultjes erdoor. Serveer met rijst of mie. Lekker met een frisse salade.

Bevat per portie circa 320 kcal.

Sonja's lijst om op gewicht te blijven

Om op gewicht te blijven is het van belang dat je weet welke dingen je met mate moet eten. Gelukkig is er voor elk minder gezond product wel een lekkere én magere variant te vinden!

Eet dit bij voorkeur:	Eet dit met mate:
Broodproducten	
- Volkoren boterham	- Witbrood
- Volkoren pistolet	- Croissant
- Krentenbol	- Krentenbrood met spijs
- Ontbijtkoek	- Suikerbrood
- Knäckebröd (cracker)	- Spaanse maaltijdcracker
Zoete tussendoortjes	
- Evergreen	- Sprits
- Sultana	- Stroopwafel
- Amsterdams korstje (taai taai)	- Gevulde speculaas
- Indische cake	- Roombotercake
- Volkoren biscuit	- Roomboterkoekje
- Eierkoek	- Gevulde koek
Dranken	
- Verse jus d'orange	- Sap met toegevoegde suiker
- Fruitontbijt	- Fruitontbijt met toegevoegde suiker
- Rode wijn / rosé	- Bier
- Witte droge wijn	- Witte zoete wijn
- Optimel drink	- Yogidrink
- Halfvolle melk	- Volle melk
- Chocolademelk light	- Volle chocolademelk

Eet dit bij voorkeur:	Eet dit met mate:
Vlees en Vis	
- Mager rundergehakt	- Varkensgehakt
- Tartaar	- Braadworst
- Kipfilet	- Hamburger
- Magere rookworst	- Rookworst
- Tonijn	- Paling
- Kabeljauw	- Kibbeling
Broodbeleg	
- Pindakaas (Calvé 25% minder vet)	- Pindakaas
- Halvajam	- Jam
- Sandwichspread	- Rundvleessalade
- Vruchtenhagel	- Chocoladehagel
- 30+ kaas	- 48+ kaas
- Rosbief	- Salami
- Rookvlees	- Grilworst
- Filet americain	- Kip-kerrie salade
- Kipfilet	- Kip-saté salade
- Tonijn	- Krabsalade
IJs	
- Mini-Magnum	- Magnum
- Waterijs	- Solero
- Sundae-ijsje	- Cornetto/softijs
- Sorbetijs	- Schepijs
- Coupe van sorbetijs met vers fruit	- Bananensplit
- Sinassplit	- Klein bakje Ben & Jerry's
- Light slagroom ijs	- Slagroomijs

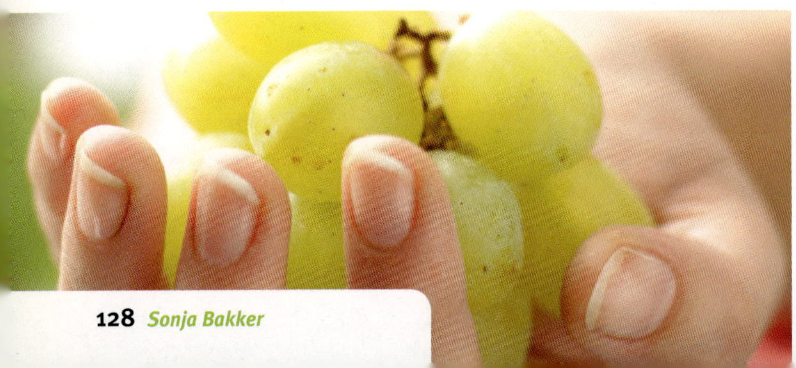

Eet dit bij voorkeur:	Eet dit met mate:
Traktaties	
- Vruchtenvlaai of rijstevlaai	- Slagroomtaart
Nagerechten	
- Gele vla (mager)	- Gele vla (vol)
- Chocoladevla (mager)	- Chocoladevla (vol)
- Magere vruchtenkwark (mager)	- Volle (vruchten)kwark
- Vlaflip	- Tiramisu
- Magere caramelvla	- Crème Brulée
- Magere yoghurt	- Volle yoghurt
- Optimel yoghurt	- Vruchtenyoghurt met suikers
- Vitalinea chocolademousse	- Chocoladepudding/ mousse
Sausjes	
- Picalily	- Snacksaus
- Yogonaise (ook voor dressing)	- Mayonaise/Fritessaus
- Barbecuesaus	- Knoflooksaus
- Ketchup/curry	- Cocktailsaus
- Mosterdsaus	- Kerriesaus
- Friteslijn (Remia)	- Mayonaise
Frites en pizza	
- Ovenfrites/ aardappelrozetjes	- Gefrituurde frites
- Zelfgemaakte pizza (zie recept achterin het boek)	- Diepvriespizza met salami

Let op: ovenfrites zijn niet zo vet als gewone gefrituurde frites, maar ook ovenfrites zijn voorgebakken in vet, dus met mate. En gebruik altijd rode sauzen of sauzen op yoghurtbasis bij de frites.

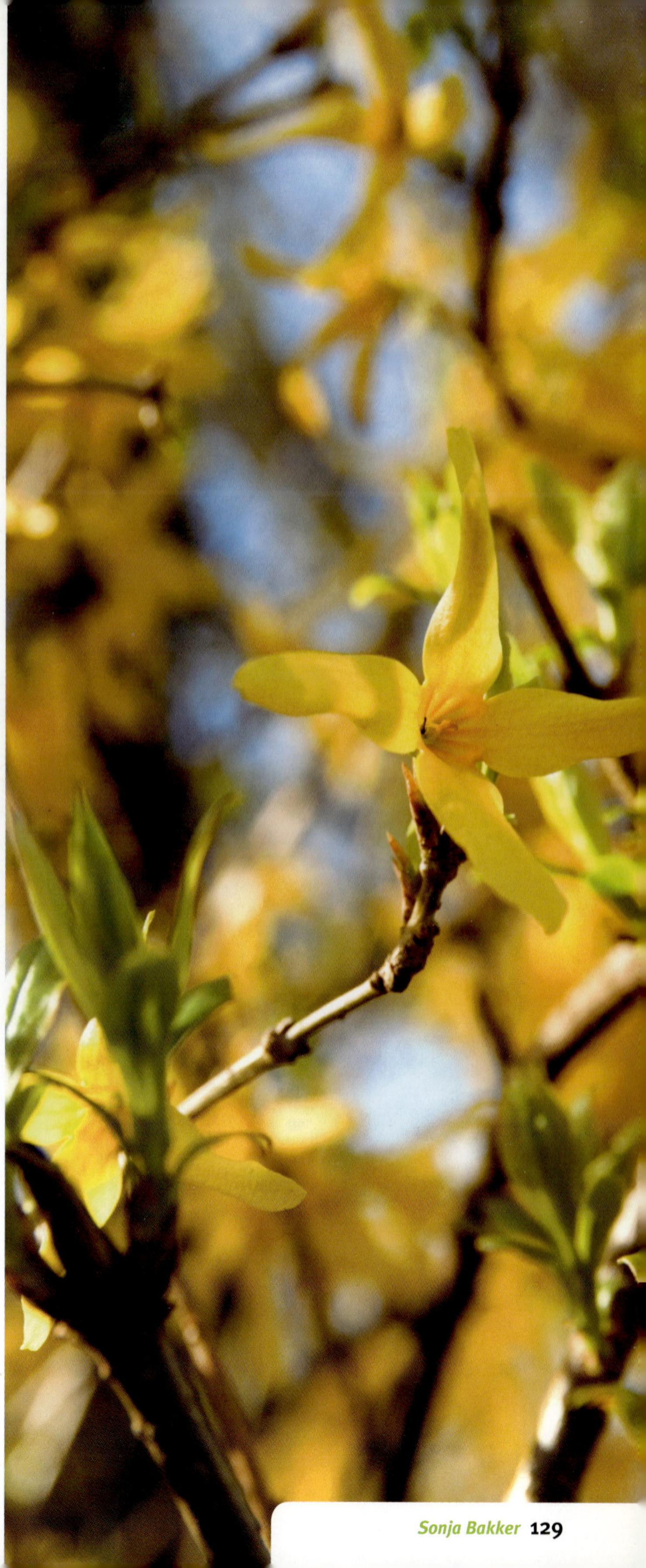

HOOFDSTUK 13

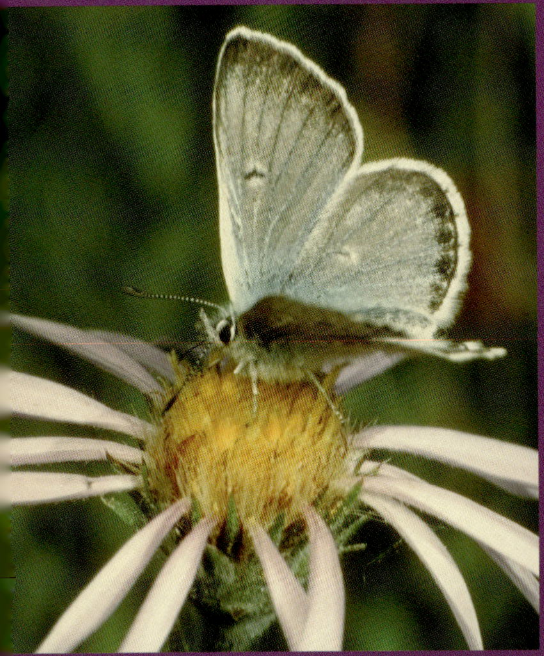
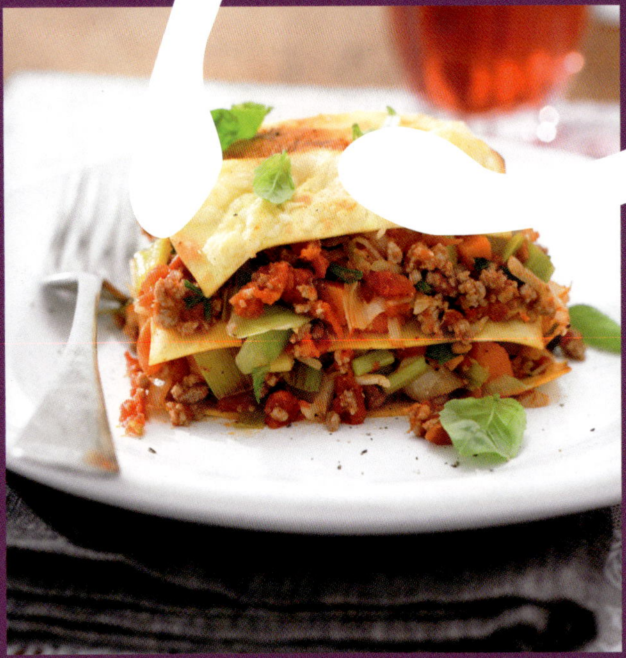
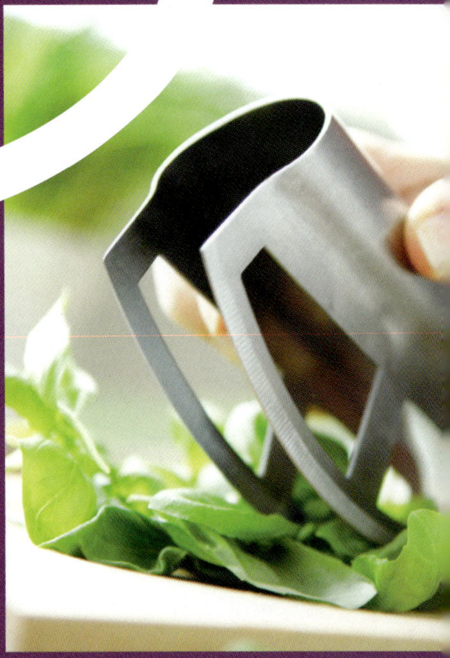

'Goed gedaan is beter dan goed gesproken!'

Verhaal uit de praktijk

’s Avonds een genietmomentje creëren ~ *Monique*

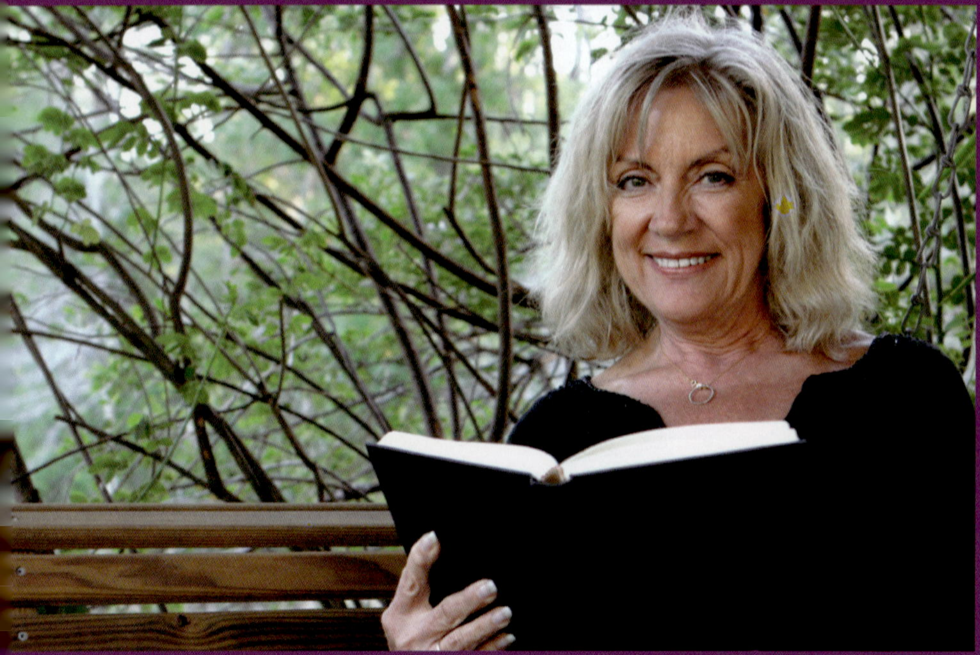

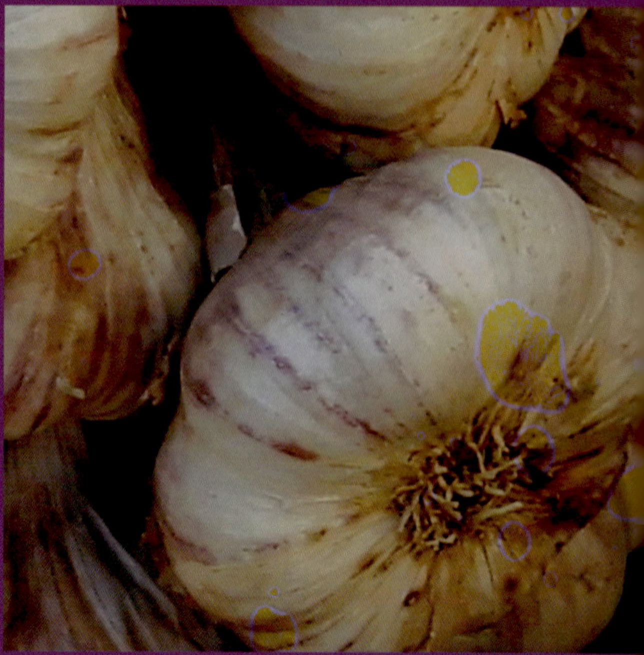

Overdag heeft Monique het nooit moeilijk gehad om mijn dagmenu’s te volgen. Alleen ’s avonds rond 22.00 uur kreeg zij altijd lekkere trek. Niets hielp haar, alleen een klein bakje Japanse mix en ze was tevreden. Haar lekkere trek was bevredigd. Na een paar maanden was Monique toch wat gegroeid en ze maakte zich zorgen. Wat ging er nu toch mis? Ze zei me dat ze zich goed aan de dagmenu’s hield en dat ze wel haar bakje Japanse mix nam, dat was het enige extraatje wat ze nam. Ik vroeg of ze eerlijk naar haar zelf was. Nam ze nou echt dat kleine bakje Japanse mix of was het stiekem toch meer geworden? Daar kwam de aap uit de mouw. Monique vertelde dat ze inderdaad van een bakje over was gegaan naar een zak Japanse mix. En het hele zakje ging ’s avonds keurig op, inclusief de nootjes. Haar lichaam had niet meer genoeg aan het kleine bakje en vroeg steeds meer. Ik adviseerde Monique om drie avonden alleen maar fruit te nemen als ze trek kreeg en op tijd naar te bed gaan, even afkicken. De eerste twee avonden waren erg lastig, maar Monique had het er voor over. Nu geniet ze extra als ze weer eens een bakje Japanse mix neemt, zonder nootjes!

het vierde weekmenu: op gewicht blijven

Als je alweer een tijd geleden je nieuwe eetpatroon aangeleerd hebt, merk je vaak dat je eerder snel vol zit. Dat is alleen maar goed, je maag is er nu ook aan gewend geraakt aan de kleinere porties. Ga je eens lekker uit eten en je zit na de vijfde hap vol, stop dan gewoon. Wanneer je toch door eet kan je er later goed last van krijgen, omdat je maag dat niet gewend meer is. Dus mijn motto is dan altijd: genoeg is genoeg!

Boodschappenlijst week 4 op gewicht blijven

Groep brood en ontbijtgranen: volkorenbrood, volkoren crackers, beschuit, mueslibol, krentenbol, (afbak) pistolets, stokbrood, muesli of Kellog's K

Groep beleg: halvajam, pindakaas, appelstroop, vruchtenhagel, kipfilet, achterham, 30+ kaas, smeerkaas 20+, magere smeerworst, rosbief, ei, sandwichspread, tonijnsalade, ossenworst

Groep tussendoortjes: Opkikker, taai taai, Sultana, Evergreen, mueslireep, plakje cake of vruchtenvlaai, toastjes, pepsels, Japanse mix of Snack-a-Jacks, ontbijtkoek, eierkoek

Groep groenten en fruit: kiwi, appel, peren, sinaasappels, bananen, druiven, ananas, groente van het seizoen, tomaat, komkommer, ijsbergsla, roerbakgroenten, witlof, ui, rode knoflook, sperziebonen

Groep zuivel, vlees, vis, ei en vleesvervangers: magere yoghurt of Optimel yoghurt, halfvolle melk of karnemelk, Optimel kwark, Optimel drink, magere kwark, tartaar, rundvleesreepjes, biefstuk, kipfilet, zalmfilet, haring

Groep aardappelen, rijst en pasta: aardappelen, rijst, macaroni

Groep vetten en oliën: halvarine, magere jus, olijfolie, magere sladressing op yoghurtbasis

Dranken: jus d'orange, fruitontbijt, rode wijn of rosé

Overige: Conimex woksaus, tapenade, stroganoffsaus (zie recept blz. 203)

Boodschappenlijst recepten week 4 op gewicht blijven

Lasagne met héél veel groenten voor 4 personen recept van de week:
300 gram rundergehakt, gehaktkruiden naar eigen smaak toevoegen, 500 gram boerensoepgroenten (gesneden),2 uien, 1 teentje knoflook, 2 blikken, tomatenblokjes, scheutje rode wijn, Tabasco, scheutje Worschestershiresauce, 1 blokje kruidenbouillon, 1 pak lasagnebladen (naturel of 'verde'), 1 zakje 30+ kaas, geraspt

Overheerlijke röstitaart voor 4 personen blz. 186:
600 gram kant-en-klare rösti, 2 losgeklopte eieren, peper en zout, 2 eetlepels tuinkruiden, 1 prei, in dunne ringen, 3 eetlepels geraspte kaas, 3 vleestomaten, 6 plakken mozzarella, 1 bosje basilicum

Stroganoffsaus blz. 203:
2 grote uien, 1 rode paprika, 250 gram champignons, 2 eetlepels olijfolie, 2 tenen knoflook, tomatenpuree (2 blikje), groentenbouillonblokje, scheutje cognac, Worchestershiresauce 250 ml demi crème fraîche

N.B. Je kan ieder recept vervangen voor een gelijkwaardig recept uit hoofdstuk 16: recepten (vanaf blz. 158).

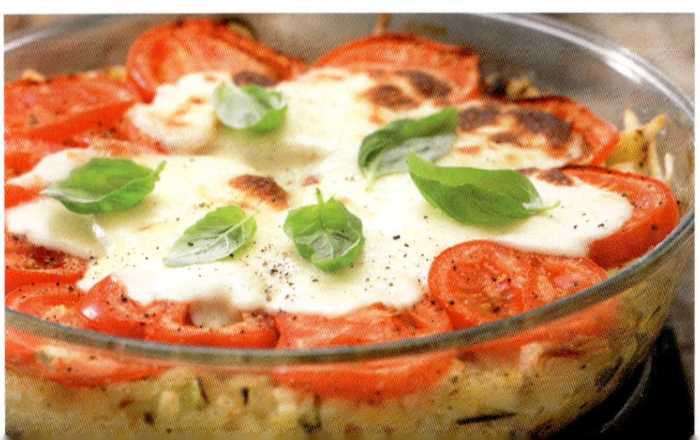

Overheerlijke röstitaart

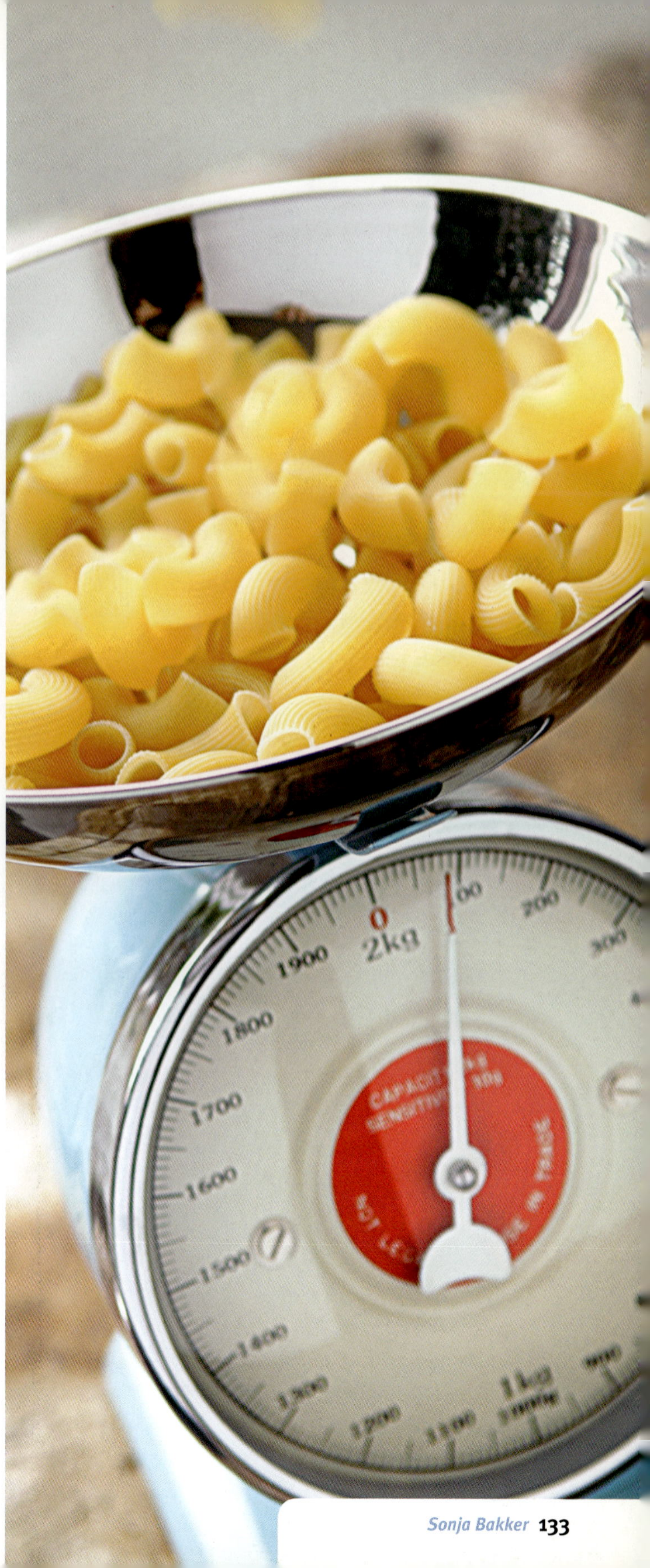

4e weekmenu

op gewicht blijven

VROUW

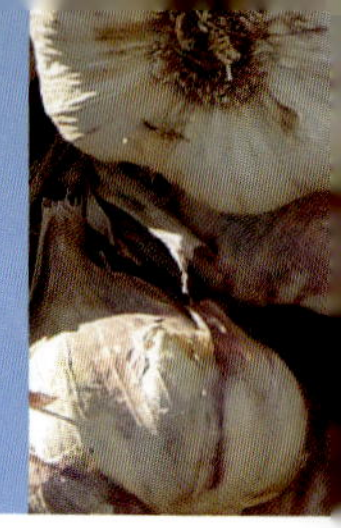

Maandag

Ontbijt: 350 gram magere yoghurt met 2 eetlepels Kellog's K of muesli, 1 glas water – **Tussendoor:** 1 banaan, 2 glazen water – **Lunch:** 3 volkoren boterhammen met halvarine, 2x magere smeerworst, 1x sandwichspread, 1 glas halfvolle melk, 1 sinaasappel – **Tussendoor:** 1 Evergreen, 1 glas water – **Diner:** 150 gram aardappelpuree, 200 gram groente van het seizoen, 100 gram tartaar, 1 juslepel magere jus – **'s Avonds:** 250 gram Optimel yoghurt, 1 glas water

Dinsdag

Ontbijt: 2 crackers met halvarine, 1x halvajam, 1x appelstroop, 1 plak ontbijtkoek met halvarine, 1 glas fruitontbijt, 1 glas water – **Tussendoor:** 1 appel,1 glas Optimel drink – **Lunch:** 350 gram magere yoghurt met 2 eetlepels muesli, 1 kiwi, 1 glas water – **Tussendoor:** 1 stuk taai taai, 2 glazen water – **Diner:** 150 gram gebakken aardappelen, 200 gram salade van ijsbergsla, tomaten, 100 gram kipfilet – **'s Avonds:** 1 plak ontbijtkoek, 1 glas water

Woensdag

Ontbijt: 2 crackers met halvarine, 2x halvajam, 1 glas halfvolle melk, 1 glas water – **Tussendoor:** 1 mueslibol met halvarine, 1 glas water – **Lunch:** 2 volkoren boterhammen met halvarine, 1x ossenworst, 1x sandwichspread, 1 glas water – **Tussendoor:** 1 sinaasappel, 1 glas water – **Diner:** 150 gram gekookte zilvervliesrijst, 200 gram roerbakgroenten, 100 gram rundvleesreepjes, 1 scheutje Conimex woksaus – **'s Avonds:** 250 gram gemengd fruit, 1 glas water

Donderdag

Ontbijt: 250 gram magere kwark, 1 mueslibol met halvarine, 1 glas water – **Tussendoor:** 1 appel – **Lunch:** 1 pistolet met tonijnsalade, 250 gram gemengd fruit, 1 glas halfvolle melk, 1 glas water – **Tussendoor:** 1 mueslireep, 1 glas water – **Diner:** 150 gram gekookte aardappelen, 100 gram zalmfilet, 200 gram witlof met kaas uit de oven, 1 juslepel magere jus – **'s Avonds:** Streng! 2 glazen water

Vrijdag

Ontbijt: 2 volkoren boterhammen met halvarine, 1x 20+ smeerkaas, 1x kipfilet, 1 glas fruitontbijt, 1 glas water – **Tussendoor:** 250 gram gemengd fruit, 2 glazen water – **Lunch:** 3 crackers met halvarine, 2x halvajam, 1x appelstroop, 1 volkoren boterham met halvarine, 1x 20+ smeerkaas, 1 glas karnemelk – **Tussendoor:** 1 kop Opkikker, 1 glas water – **Diner:** 250 gram lasagne (recept van de week), 1 schaaltje rauwkost – **'s Avonds:** 1 bakje Japanse mix, 1 glas rode wijn of 1 glas rosé, 1 glas water

Zaterdag

Ontbijt: 2 beschuitjes met halvarine, 1x halvajam en 1x vruchtenhagel, 1 glas karnemelk of halfvolle melk – **Tussendoor:** 1 sinaasappel, 1 glas water – **Lunch:** 1 volkoren pistolet met halvarine en 1 gebakken ei met 30+ kaas, 250 gram magere yoghurt, 2 glazen water – **Tussendoor:** 1 plakje cake of 1 punt vruchtenvlaai, 1 glas water – **Diner:** 250 gram röstitaart (recept zie bladzijde 186), extra rauwkost, 1 glas rode wijn – **'s Avonds:** 1 glas rode wijn of 1 glas rosé, 4x stukjes stokbrood met tapenade (recept zie bladzijde 65), 1 glas water

Zondag

Ontbijt: 2 croissants met halvarine, 1x rosbief, 1x halvajam, 1 glas Optimel drink – **Tussendoor:** 1 sinaasappel, 1 glas water – **Lunch:** 1 tosti Hawaï (met 30+ kaas en schijven ananas), 1 glas halfvolle melk, 1 glas water – **Tussendoor:** 1 appel, 2 glazen water – **Diner:** 150 gram gebakken aardappelen, 200 gram sperziebonen, 100 gram biefstuk met stroganoffsaus (zie recept bladzijde 203), bakje rauwkost – **'s Avonds:** 1 zakje Snack-a-Jacks, 1 glas rode wijn of 1 glas rosé, 1 glas water

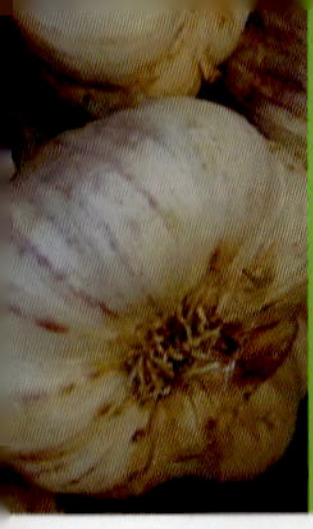

MAN

Maandag

Ontbijt: 1 volkoren boterham met halvarine en vruchtenhagel, 350 gram magere yoghurt met 4 eetlepels Kellog's Special K, 1 glas water – **Tussendoor:** 1 banaan, 1 glas water – **Lunch:** 3 volkoren boterhammen met halvarine, 2x magere smeerworst, 1x sandwichspread, 1 glas halfvolle melk, 1 glas water – **Tussendoor:** 1 pakje Sultana, 1 glas water – **Diner:** 175 gram aardappelpuree, 200 groente van het seizoen, 100 gram tartaar, 1 juslepel magere jus – **'s Avonds:** 250 gram Optimel yoghurt met 1 appel, 1 glas water

Dinsdag

Ontbijt: 2 crackers met halvarine, 1x kipfilet, 1x achterham, 1 krentenbol met halvarine, 1 glas fruitontbijt, 1 glas water – **Tussendoor:** 1 appel, 1 glas water – **Lunch:** 3 volkoren boterhammen met halvarine, 2 x 30+ kaas, 1x pindakaas, 1 appel, 1 glas water – **Tussendoor:** 1 kop Opkikker – **Diner:**175 gram gebakken aardappelen, 200 gram salade van ijsbergsla, tomaten, 100 gram kipfilet – **'s Avonds:** 1 plak ontbijtkoek, 1 glas water

Woensdag

Ontbijt: 2 crackers met halvarine, 2x halvajam, 1 glas halfvolle melk, 1 glas water – **Tussendoor:** 1 peer, 1 glas water – **Lunch:** 2 volkoren boterhammen met halvarine, 1x pindakaas, 1x magere smeerworst, 250 gram Optimel yoghurt, 1 glas water – **Tussendoor:** 1 eierkoek, 1 glas water – **Diner:** 175 gram gekookte zilvervliesrijst, 200 gram roerbakgroenten, 100 gram rundvleesreepjes, 1 scheutje Conimex woksaus – **'s Avonds:** 250 gram gemengd fruit, 1 glas water

Donderdag

Ontbijt: 2 crackers met halvajam, 1 glas halfvolle melk, 1 glas water – **Tussendoor:** 1 pakje Evergreen – **Lunch:** 2x volkoren pistolet, 1x 'gezond', 1x rosbief, 1 glas halfvolle melk, 1x appel, 1 glas water – **Tussendoor:** 1 plak ontbijtkoek met halvarine, 1 glas water – **Diner:** 175 gram gekookte aardappelen, 100 gram zalmfilet, 200 gram witlof met kaas en/of ham uit de oven, 1 juslepel magere jus – **'s Avonds:** 1 bakje magere kwark, 2 glazen water

Vrijdag

Ontbijt: 2 volkoren boterhammen met halvarine, 1x 20+ smeerkaas, 1x halvajam, 1 glas halfvolle melk, 1 glas water – **Tussendoor:** 1 trosje druiven, 1 glas water – **Lunch:** 2 volkoren boterhammen met halvarine, 1x pindakaas, 1x achterham, 1 glas fruitontbijt, 1 sinaasappel, 1 glas water – **Tussendoor:** 1 krentenbol met halvarine en evt. plak 30+ kaas, 1 glas water – **Diner:** 250 gram lasagne (recept van de week), 1 bakje rauwkost – **'s Avonds:** 1 handje pepsels, 1 glas rode wijn of 1 glas rosé, 1 glas water

Zaterdag

Ontbijt: 3 crackers met halvarine, 2x halvajam en 1x vruchtenhagel, 1 glas karnemelk of halfvolle melk – **Tussendoor:** 1 trosje druiven, 2 glazen water – **Lunch:** 2 volkoren pistolets met halvarine, 1x pindakaas, 1x 30+ kaas, 1 zoute haring, 1 glas halfvolle melk – **Tussendoor:** 1 plak cake of 1 punt vruchtenvlaai, 1 glas water – **Diner:** 250 gram röstitaart (recept zie bladzijde 186), extra rauwkost – **'s Avonds:** 5x stukjes stokbrood met tapenade (recept zie bladzijde 65), 1 glas water, 1 glas rode wijn of rosé

Zondag

Ontbijt: 2 croissants met halvarine, 1x rosbief en een gebakken eitje, 1 glas Optimel drink – **Tussendoor:** 1 sinaasappel, 1 glas water – **Lunch:** 1 tosti Hawaï (met 30+ kaas en schijven ananas), 1 glas halfvolle melk, 2 glazen water – **Tussendoor:** 1 plak cake, 1 glas water – **Diner:** 150 gram gebakken aardappelen, 100 gram biefstuk met stroganoffsaus (zie recept bladzijde 203), 200 gram sperziebonen, extra rauwkost – **'s Avonds:** 1 zakje Snack-a-Jacks, 1 glas rode wijn of 1 glas rosé, 1 glas water

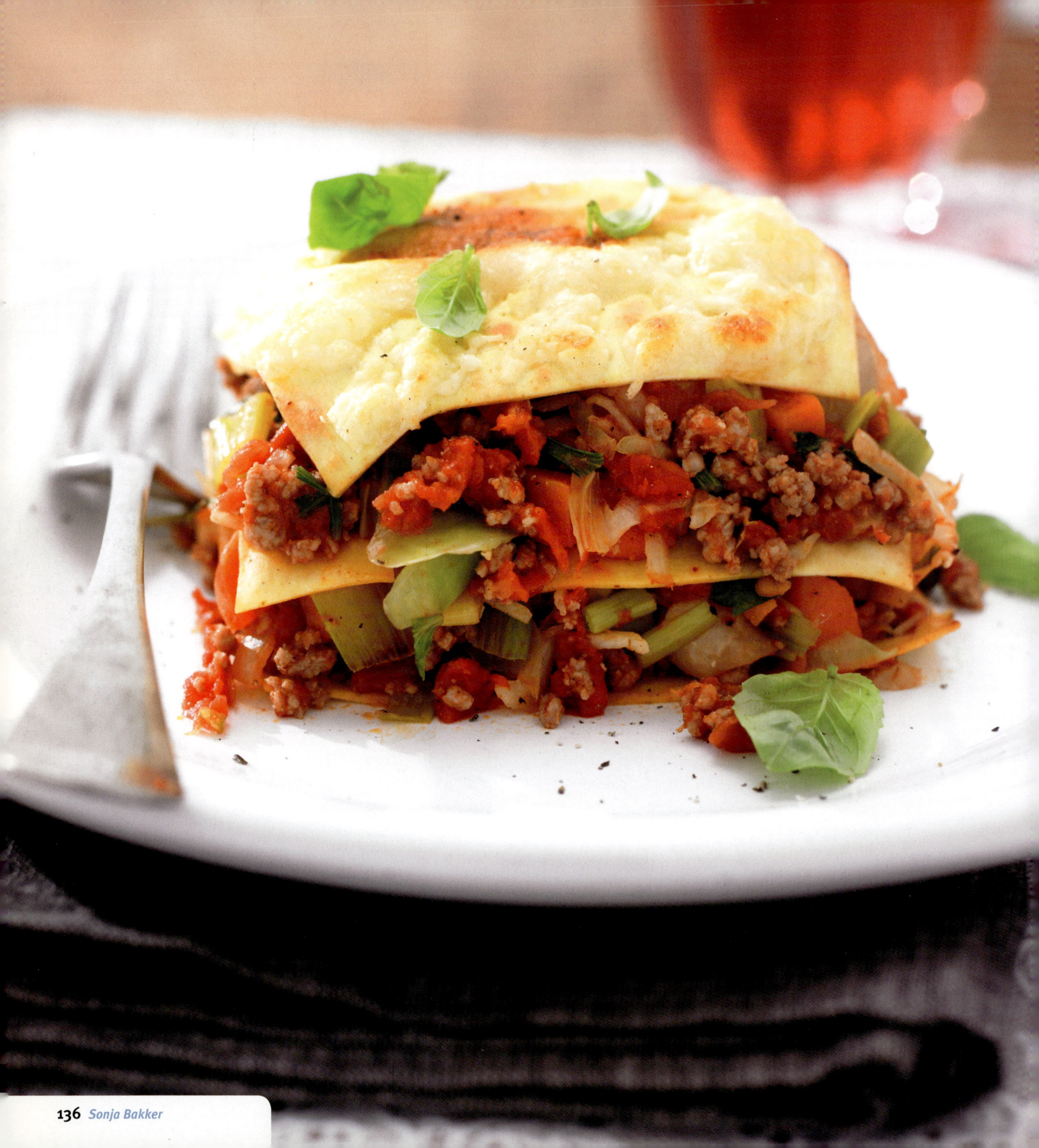

Recept van de week

Lasagne met héél veel groenten

voor 4 personen

ingrediënten

300 gram rundergehakt
gehaktkruiden naar eigen smaak toevoegen
500 gram boerensoepgroenten, gesneden
2 uien, fijngesneden
1 teentje knoflook
2 blikken tomatenblokjes
scheutje rode wijn
een paar druppeltjes Tabasco
scheutje Worchestersauce
1 blokje kruidenbouillon
1 pak lasagnebladen (naturel of 'verde')
1 zakje 30+ kaas, geraspt

Extra nodig:
ovenschaal

bereiding

Verwarm de oven voor op 200° C. Bak het gehakt met wat gehaktkruiden rul in een braadpan in eigen vet. Voeg de ui toe, bak deze glazig. Pers de knoflook uit boven de pan en laat 1 minuut fruiten. Doe daarna de soepgroenten erbij en bak deze een paar minuten mee. Voeg de tomatenblokjes toe en roer door. Breng de saus op smaak met de rode wijn, een scheut Worchestersauce, een paar druppeltjes Tabasco (let op, erg pittig!) en de bouillontablet. Bedek de bodem van de ovenschaal met de saus. Daarna wat lasagnebladen, weer wat saus, lasagnebladen enz. Eindig met de saus. Strooi als laatste de 30+ kaas over de lasagne. Zet de schaal ± 25 minuten in de voorverwarmde oven.

Bevat per portie circa 325 kcal.

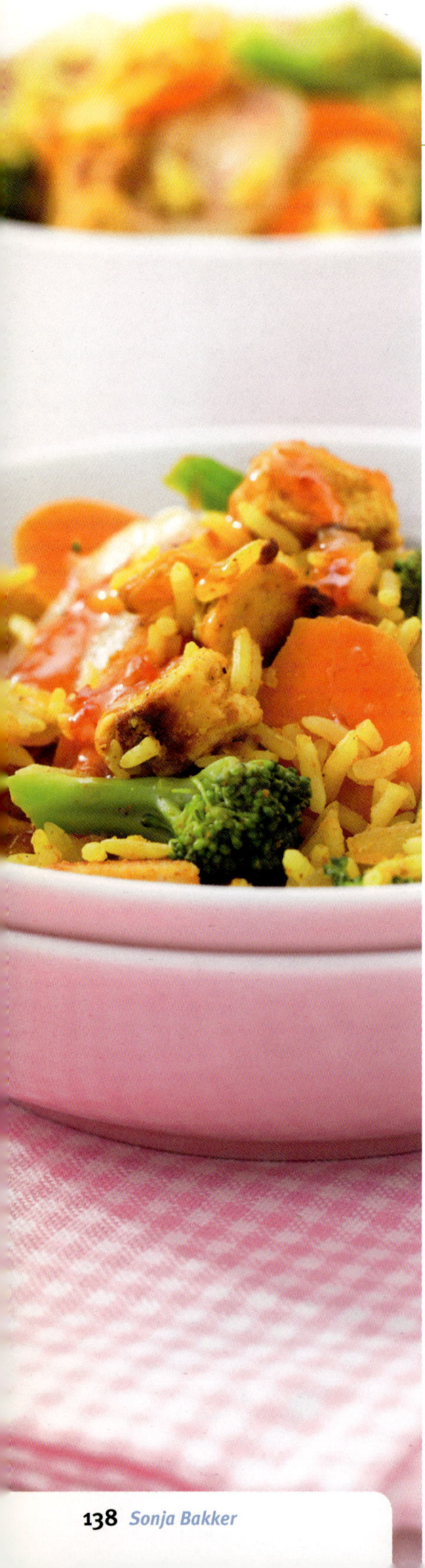

Eigen weekmenu

Als je op gewicht bent en de vier 'op gewicht'-weekmenu's hebt gevolgd, kan het handig zijn om nog een tijdje elke dag te noteren wat je hebt gegeten. Het kan een houvast zijn om je gezonde eetpatroon voort te zetten.

week ......

Maandag

Ontbijt: ______

Tussendoor: ______

Lunch: ______

Tussendoor: ______

Diner: ______

's Avonds: ______

Dinsdag

Ontbijt: ______

Tussendoor: ______

Lunch: ______

Tussendoor: ______

Diner: ______

's Avonds: ______

Woensdag

Ontbijt: ______

Tussendoor: ______

Lunch: ______

Tussendoor: ______

Diner: ______

's Avonds: ______

Donderdag

Ontbijt:

Tussendoor:

Lunch:

Tussendoor:

Diner:

's Avonds:

Vrijdag

Ontbijt:

Tussendoor:

Lunch:

Tussendoor:

Diner:

's Avonds:

Zaterdag

Ontbijt:

Tussendoor:

Lunch:

Tussendoor:

Diner:

's Avonds:

Zondag

Ontbijt:

Tussendoor:

Lunch:

Tussendoor:

Diner:

's Avonds:

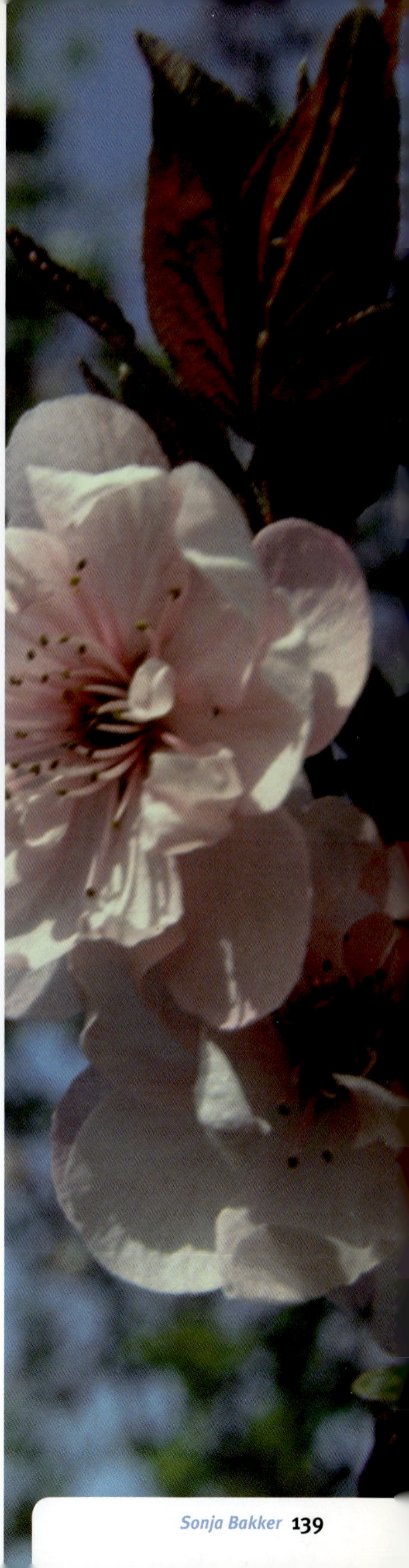

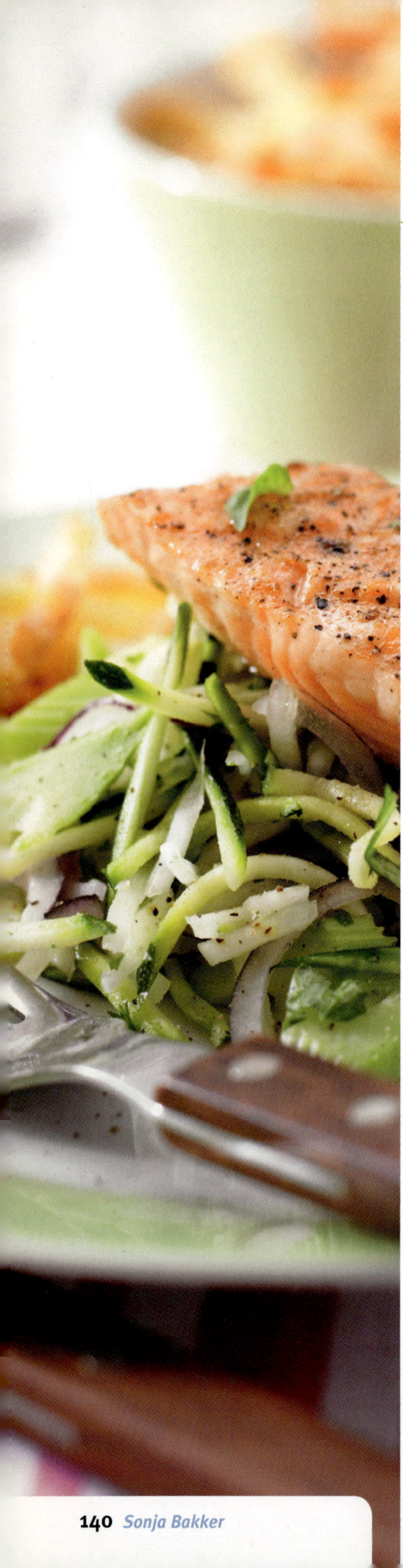

Eigen weekmenu

week ......

Maandag

Ontbijt:

Tussendoor:

Lunch:

Tussendoor:

Diner:

's Avonds:

Dinsdag

Ontbijt:

Tussendoor:

Lunch:

Tussendoor:

Diner:

's Avonds:

Woensdag

Ontbijt:

Tussendoor:

Lunch:

Tussendoor:

Diner:

's Avonds:

Donderdag

Ontbijt:

Tussendoor:

Lunch:

Tussendoor:

Diner:

's Avonds:

Vrijdag

Ontbijt:

Tussendoor:

Lunch:

Tussendoor:

Diner:

's Avonds:

Zaterdag

Ontbijt:

Tussendoor:

Lunch:

Tussendoor:

Diner:

's Avonds:

Zondag

Ontbijt:

Tussendoor:

Lunch:

Tussendoor:

Diner:

's Avonds:

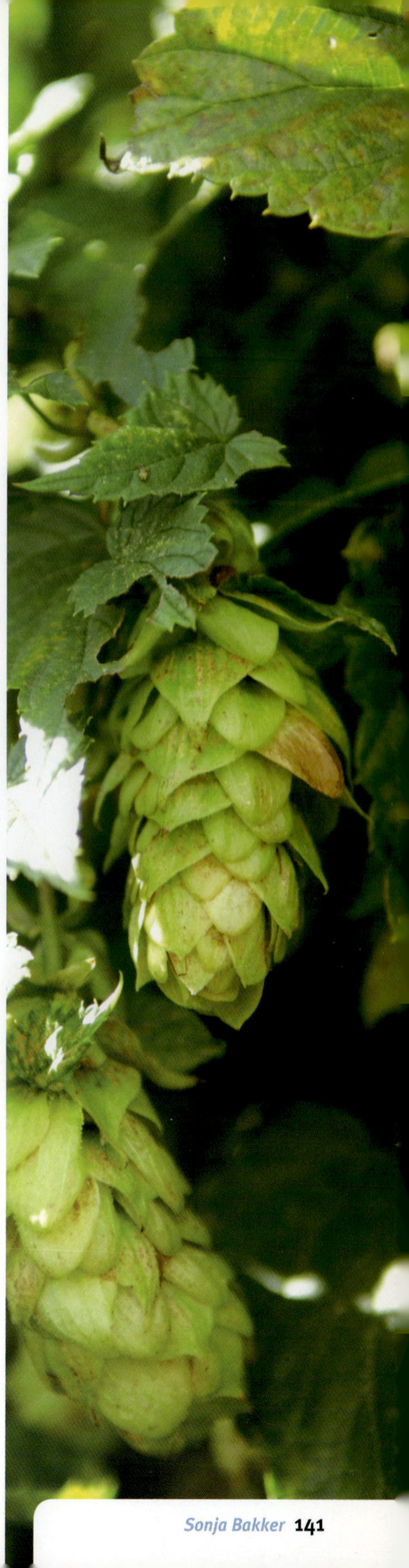

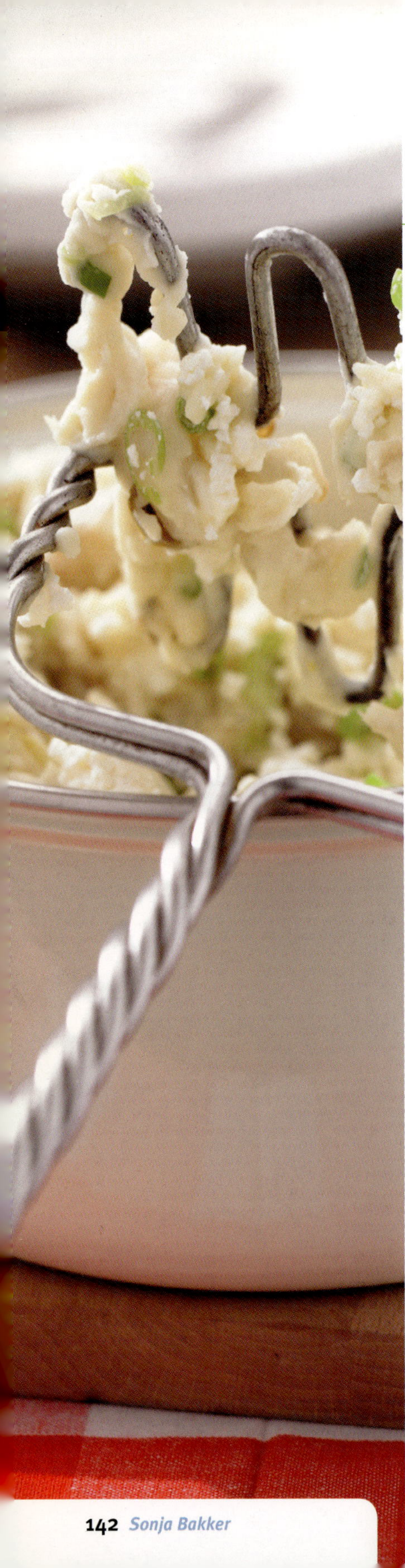

Eigen weekmenu

week ......

Maandag

Ontbijt:

Tussendoor:

Lunch:

Tussendoor:

Diner:

's Avonds:

Dinsdag

Ontbijt:

Tussendoor:

Lunch:

Tussendoor:

Diner:

's Avonds:

Woensdag

Ontbijt:

Tussendoor:

Lunch:

Tussendoor:

Diner:

's Avonds:

Donderdag

Ontbijt:

Tussendoor:

Lunch:

Tussendoor:

Diner:

's Avonds:

Vrijdag

Ontbijt:

Tussendoor:

Lunch:

Tussendoor:

Diner:

's Avonds:

Zaterdag

Ontbijt:

Tussendoor:

Lunch:

Tussendoor:

Diner:

's Avonds:

Zondag

Ontbijt:

Tussendoor:

Lunch:

Tussendoor:

Diner:

's Avonds:

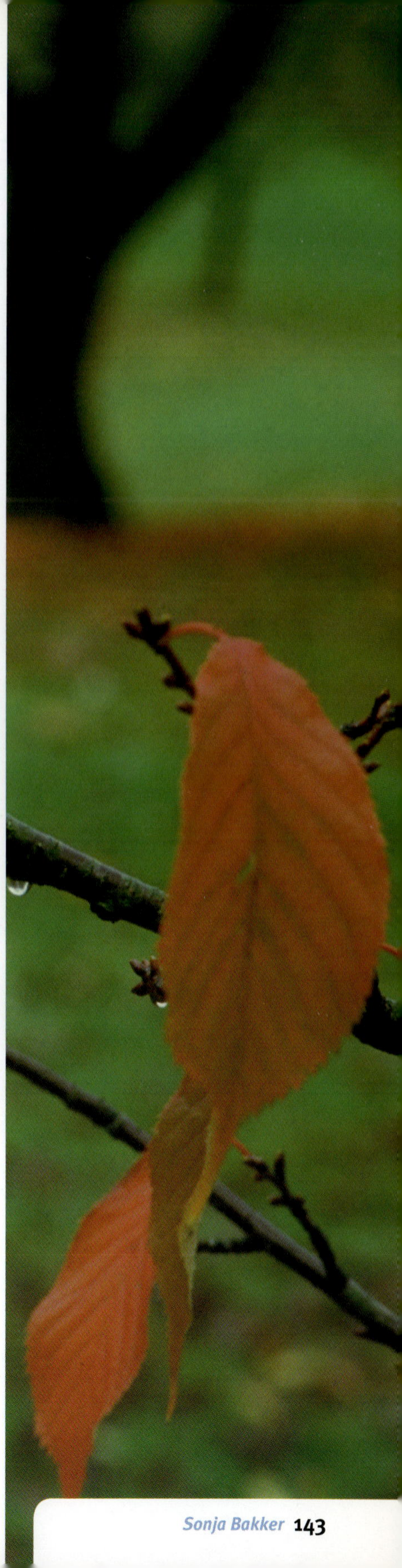

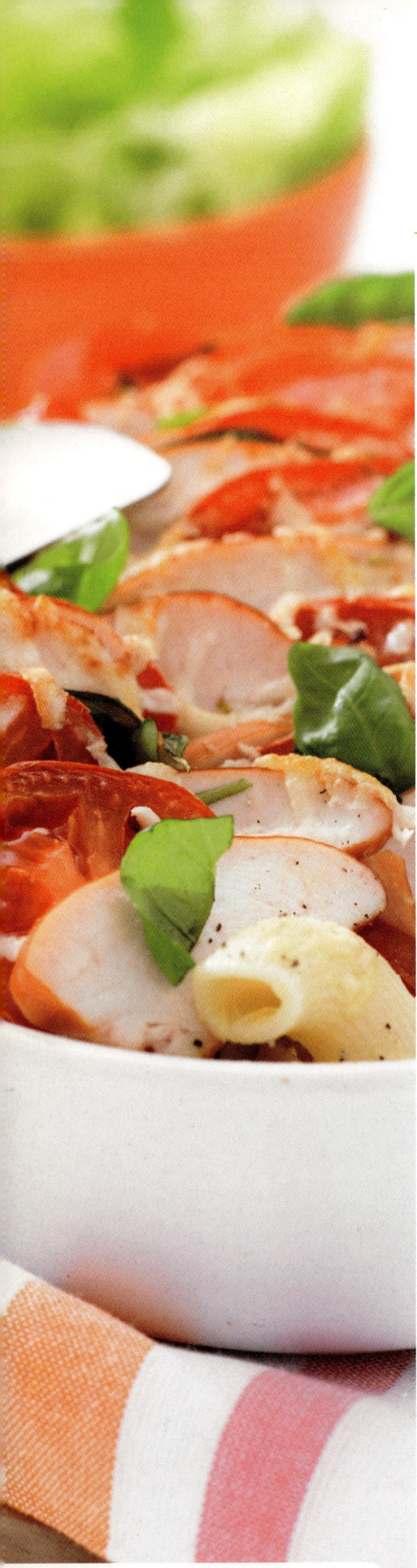

Eigen weekmenu

week ......

Maandag

Ontbijt:

Tussendoor:

Lunch:

Tussendoor:

Diner:

's Avonds:

Dinsdag

Ontbijt:

Tussendoor:

Lunch:

Tussendoor:

Diner:

's Avonds:

Woensdag

Ontbijt:

Tussendoor:

Lunch:

Tussendoor:

Diner:

's Avonds:

Donderdag

Ontbijt:

Tussendoor:

Lunch:

Tussendoor:

Diner:

's Avonds:

Vrijdag

Ontbijt:

Tussendoor:

Lunch:

Tussendoor:

Diner:

's Avonds:

Zaterdag

Ontbijt:

Tussendoor:

Lunch:

Tussendoor:

Diner:

's Avonds:

Zondag

Ontbijt:

Tussendoor:

Lunch:

Tussendoor:

Diner:

's Avonds:

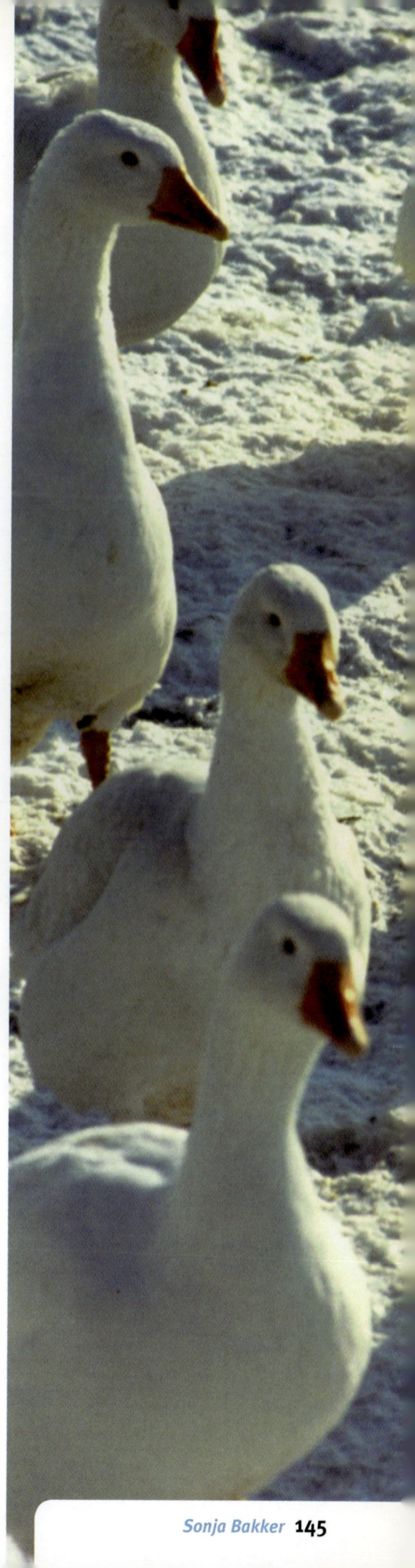

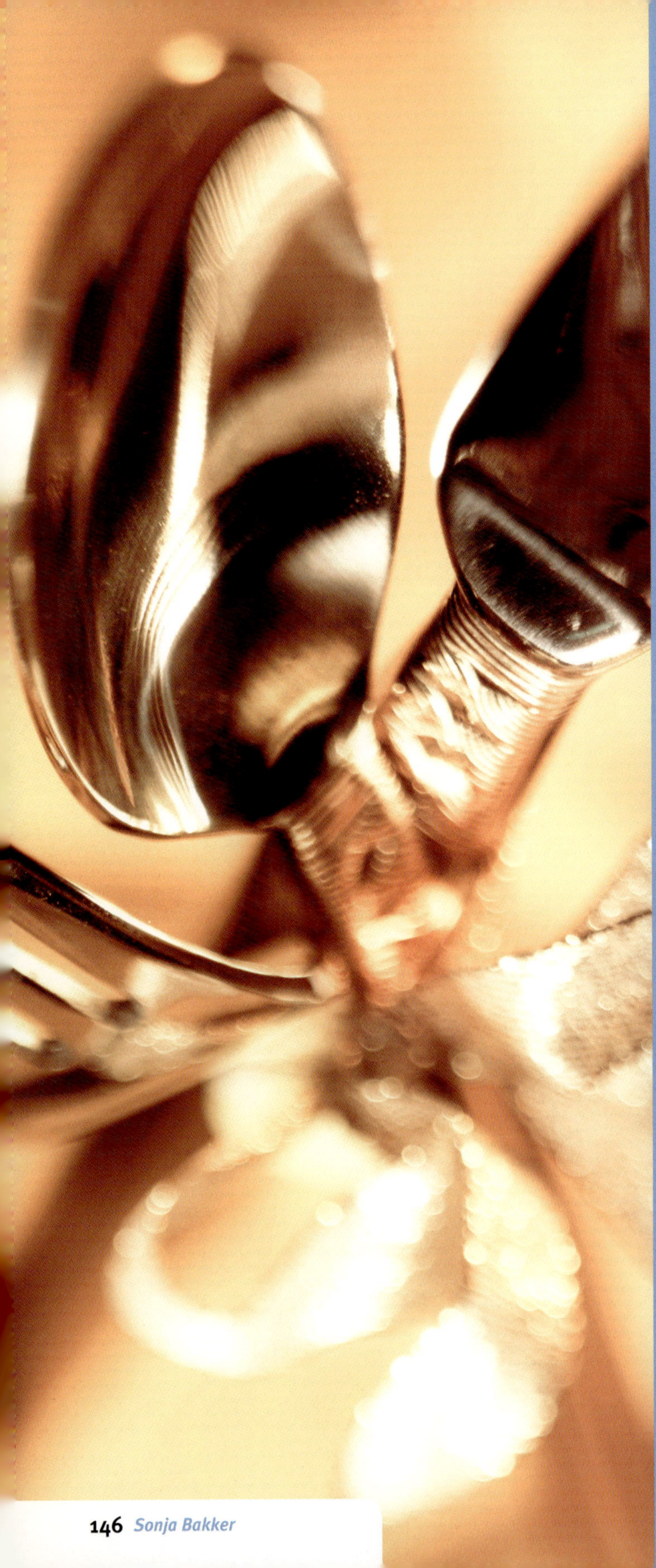

vragen v/d week

Ik ga nog vier weken de menu's voor 'op gewicht blijven' volgen, maar daarna? Heb je tips voor wat extra houvast?

In dit hoofdstuk heb ik een aantal 'blanco weekmenu's' gemaakt. Schrijf elke dag op wat je hebt gegeten, dan krijg je een goed inzicht in je eetpatroon. Let goed op: heb je er voldoende fruit, groenten en zuivel in verwerkt? Heb je ook goed op je tussendoortjes gelet?

Ik heb mijn BMI uitgerekend en ik heb nu een gezond gewicht. Maar eigenlijk wil ik nog wel een paar kilo kwijt.
Als je een gezond gewicht hebt bereikt, is je missie voltooid. Ik heb liever dat je over tien jaar nog steeds hetzelfde weegt dan dat je over een jaar weer bent aangekomen. Maak er geen obsessie van.

Omgaan met speciale dagen

Verjaardag

- Maak voor jezelf en je gasten een lekkere yoghurttaart of een feestelijke appelbol, te vinden achter in dit boek.
- Er zijn genoeg lekkere hapjes te bedenken die niet heel vet zijn: toastjes met bijvoorbeeld tonijnsalade, filet americain, light salade van Linera, Boursin Light, Philadelphia light of een plakje 30+ kaas, gevulde eitjes (klaargemaakt met een magere yoghurtdressing zoals Yofresh en wat kerrie, peper en zout), een hamrolletje met augurk, zoute stokjes en bakjes met rauwkost en een magere dip (yoghurt met wat chilisaus, bijvoorbeeld).
- Bakjes met Japanse mix (zonder de nootjes) en Snack-a-Jacks zijn ook vetarm.
- Neem gerust een glas rode wijn of een cola light met jonge jenever, en natuurlijk om middernacht een glas champagne om het nieuwe jaar in te knallen.

Vakantie

Op vakantie is alles anders dan thuis. Ik raad je aan niet te streng voor jezelf te zijn, maar om wel zo veel mogelijk in je ritme van drie maaltijden en twee of drie tussendoortjes te blijven. Neem eventueel wat Evergreens mee van huis. Is er een zwembad in de buurt? Duik daar dan elke dag een half uurtje in of ga wandelen. En vergeet niet te genieten!

Barbecuen

Je hoeft de barbecue echt niet in de schuur te laten staan als je wat kilo's kwijt wilt raken. Met de volgende tips past een avondje barbecuen perfect in een gezond weekmenu.

- Vermijd witte sauzen (o.a. mayonaise en knoflooksaus) en pindasaus. Dit zijn echte dikmakers! Achterin mijn boek staan verantwoorde en lekkere recepten voor sausjes.
- Kies voor rode sauzen, zoals bijvoorbeeld ketchup, barbecuesaus, sjashlicksaus.
- Mannen raad ik aan ongeveer vijf stukjes vlees te eten, vrouwen vier stukjes vlees.
- Maak zomerse salades met sla, tomaat, komkommer etc. op deze manier heb je evengoed je bordje vol.
- Ook lekker: een verse fruitsalade.
- Groentespiezen zijn ook heel lekker. Zet bakjes gesneden groenten (paprika, champignons, minikrieltjes (voorgekookt), courgette) klaar en laat je gasten zelf hun spies samenstellen.
- Voor vegetariërs zijn er lekkere barbecuepakketten van Valess te koop, met hamburgers en worstjes.
- Wikkel een aardappel in aluminiumfolie en pof deze in de houtskool.
- Een paar stukje stokbrood (zonder kruidenboter!) mag best, maar let op dat je niet ongemerkt te veel neemt.
- Rosé en rode wijn kun je er gerust bij drinken, maar houd het bij twee glazen.
- Zin in een toetje? Kies dan voor een lekkere plak verse ananas, even gegrild op het barbecuerooster.

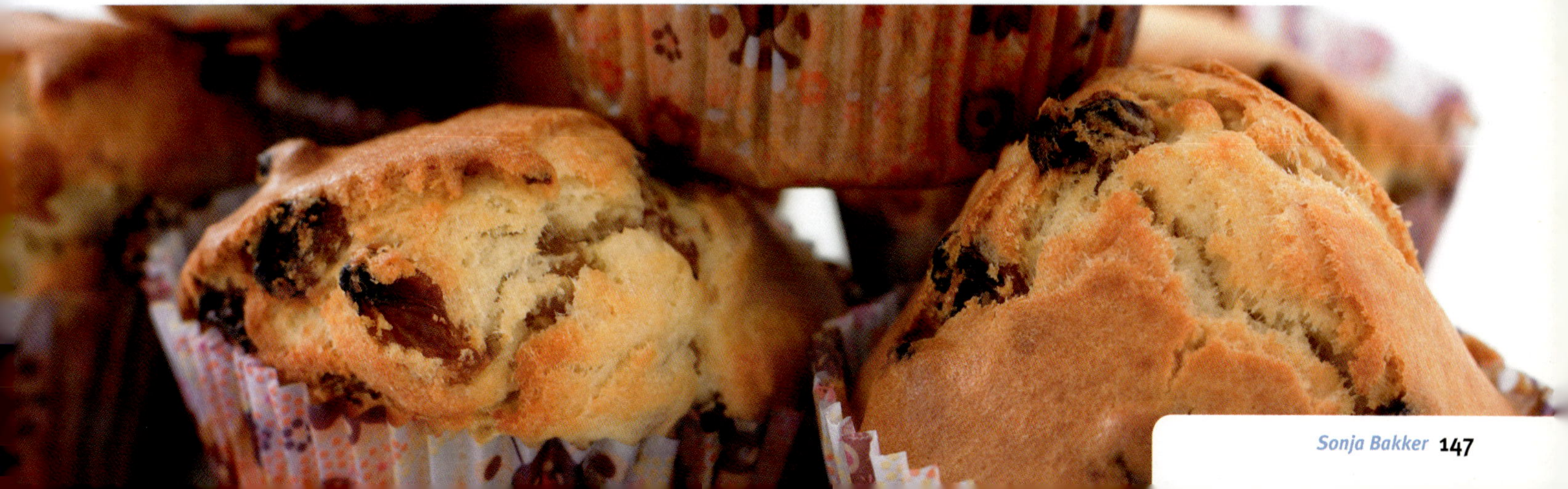

HOOFDSTUK

14

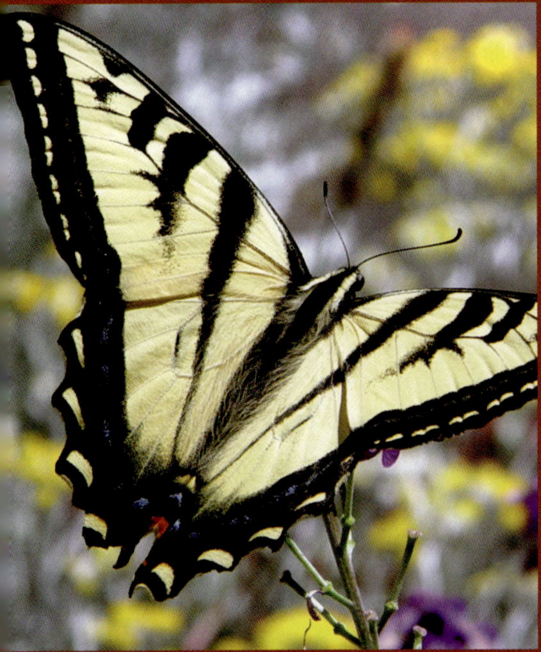

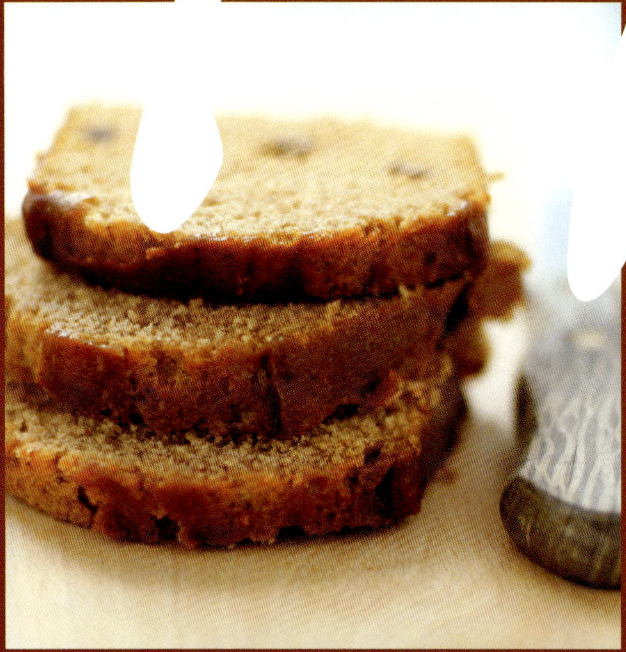

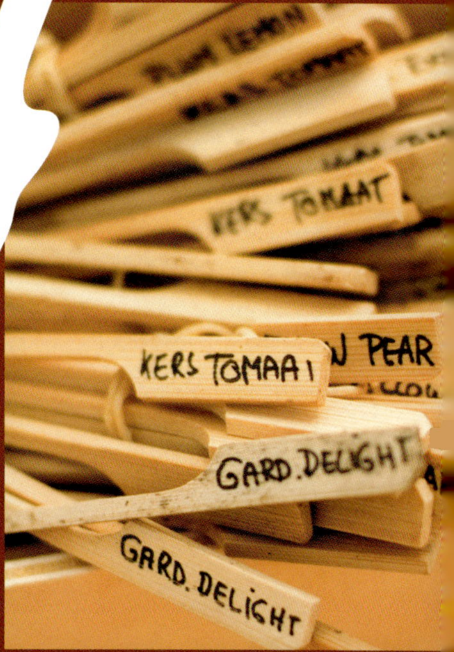

Voeding en gezondheid

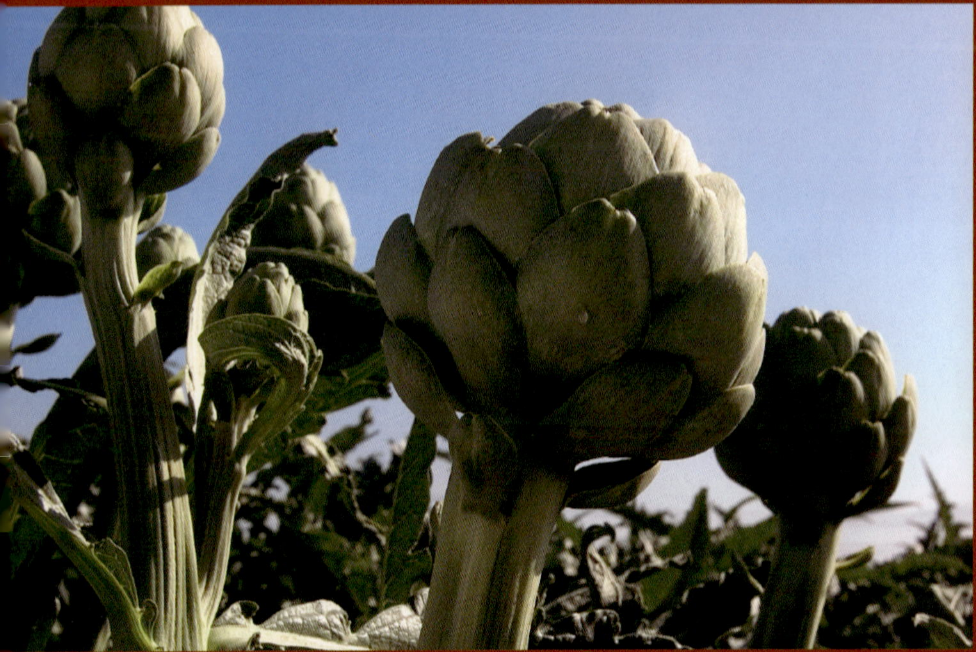

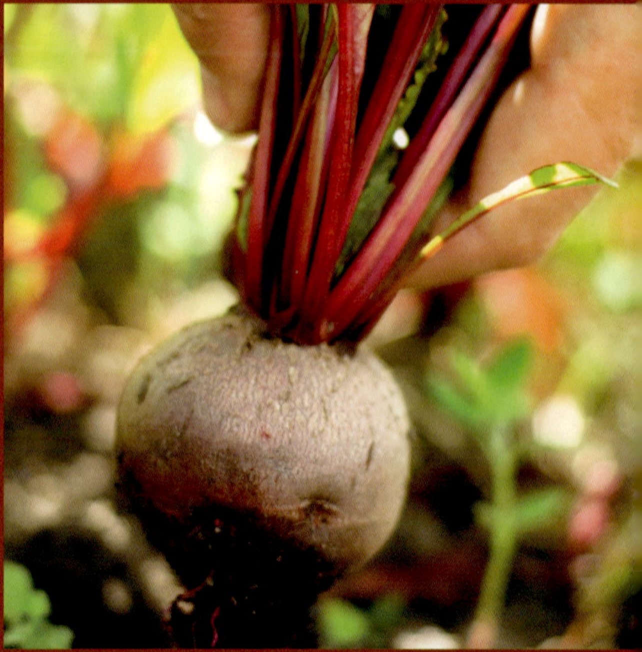

Het kan niet voldoende benadrukt worden: overgewicht heeft een nadelige invloed op onze gezondheid. Het is niet alleen belangrijk om een gezond gewicht na te streven, ook dat je beseft wat je eet.

voeding en kanker

De afgelopen tientallen jaren heeft wetenschappelijk onderzoek aangetoond dat er een verband is tussen het ontstaan van kanker en ons eigen gedrag. Bij ongeveer 50 tot 70% van de mensen die aan kanker overlijden, heeft een ongezonde leefstijl een belangrijke rol gespeeld bij het ontstaan van de ziekte. Met een gezonde leefstijl kun je zelf veel doen om het risico op kanker te beperken. Maar een manier van leven die kanker gegarandeerd voorkómt, is er helaas niet. Vaak is kanker het gevolg van een samenloop van omstandigheden. Naast aanleg of leefgewoonten kan toeval een rol spelen. Iemand die altijd gezond heeft geleefd, kan tóch kanker krijgen. En andersom kan iemand die altijd heeft gerookt, oud worden zónder kanker te krijgen. Meestal zijn er op individueel niveau geen oorzaken aan te wijzen. Maar omdat een gezond gewicht en gezonde voeding het risico op kanker beperkt, lees je hier de meest gestelde vragen en antwoorden over kanker.

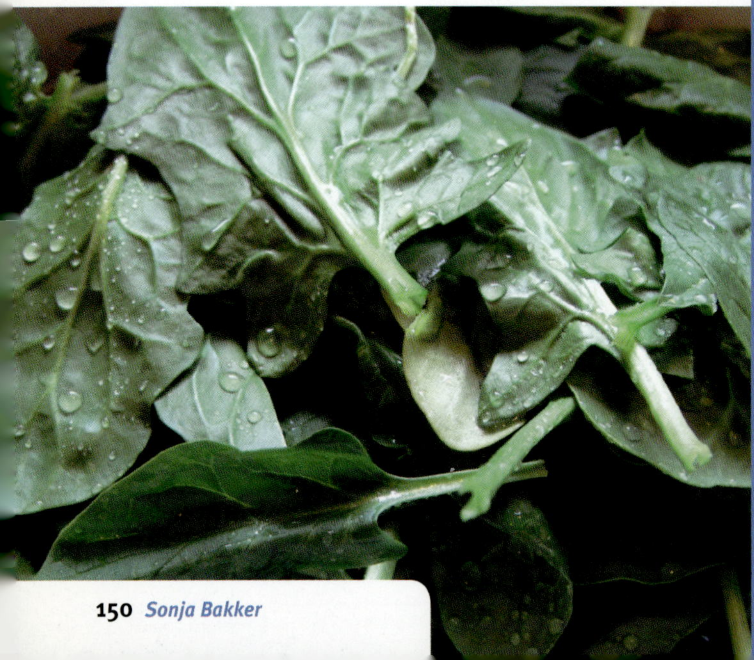

vraag & antwoord

Waarom zou ik dagelijks twee ons groenten en twee stuks fruit eten?

Het eten van voeding met veel groenten en fruit verkleint het risico op kanker, met name op kanker van mond- en keelholte, slokdarm en de maag. Er zijn aanwijzingen dat vitamine C en foliumzuur (die in groenten en fruit voorkomen), een rol spelen. Maar ook andere bio-actieve stoffen lijken van invloed. Het is heel waarschijnlijk dat niet één stof of enkele stoffen zorgen voor het gunstige effect, maar dat het vooral gaat om de wisselwerking tussen een groot aantal stoffen. Wie meer groenten en fruit eet, zorgt voor grotere hoeveelheden van de stoffen die waarschijnlijk het gunstige effect bewerkstelligen. Omdat niet precies bekend is welke bestanddelen gunstig zijn, kan ook niet worden gezegd dat de ene groentesoort of vrucht beter is dan de andere. Het advies is daarom ook: breng volop variatie aan bij de keuze van groente en fruit.

Hoe zit het eigenlijk met nitraat en nitriet in groente?
Nitraat komt van nature in groente voor, de hoeveelheid verschilt per groentesoort. Nitraat kan schadelijk zijn wanneer het in nitriet wordt omgezet, wat gebeurt bij het bewaren van groente. Maar ook in ons lichaam wordt nitraat omgezet in nitriet. Vervolgens kunnen nitrosaminen worden gevormd. Sommige van die nitrosaminen blijken kankerverwekkend te zijn, blijkt uit dierproeven. Maar hoeveel nitrosaminen bij de mens worden gevormd en wat precies de schadelijke gevolgen zijn, is nog niet duidelijk. Wat wel vast staat is dat royale porties groenten, ondanks nitraat, bescherming bieden tegen het ontstaan van kanker. Maar afwisseling is belangrijk. Houd als richtlijn aan: maximaal twee keer per week een portie (van circa 200 gram) nitraatrijke groente en vijf keer een keuze uit de nitraatarme soorten. Bewaar verse nitraatrijke groente niet langer dan twee dagen in de koelkast en bewaar geen restjes gekookte nitraatrijke groente.

Nitraatrijke soorten zijn: andijvie, bleekselderij, postelein, raapstelen, waterkers, rode biet, sla, spinazie, spitskool, Chinese kool, koolrabi en venkel.

Spinazie combineren met vis, mag dat?
Uit voorzorg is het aan te bevelen nitraatrijke groente zoals spinazie niet te combineren met vis, omdat zich in de maag kankerverwekkende nitrosaminen kunnen vormen.

Waarom zijn vitaminen zo belangrijk?
Vitaminen bieden bescherming tegen ziektes en aandoeningen. Vitamine C en E hebben een antioxidantwerking en bieden daarom mogelijk bescherming tegen kanker. Uw lichaam kan zelf geen vitaminen maken, en is dus afhankelijk van de voeding. Een uitzondering is vitamine D, deze vitamine wordt in de huid gevormd onder invloed van zonlicht. Wie gevarieerd eet, krijgt voldoende vitaminen binnen.

Waarom is voedingsvezel zo belangrijk?
Voedingsvezel is de verzamelnaam voor de onverteerbare bestanddelen van plantaardige voedingsmiddelen die onmisbaar zijn voor de spijsvertering. Hoewel een vezelrijke voeding niet direct het risico op darmkanker verkleint, blijft de vezel belangrijk voor de spijsvertering en darmwerking. Vezelrijke voeding verkleint het risico op hart- en vaatziekten en diabetes.

Krijg ik van vet eten kanker?
Hoewel vet eten geen aantoonbare invloed heeft op de kans op kanker, blijft aandacht voor minder vet in de voeding verstandig. Een te vet dagmenu vergroot de kans op hart- en vaatziekten. Bovendien houd je met een gezond eetpatroon gemakkelijker je lichaamsgewicht op peil, wat weer de kans op kanker kleiner maakt.

Vergroot overgewicht de kans op kanker?
Ja, er is een relatie tussen overgewicht en de kans op baarmoeder-, nier- en slokdarmkanker. Bij vrouwen geeft overgewicht een grotere kans op borstkanker na de overgang (menopauze). Bij mannen lijkt overgewicht de kans op darmkanker te vergroten. Voor eierstok-, alvlees- en galblaaskanker is het verband inmiddels ook waarschijnlijk. Voldoende bewegen en goede voeding maken het gemakkelijker om uw gewicht op peil te houden.
Wijn zou gunstig zijn, maar te veel alcohol is slecht. Hoe kan dat? Overmatig alcoholgebruik zorgt voor een grotere kans op kanker van mond- en keelholte, strottenhoofd of slokdarm. Dat effect wordt nog versterkt door roken. Alcoholgebruik bij vrouwen vergroot ook de kans op borstkanker. Toch wordt alcoholgebruik niet afgeraden. Dat komt door het beschermende effect van matig alcoholgebruik op hart- en vaatziekten. Drink echter niet dagelijks en in ieder geval niet meer dan twee tot drie glazen alcohol per dag. De mogelijk gunstige werking van rode wijn kan komen doordat er flavonoïden inzitten, die mogelijk een rol spelen bij het verminderen van het kankerrisico. Groenten en fruit zijn echter veel belangrijkere leveranciers van deze stof.

Heeft een vegetariër minder kans op kanker?
Uit onderzoek blijkt niet dat vlees en vleeswaren, zoals in Nederland bereid, het risico op kanker vergroot. Voor een gevarieerde voeding geldt als aanbevolen hoeveelheid 100 gram vlees (gaar gewicht 75 gram) per dag en 1 à 2 plakjes vleeswaren. Het is wel belangrijk om het vlees zorgvuldig te bereiden, zodat er geen zwarte randjes ontstaan. Hierin kunnen schadelijke stoffen worden gevormd. Overigens kan ook zonder vlees prima een gezonde voeding worden samengesteld.

Kijk voor meer informatie op de website van KWF Kankerbestrijding, www.kwfkankerbestrijding.nl.

HOOFDSTUK 15

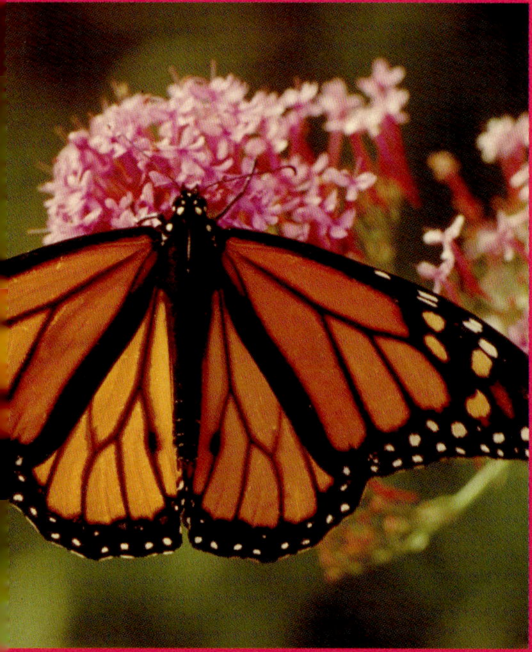

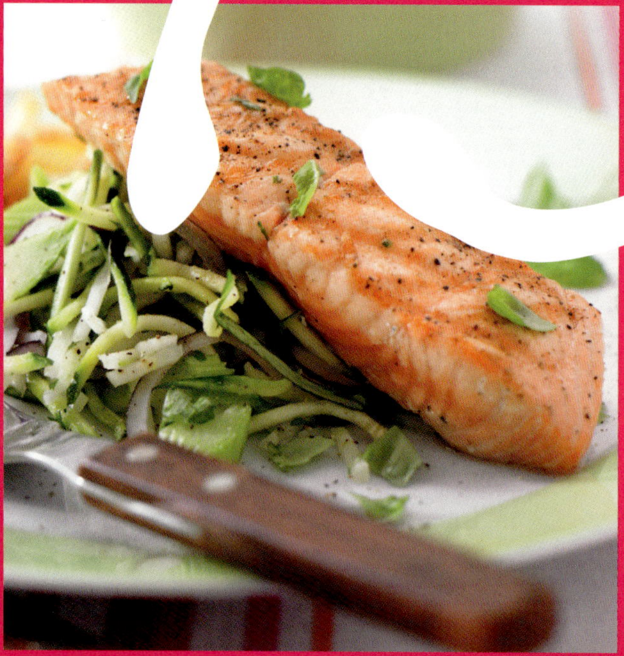

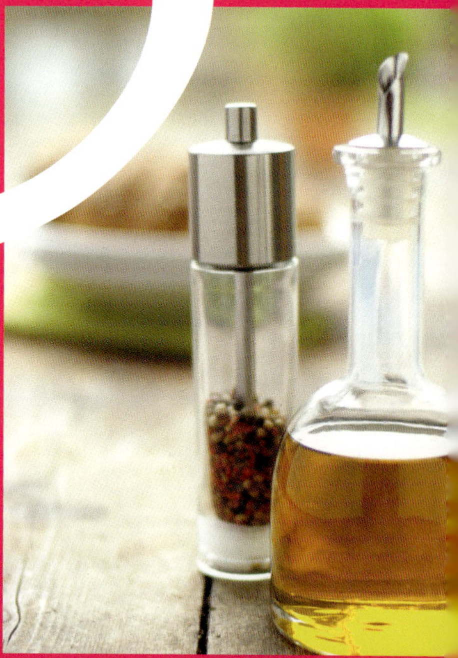

De meest gestelde vragen

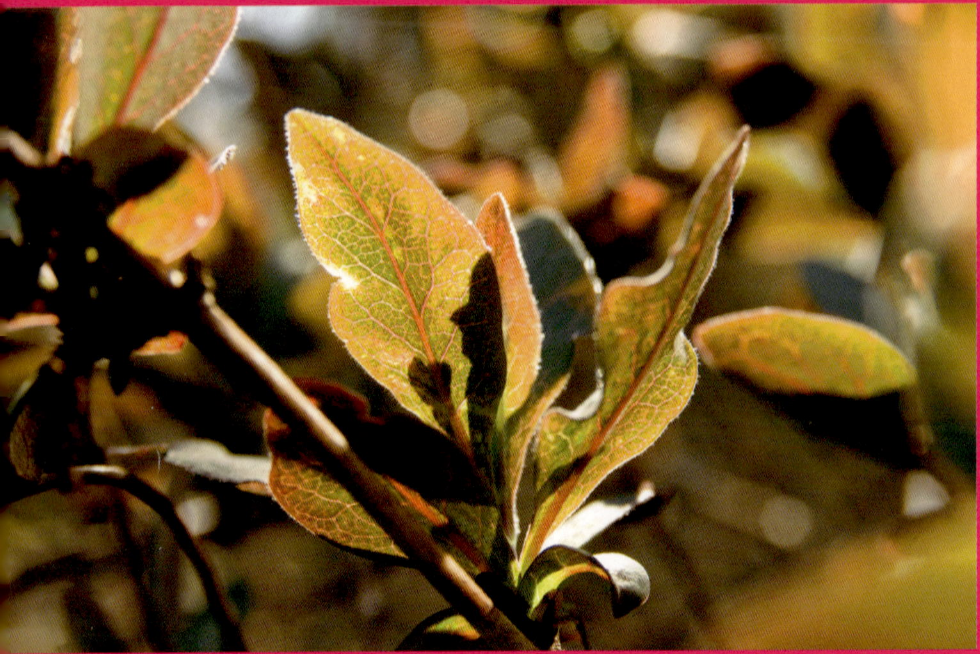

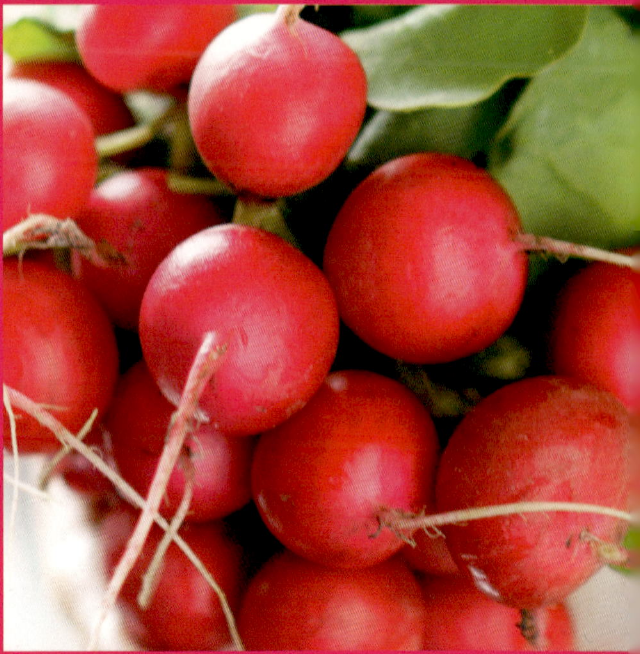

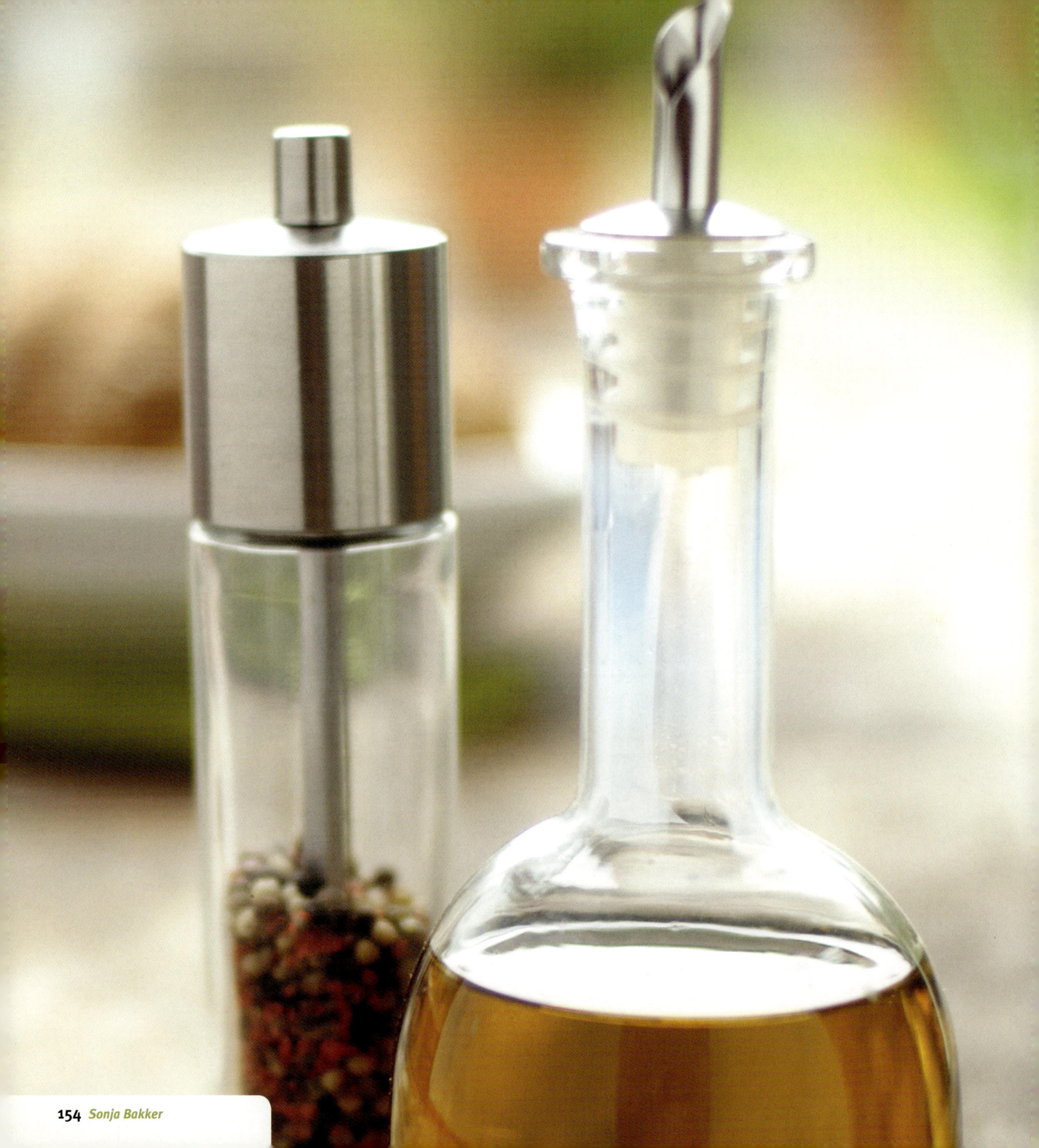

vraag & antwoord

Hoe eenvoudig mijn methode ook is, het is logisch dat je vragen hebt. Over de menu's, over voeding in het algemeen. Door de jaren heen heb ik duizenden mensen begeleid en de vragen die door hen het meest gesteld werden, heb ik hier voor je uitgewerkt.

Is het slecht om warm eten te vervangen door brood?
Je mag gerust één keer per week je warme maaltijd vervangen door een broodmaaltijd. Neem dan twee volkoren boterhammen met bijvoorbeeld magere vleeswaar en rauwkost. Doe er een kop Opkikker bij en een stuk fruit en een schaaltje magere yoghurt. Ik wil wel benadrukken dat het beter is om een volledige warme maaltijd te nemen in verband met de voedingsstoffen.

Wanneer er fruit staat, mag ik dan ook een koek nemen als tussendoortje?
Als je een tussendoortje niet lust of je wilt iets wat beter uitkomt, houd het dan altijd bij dezelfde soort. Neem zuivel voor zuivel en fruit voor fruit. Een uitzondering hierop is fruit, dat mag je altijd nemen in plaats van een ander tussendoortje. Houd er rekening mee dat sommige tussendoortjes meer calorieën bevatten dan andere. Dus wanneer er een plak ontbijtkoek staat, neem dan niet steeds de Snelle Jelle, want die bevat echt meer calorieën.

Mag ik ook maaltijden en tussendoortjes overslaan?
Het is belangrijk dat je elke maaltijd en alle tussendoortjes neemt, dit om de suikerspiegel op peil te houden en zo eetbuien te voorkomen en de stofwisseling te stimuleren. Een uitzondering is het avondtussendoortje, die mag je wel laten vervallen, omdat 's avonds je verbranding minimaal is.

Er staat een vleesvervanger op mijn menu. Mag dit ook iets anders zijn?
Vlees is moeilijk verteerbaar, daarom kies ik ervoor om af en toe een vleesloze dag in te plannen. Maar er zijn tegenwoordig zo veel vleesvervangers te koop dat het niet uitmaakt voor welk merk of soort je kiest. De meeste zijn goed te kruiden en daardoor lekker in een gerecht waarvoor je normaal gesproken vlees zou gebruiken. Vegetarische producten vind je in de koeling van de supermarkt bij het vlees.

Moet ik halvarine op mijn brood smeren? Eigenlijk lust ik dit niet.
Wanneer je echt geen halvarine lust, mag je het achterwege laten. Maar je lichaam heeft wel vetten nodig. Neem 's avonds in ieder geval jus en doe eventueel een klein scheutje olijfolie door de rauwkostsalade.

Ik woon alleen en moet vaak etenswaren weggooien omdat ik ze niet opkrijg in mijn eentje. Hoe los ik dit op?
Ik stel menu's samen met zo veel mogelijk variatie, maar ik snap ook dat het zonde is als je steeds halve verpakkingen in de vuilnisbak moet gooien. Wees creatief en switch binnen de productgroepen. Als je bijvoorbeeld de ene dag Optimel moet nemen en de volgende dag yoghurt, neem dan gerust nog een keer Optimel. Kook voor vier personen (goedkoper!) en vries drie porties in.

Waarom maak je zo veel gebruik van verschillende tussendoortjes? Kan ik niet elke dag dezelfde koek nemen?
De variatie zit in elk onderdeel van het menu, dus in de maaltijden, maar ook in de tussendoortjes. Wanneer je elke dag hetzelfde zou nemen, ga je toch weer eenzijdig eten en de afwisseling maakt het juist zo leuk. Natuurlijk kun je onderling de tussendoortjes wel eens wisselen, maar houd het wel bij dezelfde soorten. Let er bij koek op dat je niet altijd de koekjes neemt met de meeste calorieën.

Ik vergeet steeds mijn tussendoortjes, kan dat kwaad?
Je tussendoortjes zijn belangrijk om je stofwisseling op gang te

houden. Ze zorgen er ook voor dat de suikerspiegel keurig op peil blijft, daardoor heb je veel minder trek in grote hoeveelheden zoetigheid. Vergeet ze dus niet, een uitzondering is het avondtussendoortje, dat mag je eventueel laten vervallen. 's Avonds functioneert je stofwisseling immers op een laag pitje.

Als er bij het avond tussendoortje 'streng!' staat, mag ik dan ook niets meer drinken?
Wanneer er 's avonds 'streng' staat is het de bedoeling dat je niets meer eet. Natuurlijk mag je nog wel wat drinken, maar probeer het beperkt te houden tot water, koffie en thee (rooibos). Je kunt ook een glas light frisdrank nemen, maar niet meer dan vier per dag. Mocht je nu enorme trek hebben, neem dan een stuk fruit of een Opkikker met een cracker.

Ik lust geen melk. Mag ik dat gewoon weglaten?
Wanneer je geen melk lust kun je dit vervangen door een ander zuivel product zoals yoghurt, Optimel drink, of kwark. Het is voor de juiste opbouw van voedingstoffen wel belangrijk dat je elke dag een zuivelproduct neemt.

Ik lust helemaal geen zuivel. Mag ik dit vervangen door sojamelk?
Wanneer je 250 ml melk mag hebben, raad ik je aan om 175 ml sojamelk te nemen. Sojamelk bevat meer calorieën dan gewone melk, vandaar dat je beter iets minder kunt nemen.

Wij eten 's avonds meestal om 19.30 uur of nog wat later. Is het echt zo dat het lichaam daardoor meer vet opslaat dan wanneer je om 18.00 uur zou eten?
Het is altijd beter om rond 18.00 uur je warme maaltijd te nuttigen, omdat je stofwisseling dan nog redelijk actief is. Als je later eet, zoals in jullie geval, adviseer ik om daarna een rondje te wandelen of fietsen. Zo activeer je evengoed je stofwisseling. Doe je dat niet, dan verteert je eten veel slechter en kom je veel sneller aan.

Ik drink veel thee en ook acht glazen water per dag. Nu hoorde ik van iemand dat dit niet goed is, omdat mijn goede stoffen zo ook zouden verdwijnen. Klopt dat?
Om alle afvalstoffen uit je lichaam te laten afvoeren, adviseer ik om twee liter water of rooibosthee te drinken. Wanneer je meer dan vier liter op een dag drinkt, bestaat er inderdaad het gevaar dat ook je vitaminen en mineralen die je nodig hebt versneld je lichaam verlaten. Te veel water drinken, dus meer dan vier liter, is ook heel slecht voor je nieren.

Mag ik de halvarine, jus en olijfolie uit de menu's achterwege laten om zo sneller af te vallen?
Nee! Hoewel je van te veel vetten inderdaad dik wordt, is het ook een belangrijke bouwstof voor je lichaam. Bepaalde vetten zijn nodig voor de groei en voor een gezonde ontwikkeling en regulering van de stofwisseling. Bij het lijnen worden al zo veel mogelijk vetten vermeden en is het zaak dat je in ieder geval wel voldoende binnenkrijgt. Daarom is het belangrijk om wél je halvarine en jus te nemen. En gebruik natuurlijk ook olijfolie om in te bakken.

Ik lust niet alle groenten. Wat nu?
Wanneer je een groente niet lust, mag je hem vervangen door een andere groente. Houd hierbij zo veel mogelijk rekening met dezelfde soort. Maar het belangrijkste is dat je groente eet, minimaal 200 gram per dag.

Je adviseert vaak lightproducten, maar wat is het alternatief voor het aspartaam? Ik heb gehoord dat dit slecht is.
Bij te veel gebruik van aspartaam kan hoofdpijn en duizeligheid optreden. Gebruik het dus met mate. Daarom adviseer ik maximaal vier glazen light frisdrank per dag en beperk het aantal zoetjes tot maximaal acht per dag. Wen jezelf aan om je koffie en thee zonder zoetstof te drinken het went echt. Neem een stuk fruit als tussendoortje en drink in plaats van de light drankjes bijvoorbeeld een glas karnemelk met een scheutje Roosvicee.

Maakt het uit wat voor soort cracker ik kies?
Met crackers bedoel ik knäckebröd, Finse rondjes etc. Een cracker mag van elke soort, smaak, en variant zijn. Ik adviseer je om het liefst volkoren of meergranen producten te kiezen. Lees wel even goed de voedingswaardetabel. De calorieën onderling kunnen nog wel eens verschillen.

Van bananen word je dik, heb ik gehoord. Klopt dat?
Nee! Een banaan is rijk aan kalium, een belangrijk mineraal voor

de spier- en zenuwfunctie. Bananen bevatten ook veel natuurlijke suikers, die snel in het bloed worden opgenomen. Je kunt twee bananen per week eten, zonder dik te worden en een rijpe banaan is nog goed voor je stoelgang ook.

Waardoor kan ik crème fraîche in sauzen vervangen?
Crème fraîche is een dikke room die vaak in sauzen wordt gebruikt omdat deze kan worden meegekookt zonder te schiften. Maar helaas bevat crème fraîche 35% vet en is daardoor minder geschikt wanneer je een magere saus wilt maken. Beter is het om als basis de demi-crème fraîche te gebruiken die je kunt aanvullen met groente en kruiden.

Passen aardbeien ook in mijn menu of zijn die te zoet?
Aardbeien zijn erg geschikt, want ze bevatten veel vitamine C en erg weinig calorieën. Bovendien bevorderen zij de opname van ijzer uit voeding.

Ik mag geen varkensvlees en rundvlees. Zijn er buiten kip nog meer alternatieven?
De reden dat ik voor rundvlees en kip kies is omdat dat de magere soorten zijn en dat is natuurlijk belangrijk wanneer je wilt afvallen. Wil je toch wat variatie, neem dan vaker vis of kies voor een vleesvervanger. Juist daar is de laatste tijd veel variatie in te vinden in zowel merken als soorten. Bij de meeste gerechten kun je vlees gewoon vervangen door een vleesvervanger. Denk eens aan vegetarisch gehakt en aan vegetarische worstjes. En ook voor op brood zijn vegetarische smeerworsten en vleeswaren te koop. Geniet ervan!

Het is weer kersenseizoen, mag ik die ook eten?
Natuurlijk kun je elk stuk fruit vervangen door een ander stuk fruit naar keuze. Kersen zijn heel erg gezond en zijn een bron van kalium. Helaas bevatten kersen ook veel natuurlijke suikers en daar kun je er maar beter niet te veel van eten. Neem gerust een keertje kersen (tien stuks per keer), maar niet te vaak.

Ik ben dol op wraps. Passen die ook in het menu en waar kan ik die dan het beste mee vullen?
Een wrap kan een lekkere afwisseling zijn voor de gewone diners. Ik adviseer je om één grote wrap te nemen die je kunt vullen met 50 gram kipblokjes of kidneybonen. Verder naar smaak aanvullen met tomaatblokjes paprika's en ijsbergsla. Eroverheen kun je een klein schepje zure room nemen en 30 gram geraspte 30+ kaas. Je brengt de wrap op smaak met een salsasaus. De avocado's worden er bij de Mexicaan ook vaak bij gegeten en hoewel ze erg gezond zijn zou ik ze achterwege laten. Een avocado bevat zo'n 400 calorieën per stuk, een ware dikmaker. Maar natuurlijk kun je er wel een frisse groene salade bij eten.

Hoe kom ik van de cellulitis op mijn benen en billen af?
Cellulitis (sinaasappelhuid) komt door een ophoping van vetcellen in het bindweefsel waardoor er putjes en juist ook bultjes in de huid ontstaan. Helaas heeft 90% van de vrouwen last van cellulitis. Bij mannen zie je het bijna nooit. Je hoeft voor het krijgen van cellulitis geen overgewicht te hebben, ook bij dunne mensen komt het voor. Zorg voor voldoende beweging. Doe elke dag tien minuten specifieke grondoefeningen. Drink twee liter water per dag, eet niet te veel vet, maar gezond en gevarieerd. Vet heb je wel nodig voor je verbranding, maar cellulitis ontstaat juist door een teveel aan vet. Drink ook niet te veel koffie en zwarte thee, zij belemmeren de afvoer van afvalstoffen en kijk bijvoorbeeld ook uit met suikers. Probeer ook vezelrijk te eten (volkoren producten). Vezels zorgen voor een betere spijsvertering en hierdoor kunnen afvalstoffen sneller je lichaam verlaten.

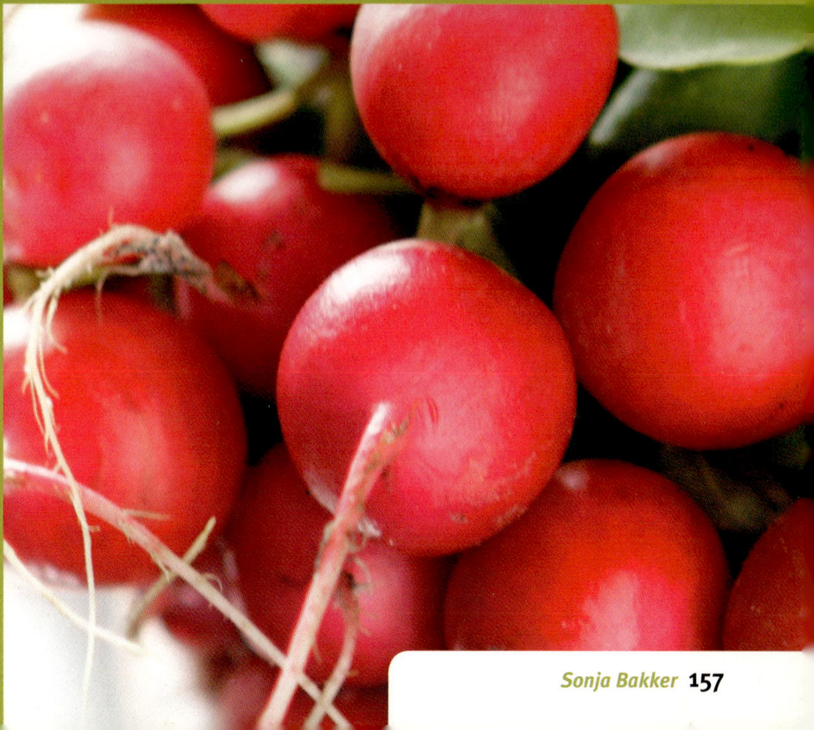

HOOFDSTUK

16

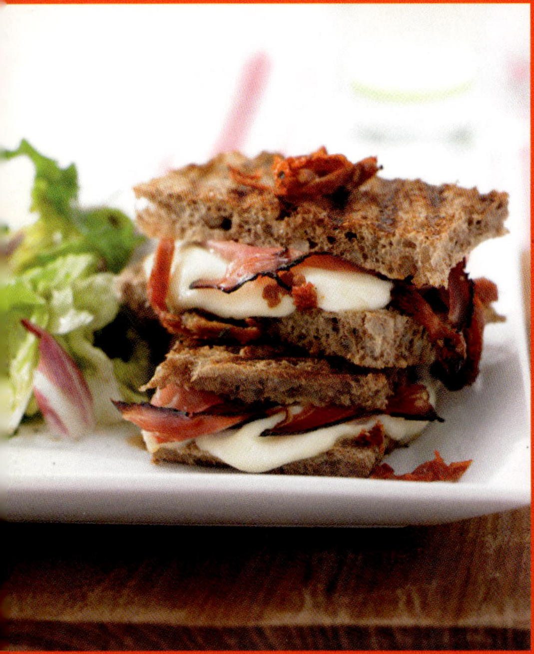

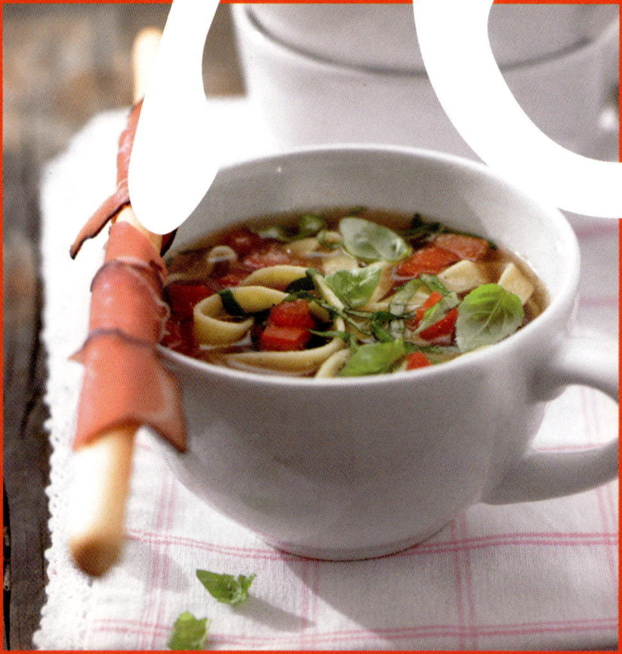

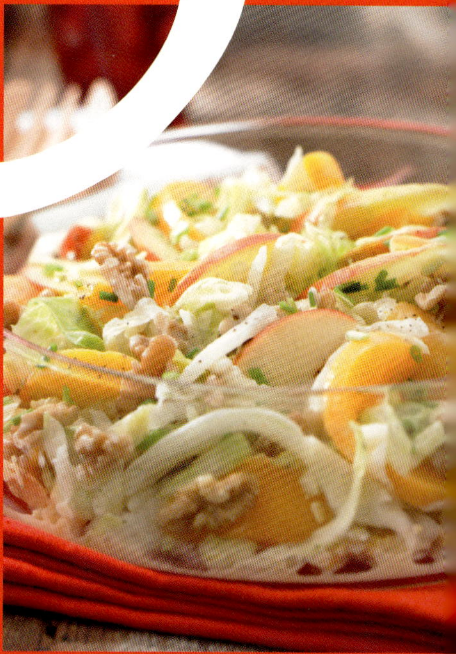

Recepten

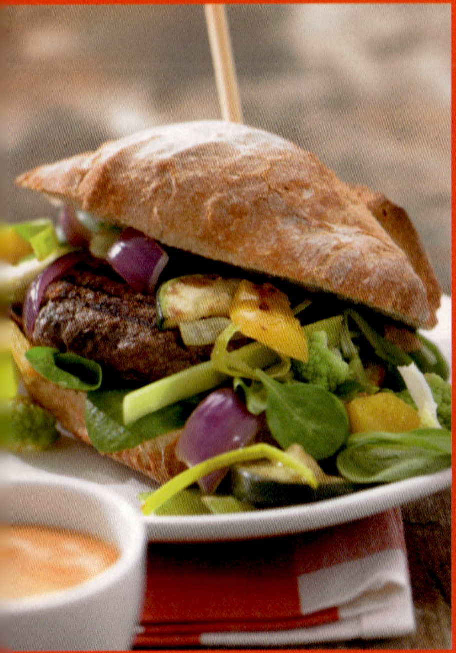
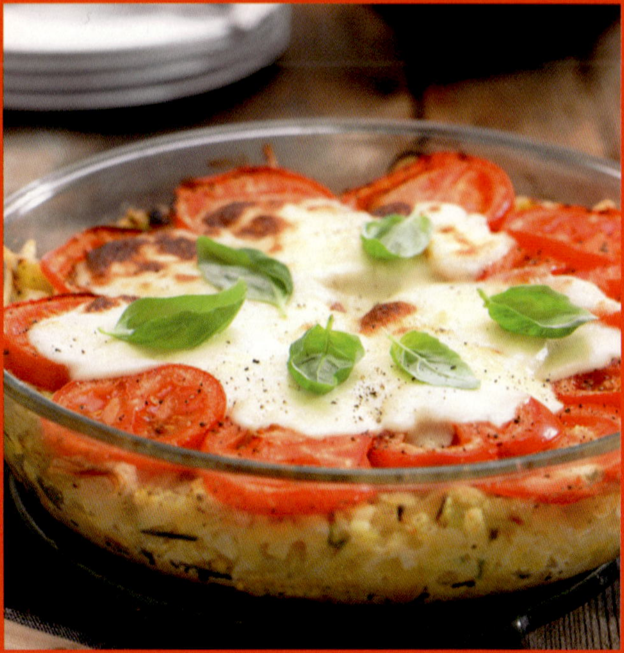
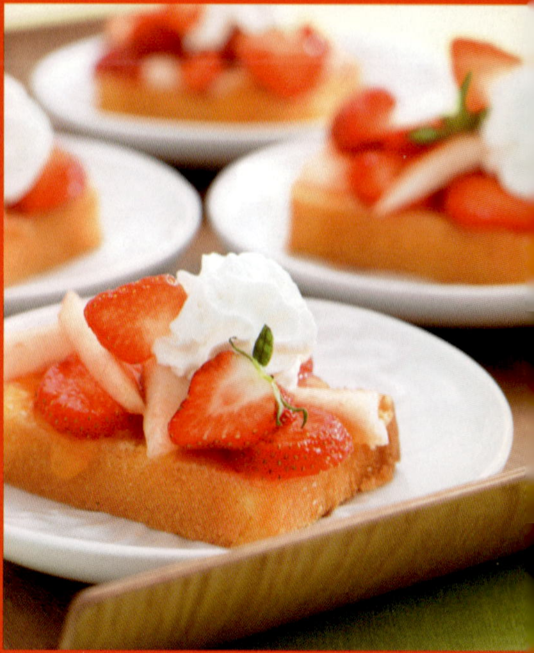

Volg je langer dan vijf weken de weekmenu's, dan kun je je diner vervangen door een ander "Sonja Proof" recept. Om straks op heel smakelijke wijze je gewicht te behouden tref je in dit hoofdstuk een heleboel inspirerende ideeën aan. Wees creatief in de keuken en krijg plezier in verantwoord kokkerellen.

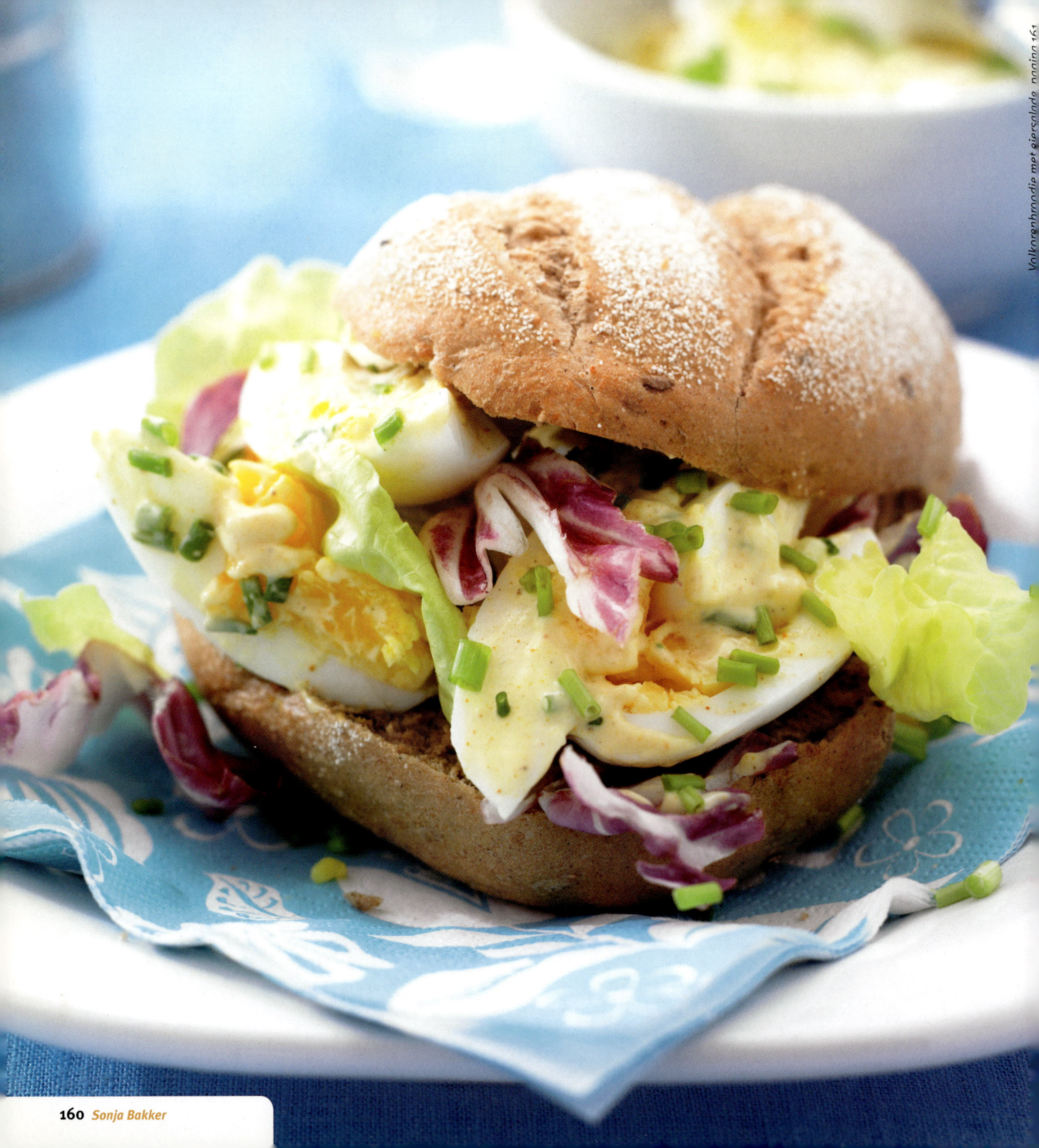

Volkorenbroodje met eiersalade, pagina 161

Lunchgerechten

Mueslibol op een speciale manier

(voor 1 persoon)

Ingrediënten:
1 mueslibol
2 eetlepels mascarpone
1,5 eetlepel abrikozenjam light
mespunt kaneel
3 aardbeien, gewassen

Werkwijze:
Roer de mascarpone met 1 eetlepel jam en kaneel door elkaar. Snijd de mueslibol open en bestrijk de onderkant met het mascarponemengsel. Schep de rest van de jam er op. Halveer de aardbeien en leg ze op de mascarpone. Dek af met de bovenkant van de mueslibol.

Bevat per mueslibol circa 140 kcal.

Volkoren bol met carpaccio

(voor 1 persoon)

Ingrediënten:
1 volkoren bol
1 eetlepel groene pesto
75 gram gesneden carpaccio (te koop bij slager en supermarkt)
25 gram rucola
25 gram 30+ kaas

Werkwijze:
Koop kant-en-klare carpaccio. Bestrijk de bol met een halve eetlepel (koelverse) groene pesto. Verdeel 75 gram carpaccio, wat rucola en wat 30+ kaas in dunne flinters.

Bevat per bol circa 150 kcal.

TIP

Verse pesto maak je snel zelf door 15 g verse basilicum met 1 teentje knoflook, 2 eetlepels pijnboompitten en 1 eetlepel geraspte Parmezaanse kaas of oude kaas in een blender te pureren en er 3-4 eetlepels olijfolie extra vierge door te mengen. Breng de pesto op smaak met zout en peper.

Volkorenbroodjes met eiersalade

(voor 4 personen)

Ingrediënten:
4 bruine broodjes (volkoren, meergranen- of waldkornbollen)
2 eetlepels mosterd
4 hardgekookte eieren
1 eetlepel magere yoghurtdressing
2 eetlepels demi crème fraîche
versgemalen peper
zout
mespuntje kerriepoeder
2 eetlepels gehakte bieslook (vers of diepvries)
sla om te garneren

Werkwijze:
Halveer de broodjes en besmeer ze licht met mosterd. Pel de eieren en verdeel ze in 6 parten. Meng de magere yoghurtdressing met de demi crème fraîche, peper, zout, kerriepoeder en bieslook. Schep de saus luchtig door de eieren. Beleg de broodjes met sla en schep de eiersalade erop.

Bevat per snee circa 140 kcal.

Italiaanse bol met druiven, appel en mozzarella

(voor 4 personen)

Ingrediënten:
200 gram blauwe druiven
1 groene appel (Granny Smith)
2 Italiaanse bollen

2 bolletjes mozzarella
halvarine
4 plakjes kiprollade (vleeswaren)
1 mespuntje paprikapoeder

Werkwijze:
Halveer de gewassen druiven. Snijd de appel in schijfjes (zonder klokhuis maar met de schil). Snijd de uitgelekte mozzarella in plakken. Verwarm de ovengrill voor. Besmeer de sneetjes brood met halvarine en beleg ze met de kiprollade. Verdeel er de druiven en de appel over. Beleg met de mozzarella. Schuif de sneetjes op het rooster niet te dicht onder de grill tot de kaas begint te kleuren. Bestrooi met wat paprikapoeder.

Bevat per bol circa 195 kcal.

Bananentosti
(voor 1 persoon)

Ingrediënten:
2 sneetjes volkorenbrood
1 plakje 30+ kaas
1 kleine banaan
1 mespuntje cayennepeper
1 plakje achterham
2 eetlepels olijfolie

Werkwijze:
Doe een plak kaas op de sneetjes. Banaan schuin in plakjes snijden. Banaan op kaas leggen en bestrooien met mespunt cayennepeper. Plak ham op banaan leggen en afdekken met andere snee brood. Geheel goed aandrukken. In koekenpan met anti-aanbaklaag olijfolie heet laten worden. Tosti erin leggen en met deksel op pan op matig vuur in 5 minuten goudbruin bakken. Halverwege met behulp van deksel of schuimspaan voorzichtig keren.

Bevat per tosti circa 150 kcal.

Italiaanse tosti
(voor 4 personen)

Ingrediënten:
8 sneetjes bruinbrood
4 eetlepels halvarine
1 bol mozzarella (kaas, zakje à 125 gram)
4 zongedroogde tomaten in olie
100 gram parmaham
1 zak rucola sla-melange (75 gram)
4 eetlepels balsamicodressing

Werkwijze:
Korsten van brood snijden. Brood besmeren met halvarine. Mozzarella in plakjes snijden. Tomaten in reepjes snijden. Op 4 sneetjes brood helft van parmaham, mozzarella en tomaatreepjes leggen. Afdekken met rest van parmaham en rest van brood. Brood in tosti-ijzer (of koekenpan) bakken tot het bruin is. Sla over 4 borden verdelen en besprenkelen met dressing. Leg daar boven de tosti.

Bevat per tosti circa 165 kcal.

Warm gevuld stokbrood
(voor 4 personen)

Ingrediënten:
1 volkoren stokbrood
1 eetlepel olijfolie
350 gram rundergehakt
1 ui, gesnipperd
1 teen knoflook, fijngehakt
snufje zout
1 rode paprika, in stukjes
1 theelepel versgemalen peper
2 eetlepels tomatenpuree
1 theelepel paprikapoeder
Extra nodig: aluminiumfolie

Werkwijze:
Verwarm de oven voor op 225° C. Snijd het stokbrood in twee

stukken, zodat het goed in de oven past. Verhit een eetlepel olijfolie in een braadpan en bak het gehakt onder voortdurend omscheppen rul en lichtgekleurd. Voeg ui, knoflook en paprikablokjes toe, strooi er zout en peper over en laat alles onder voortdurend omscheppen bakken. Voeg de tomatenpuree toe en laat even meebakken. Voeg de paprikapoeder toe en schep flink om, zodat alles goed gemengd wordt. Neem de pan van het vuur en laat de inhoud afkoelen. Snijd het stokbrood doormidden en haal uit de onderste helft zoveel mogelijk brood. Vul de lege korst met het gehaktmengsel. Leg de bovenste helft er weer op. Bestrijk de glimmende kant van een stuk aluminiumfolie licht met boter en verpak het brood hierin. Leg het tenminste 15 minuten in de voorverwarmde oven. Snijd de twee stukken door de helft.

Bevat per portie circa 235 kcal.

Tosti met tomaat

(voor 1 persoon)

Ingrediënten:

2 sneetjes volkorenbrood
1 eetlepel mosterd
2 plakken 30+ kaas
1 tomaat, in plakken
1 plak achterham

Werkwijze:

Besmeer de sneetjes brood met mosterd. Beleg 1 snee met een plak kaas, plakjes tomaat, een plak ham en nog een plak kaas. Leg de andere snee er bovenop. Bak de tosti.

Bevat per tosti circa 140 kcal.

Hotdogtosti met zuurkool

(voor 4 personen)

Ingrediënten:

1/2 pakje gekookte wijnzuurkool (pak netto 250 gram)
120 gram 30+ kaas, in plakjes gesneden
8 sneetjes casino bruin brood

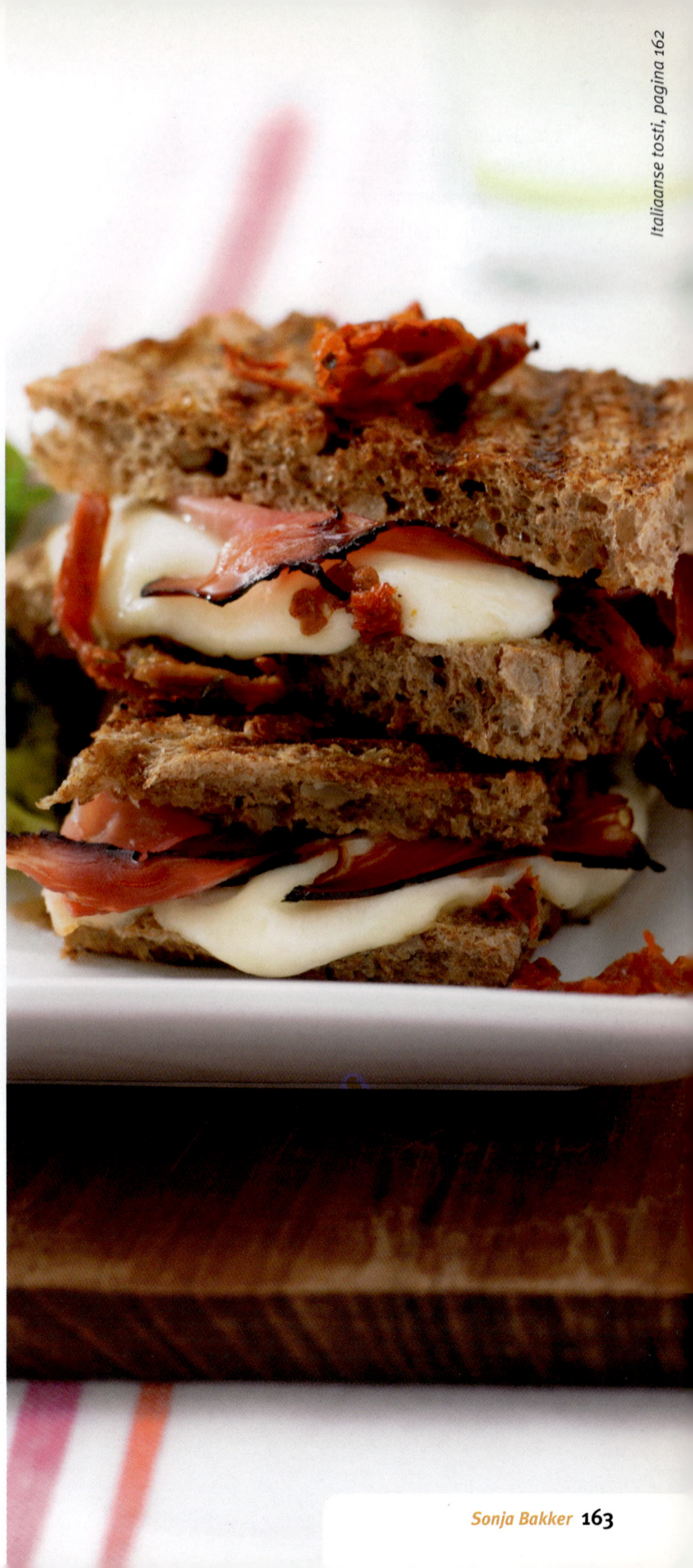

Italiaanse tosti, pagina 162

4 eetlepels halvarine
4 theelepels mosterd
8 runderknakworstjes

Werkwijze:
In zeef zuurkool laten uitlekken. Sneetjes brood aan één zijde met halvarine en mosterd besmeren. Beboterde zijde van 1 boterham beleggen met 1/8 deel van de kaas, 2 runderknakworstjes, 1/4 deel van zuurkool en 1/8 deel van kaas. 1 boterham met beboterde zijde naar beneden erop leggen. Op zelfde wijze overige boterhammen beleggen. Tosti's in tostiapparaat of in broodrooster met tostiklem in 4 à 6 minuten goudbruin bakken.

Bevat per tosti circa 180 kcal.

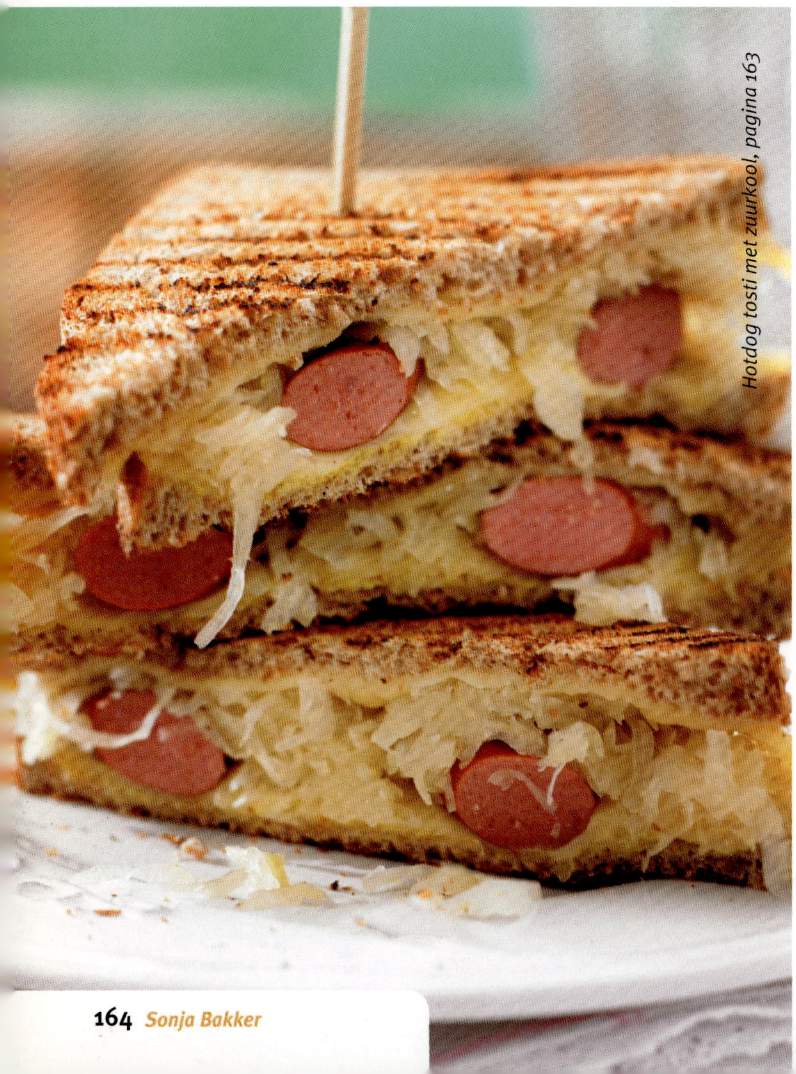

Hotdog tosti met zuurkool, pagina 163

Fantasietosti
(voor 1 persoon)

Ingrediënten:
2 volkoren boterhammen
2 eetlepels rode pesto
1 eetlepel tomatenketchup
2 plakken kipfilet
1 bosuitje, in ringetjes
1/2 bol mozzarella in plakjes
2 theelepels gedroogde Italiaanse kruiden
halvarine

Werkwijze:
Besmeer de boterhammen aan de binnen- en buitenkant met halvarine. Leg de kipfilet er op. Meng de rode pesto met de ketchup en smeer dit op je boterhammen. Strooi de kruiden, de stukjes bosui en de mozzarella hier op. Leg de boterhammen op elkaar. Smelt een klontje halvarine in een koekenpan en bak je tosti aan beide kanten eventjes, tot de mozzarella gesmolten is.

Bevat per tosti circa 155 kcal.

Tosti met geitenkaas, honing en tijm
voor 4 personen)

Ingrediënten:
8 sneetjes bruinbrood
150 gram zachte verse geitenkaas
2 eetlepels honing
2 theelepels tijm
zwarte peper

Werkwijze:
Verdeel de geitenkaas over 4 boterhammen. Smeer hierover wat honing en bestrooi met wat tijm en zwarte peper. Leg de andere boterhammen erop en bak de boterhammen in het tostiapparaat of onder de grill aan beide zijden goudbruin.

Bevat per tosti circa 165 kcal.

Omelet met aardappel en ui

(voor 4 personen)

Ingrediënten:

2 eetlepels olijfolie
2 grote aardappelen in blokjes van 1,5 cm of koop kant-en-klare aardappelpartjes
2 middelgrote uien, gesnipperd
5 eieren
mespunt paprikapoeder
1 eetlepel olijfolie
Extra nodig: keukenpapier

Werkwijze:

Verhit de olie in een koekenpan. Voeg de aardappelen en uien toe. Bak op matig vuur tot ze goudbruin zijn. Zet het vuur lager, dek de pan af en bak 5 à 6 minuten onder af en toe roeren tot de aardappelen gaar zijn. Haal aardappelen en ui uit de pan. Op keukenpapier laten uitlekken. Klop in een kom eieren en paprikapoeder schuimig: roer er voorzichtig het aardappelmengsel door. Verhit extra olijfolie in een schone pan. Voeg het eimengsel toe. Op matig vuur afgedekt 10 minuten bakken tot het mengsel is gestold.

Bevat per portie circa 180 kcal.

Italiaanse omelet

(voor 4 personen)

Ingrediënten:

100 gram 30+ kaas, in kleine stukjes gesneden
4 eieren
scheutje halfvolle koffieroom
zout en versgemalen peper
2 eetlepels olijfolie om in te bakken
basilicum of bieslook, naar eigen smaak toevoegen

Werkwijze:

Klop de eieren los met de halfvolle koffieroom en wat zout en peper. Verhit de olijfolie in een koekenpan. Giet het ei-mengsel in de pan. Bestrooi met de kaas, draai het vuur laag en laat de omelet met een deksel op de pan ca. 10 minuten bakken tot de onderkant gekleurd en de bovenkant gestold is. Laat de omelet op een platte schaal glijden en garneer met basilicumblaadjes of fijngeknipte bieslook. Serveer met een lekkere salade.

Bevat per portie circa 210 kcal.

Gevulde omelet

(voor 2 personen)

Ingrediënten

200 gram peultjes
2 eieren
1 bosuitje, in ringetjes
2 theelepels olijfolie
1 zakje voorgekookte rijst (250 gram)
1 à 2 eetlepels olie
1 eetlepel chilisaus
3 eetlepels Japanse sojasaus (of ketjap manis)

Werkwijze:

Peultjes in ruim water met zout in 3 à 4 minuten beetgaar koken en afgieten. In kom eieren met bosuitje, olijfolie, 1/2 theelepel zout en peper loskloppen. Rijst volgens gebruiksaanwijzing verwarmen. In grote koekenpan olie verhitten en van eimengsel dunne omelet bakken. In kommetje chilisaus met sojasaus en 1 eetlepel water losroeren. Warme rijst door peultjes scheppen. Omelet op bord laten glijden, rijst-peultjesmengsel erop scheppen en omelet dubbelvouwen. Chilisaus apart erbij serveren.

Bevat per portie circa 340 kcal.

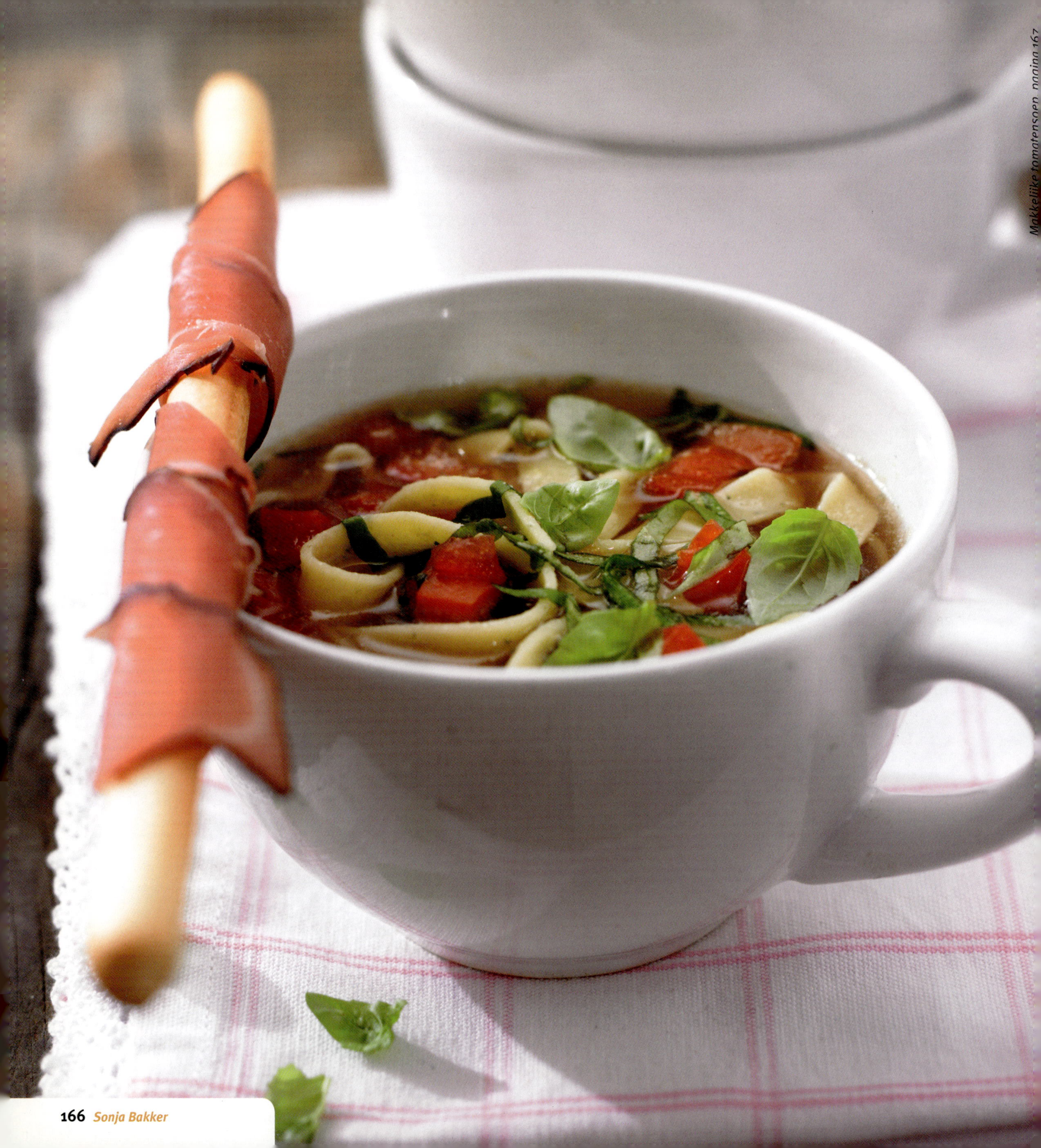

Makkelijke tomatensoep, pagina 167

Voorgerechten

Makkelijke tomatensoep
(voor 4 personen)

Ingrediënten:
100 gram tagliatelle
2 eetlepels olijfolie
1 pot runderfond (400 ml)
100 ml witte wijn
6 tomaten
5 takjes basilicum
peper en zout
4 soepstengels
4 plakjes rauwe ham

Werkwijze:
Kook de tagliatelle gaar in ruim water met wat zout en olijfolie volgens de aanwijzingen op de verpakking en giet af. Breng intussen de fond met de wijn, het bouillontablet en 2 dl water aan de kook. Was de tomaten en snijd ze in kleine blokjes. Maak de takjes basilicum schoon en snijd de blaadjes in reepjes. Voeg de tagliatelle toe aan de bouillon en warm goed door. Schep de tomaat erdoor en breng op smaak met wat peper en zout. Warm nog 1 minuut goed door. Verdeel de soep over 4 borden en garneer met wat basilicumblaadjes. Serveer met een soepstengel omwikkeld met rauwe ham.

Bevat per portie circa 145 kcal.

Asperge-crèmesoep met zalm
(voor 4 personen)

Ingrediënten:
200 gram verse groene asperges of witte asperges uit pot
1 visbouillontablet
250 ml demi crème fraîche
2 takjes dille
snufje zout
snufje nootmuskaat
versgemalen peper
200 gram gerookte zalmfilet
extra nodig: staafmixer of keukenmachine

Werkwijze:
Schil de asperges met een dunschiller en verwijder ca. 2 cm van de onderkanten. Kook ze daarna in 7 dl water en het visbouillontablet in ca. 15 minuten beetgaar. Snijd de punten van de asperges en houd ze apart. Pureer de rest van de asperges met het kookvocht en roer de crème fraîche erdoor. Snipper 1 takje dille fijn en voeg het toe aan de soep. Breng op smaak met matig zout en versgemalen peper en nootmuskaat Snijd de zalm in repen en verdeel de soep met de aspergepunten en de zalm over 4 borden en garneer met dille.

Bevat per portie circa 275 kcal.

Mediterrane tomaten-vissoep
(voor 4 personen)

Ingrediënten:
300 gram tomaten
1 ui
1 teentje knoflook
250 gram soepgroenten
1 soeppakket (doos) mediterrane tomatensoep
150 gram zeevruchten (garnalen, witte vis enz.)
1 ciabatta (brood)
50 ml olijfolie

Werkwijze:
Tomaten schoonmaken en in stukjes snijden. Ui en knoflook pellen en snipperen. In soeppan olie verhitten. Ui en knoflook 4 minuten fruiten. Tomaten 2 minuten meebakken. Soepgroenten, 700 ml water en bouillonmix (uit soeppakket) toevoegen en aan de kook brengen. Pasta (uit soeppakket) toevoegen en 10 minuten laten koken. Laatste 2 minuten de zeevruchten en kruidenmix (uit soeppakket) toevoegen en

meewarmen. Soep met pittenmix (uit soeppakket) garneren en met brood serveren.

Bevat per portie circa 210 kcal.

Ouderwetse groentesoep

(voor 4 personen)

Ingrediënten:
1 pot krachtbouillon
1 liter water
1 zakje groentesoep
400 gram boerensoepgroente

Werkwijze:
Schep het geharde vetlaagje uit de pot krachtbouillon. Doe de bouillon in een soeppan en trek de stukjes vlees uit elkaar met twee vorken. Giet het water en de mix voor groentesoep erbij, roer door en breng aan de kook. Laat zo lang koken als op het zakje soep vermeld staat. Voeg de laatste minuten de boerensoepgroenten toe. Heerlijke, makkelijke soep. Ook een prima 'Opkikker' voor als je een beetje slap bent.

Bevat per kom soep circa 140 kcal.

Italiaanse tomatensoep

(voor 4 personen)

Ingrediënten:
1 ui
3 stengels bleekselderij
1 kleine winterwortel
2 eetlepels olijfolie
1 blik tomatensoep
100 gram tarly (voorgekookte tarwe, pak à 250 gram)
1 pot witte bonen
1 ciabatta (Italiaans brood)
blaadjes verse basilicum, in stukjes snijden

Werkwijze:
Ui pellen en snipperen. Bleekselderij schoonmaken en in reepjes snijden. Wortel schoonmaken en in blokjes snijden. In braadpan olie verhitten. Groenten in ca. 4 minuten zachtjes bakken. Soep toevoegen en aan de kook brengen. Tarwe aan soep toevoegen en ca. 10 minuten zachtjes meekoken. Bonen laten uitlekken. Bonen door soep roeren en nog 1 minuut meewarmen. Soep serveren met ciabatta. Lekker met geraspte pittige kaas.

Bevat per portie circa 255 kcal.

Champignonsoep met broccoli, maïs en kip

(voor 2 personen)

Ingrediënten:
2 meergranen pistolets
2 eetlepels olijfolie
200 gram kipfilet in blokjes
1/2 zakje panklare broccoli
1 blikje maïskorrels
1 zak champignonsoep
2 eetlepels fijne kruiden (diepvries, strooibusje)

Werkwijze:
Oven voorverwarmen op 225° C. Pistolets in 8 à 9 minuten afbakken. In koekenpan olie verhitten. Kipblokjes in ca. 5 minuten rondom bruin en gaar bakken. Broccoliroosjes zo nodig kleiner snijden. Maïs afgieten. In pan champignonsoep en broccoli verwarmen en zachtjes tegen de kook aan houden, tot broccoli beetgaar is. Maïs en kruiden erdoor roeren en nog even meewarmen. Kipblokjes en soep over twee grote kommen verdelen. Serveren met brood.

Bevat per portie circa 275 kcal.

Romige broccolisoep met zalm

(voor 4 personen)

Ingrediënten:
1 ui
3 eetlepels olijfolie
1 zak broccoliroosjes
1 groentenbouillontablet

1/2 bekertje slankroom
1 bakje zalmsnippers (200 gram)
zout en peper
Extra nodig: staafmixer

Werkwijze:
Ui pellen en snipperen. In soeppan olie verhitten. Ui ca. 3 minuten fruiten. Broccoliroosjes kleiner snijden, toevoegen en ca. 3 minuten meebakken. Bouillontablet erboven verkruimelen en 500 ml. water toevoegen. Geheel ca. 5 minuten laten koken. Met staafmixer broccoli grof pureren in soeppan. Room toevoegen en ca. 2 minuten meewarmen (niet koken). Zalm laatste minuut meewarmen. Soep op smaak brengen met zout en peper.

Bevat per portie circa 285 kcal.

Minestronesoep
(voor 4 personen)

Ingrediënten:
1 focaccia (voorgebakken brood)
2 groentebouillontabletten
200 gram schelpjespasta
1 pak fijne tuinboontjes (diepvries)
1 courgette (in blokjes)
250 gram champignons (in kwarten)
250 gram cherrytomaatje of 250 gram tomaten in stukjes
100 gram verse groene pesto
snufje peper

Werkwijze:
Oven voorverwarmen op 225° C. Focaccia in 6 à 8 minuten afbakken. In grote pan 1 liter water met verkruimelde bouillontabletten aan de kook brengen. Pasta toevoegen. Na 2 minuten bevroren tuinbonen, courgette en champignons toevoegen en soep 5 à 7 minuten tegen de kook aan houden. Laatste 3 minuten tomaatjes meewarmen. Soep op smaak brengen met peper en in vier diepe borden scheppen. Serveren met focaccia. Pesto aan tafel door soep roeren.

Bevat per portie circa 275 kcal.

Pittige soep
(voor 4 personen)

Ingrediënten:
2 rode pepers (na bereiding: handen goed wassen!)
1 teentje knoflook
1 bakje kastanjechampignons (250 gram)
1 paksoi
2 eetlepels olijfolie
1 pot bouillon met kippenvlees (350 gram)
2 eetlepels wereldkruiden Thailand
150 gram mihoen

Werkwijze:
Pepers schoonmaken, zaadjes verwijderen en in stukjes snijden. Knoflook pellen en snipperen. Champignons schoonborstelen en in plakjes snijden. Paksoi schoonmaken en in repen snijden. In soeppan olie verhitten. Knoflook en grootste deel peper 1 min. bakken. Champignons en paksoi toevoegen en 2 min. meebakken. Bouillon, 1 liter water en wereldkruiden toevoegen en aan de kook laten komen. Mihoen in stukken breken en 4 minuten in hete soep laten garen. Soep over grote kommen verdelen en met rest van rode peper garneren.

Bevat per portie circa 215 kcal.

Snelle ossenstaartsoep
(voor 2 personen)

Ingrediënten:
450 gram minikrieltjes
100 gram magere rookworst
1 blik heldere ossenstaartsoep à 400 ml
1 bakje gesneden champignons
1 zakje fijne soepgroenten

Werkwijze:
In pan krieltjes met 3 dl water aan de kook brengen en 3 minuten laten koken. Worst in lengte halveren en in dunne plakjes snijden. Ossenstaartsoep door krieltjes en het kookvocht roeren. Champignons, worst en soepgroenten erdoor

mengen. Soep aan de kook brengen en ca. 4 minuten zachtjes laten koken. Soep over vier diepe borden verdelen.

Bevat per portie circa 310 kcal.

Noodlesoep met kip en gember

(voor 4 personen)

Ingrediënten:

300 gram kipfilet
1 liter kippenbouillon (2 blokjes)
1 eetlepel gember siroop
1 teen knoflook, in plakjes
200 gram groente (taugé, prei, Chinese kool, groene paprika etc.)
200 gram noodles (dunne mie)
4 eetlepel sojasaus
1/2 citroen
zout en peper

Werkwijze:

Bestrooi de kip met zout en peper. Verhit de grillpan en gril de kip tot deze gaar is (ongeveer 15 minuten). Laat de kip hierna afkoelen en snijd in plakken. Breng bouillon met knoflook en gember aan de kook en zet het vuur laag. Laat de groenten garen in de bouillon. Bereid de noodles volgens aanwijzingen op de verpakking. Verdeel ze over vier kommen en verdeel de groenten erover. Leg de kip erop en sprenkel er wat sojasaus over. Schep de bouillon in de kommen en druppel er nog wat citroensap over.

Bevat per portie circa 225 kcal.

Vissoep à la Côte d'Azur

(voor 4 personen)

Ingrediënten:

4 eetlepels olijfolie
1 teentje knoflook
1 ui, gesnipperd
200 gram aardappel, in stukjes en 10 minuten gekookt
200 gram wortel in plakjes, beetgaar gekookt
200 ml witte wijn
2 blikken tomatenblokjes à 400 gram
2 visbouillontabletten
300 gram koolvisfilet (diepvries) of andere witvis
peper en zout

Werkwijze:

Verhit de olijfolie in een pan met dikke bodem en fruit daarin kort de ui en uitgeperste knoflook. Voeg de aardappelstukjes toe en daarna de wijn, tomatenblokjes met tomatensap, de bouillontabletten en 250 ml water. Vijf minuten laten koken. De vis in stukken snijden en in de pan leggen. Ook de wortel toevoegen. Na ongeveer tien minuten is de soep klaar. Eventueel nog wat zout en peper toevoegen en... Eet smakelijk!

Bevat per portie circa 235 kcal.

Carpaccio

(voor 4 personen)

Ingrediënten:

250 gram ossenhaas
100 gram veldsla
4 eetlepels olijfolie
2 eetlepels kappertjes
citroensap, naar eigen inzicht
versgemalen peper, zout
100 gram 30+ geraspte kaas
Extra nodig: aluminiumfolie

Werkwijze:

Rol het vlees in aluminiumfolie en leg het een dag van tevoren in de vriezer, zodat het voor gebruik beter te snijden is. Snijd het vlees in zeer dunne plakjes met een snijmachine of een zeer scherp mes. Je kunt ook je slager vragen het vlees voor je te snijden. Verdeel de plakjes over de borden. Garneer ze met een toefje veldsla. Maak een dressing van de olijfolie, de kappertjes en het citroensap. Breng op smaak met peper en wat zout. Schenk een beetje dressing en geraspte kaas over het vlees, geef de rest er apart bij. Heerlijk met geroosterde boterhammen. Eet smakelijk!

Bevat per portie circa 235 kcal.

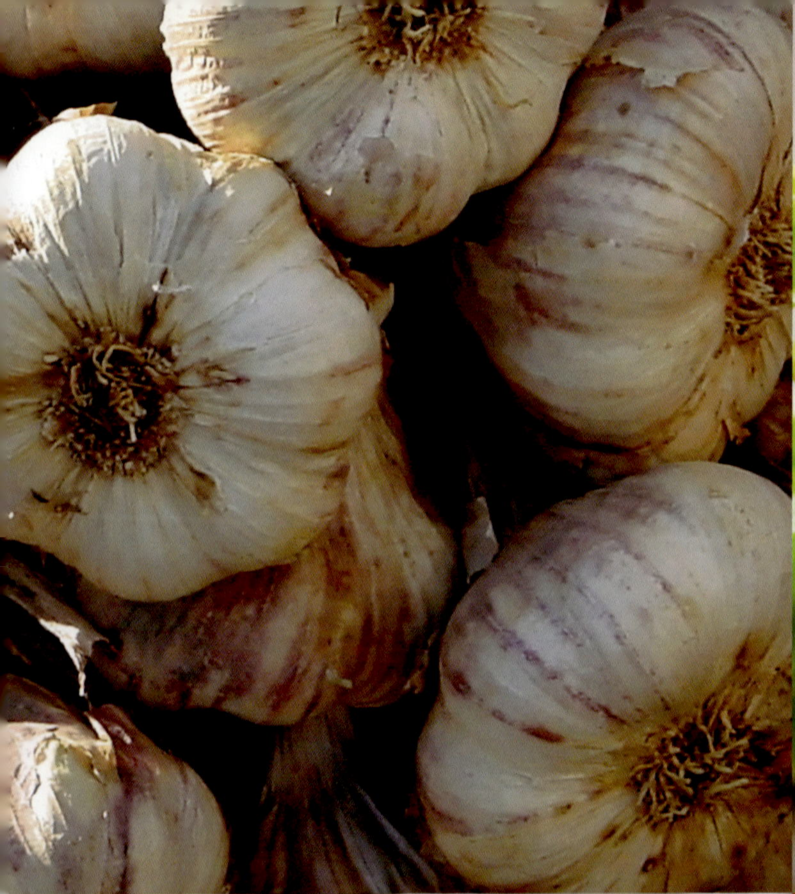
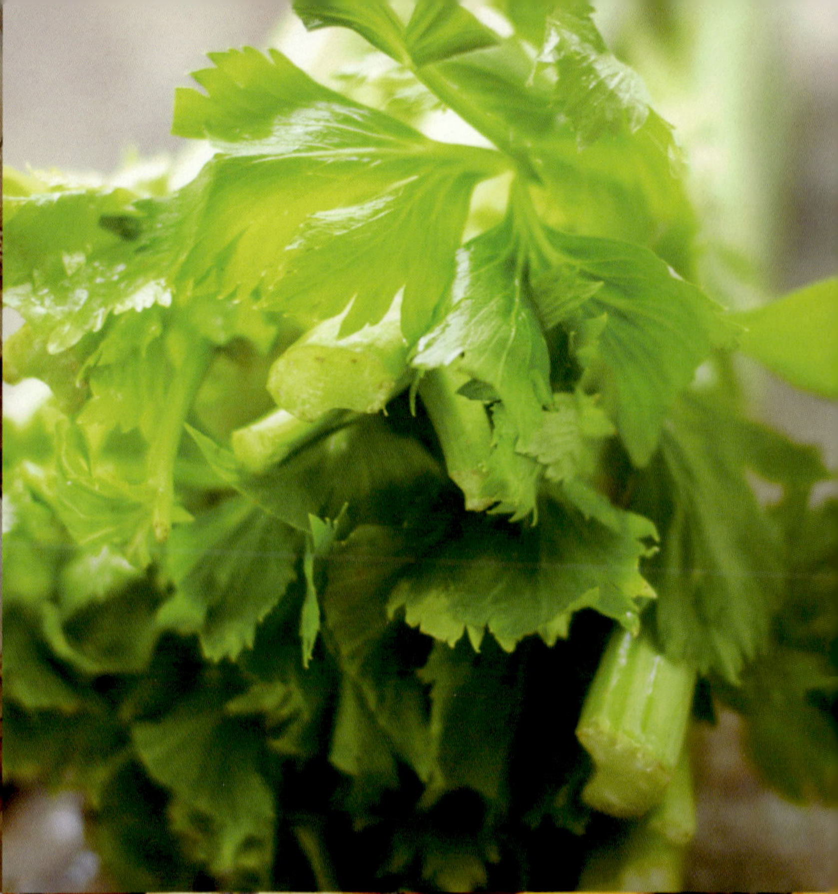
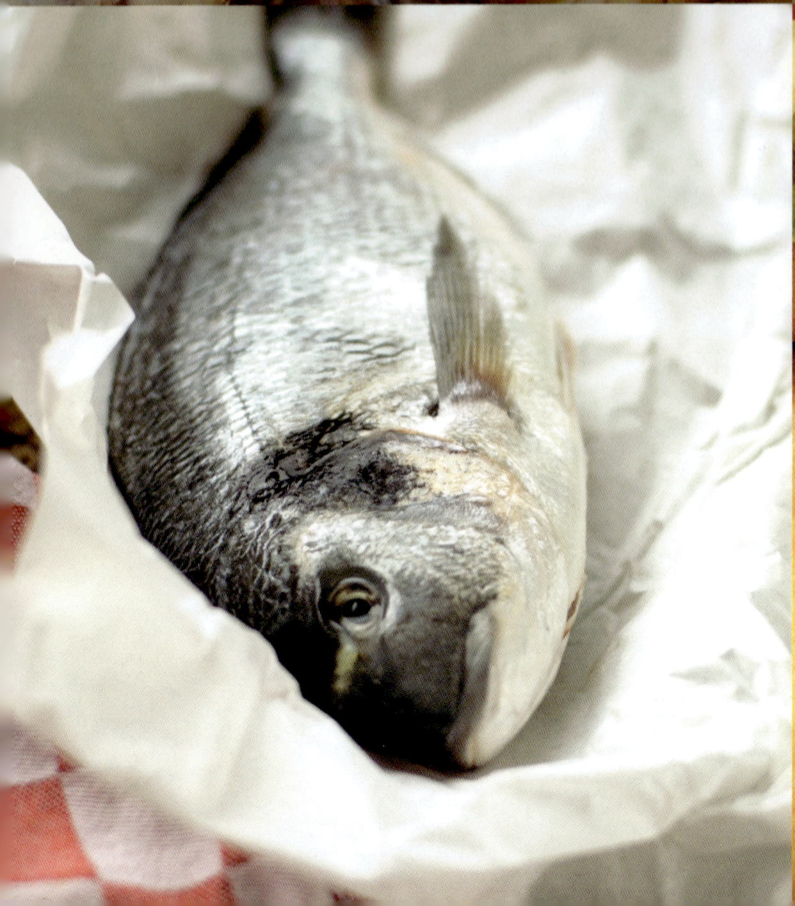
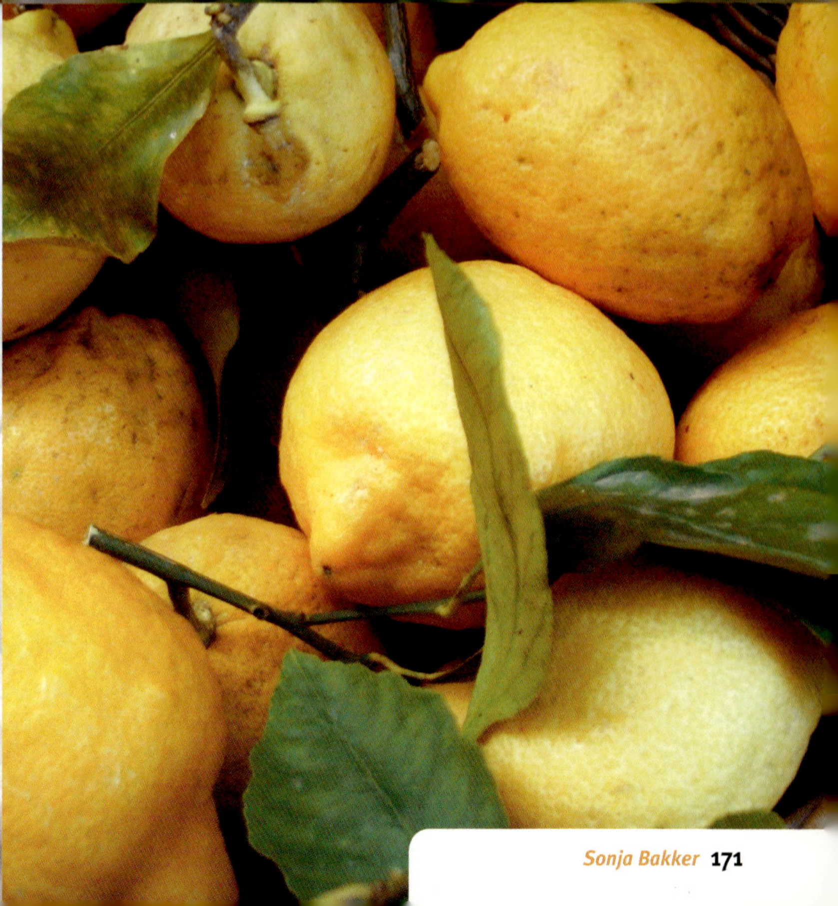

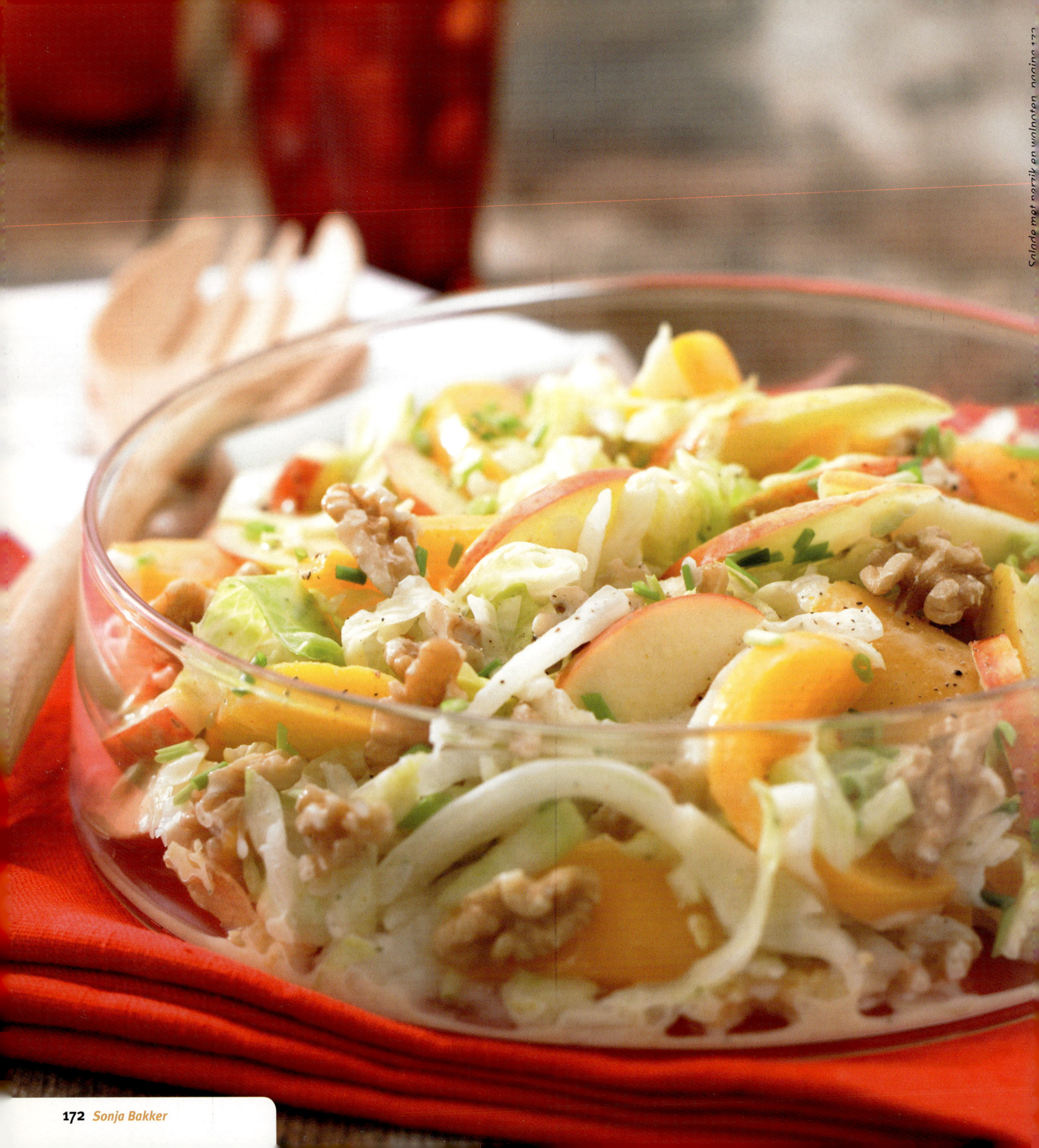

Salade met perzik en walnoten, pagina 173

Hoofdgerechten

Aardappelsalade met zongedroogde tomaten
(voor 4 personen)

Ingrediënten:
500 gram aardappelen, in blokjes of plakjes
1 kippenbouillontablet
gemengde sla soorten, ongeveer 200 gram
1 rode ui
1 groene paprika
75 gram zongedroogde tomaten op olie
200 gram feta
3 eetlepels dijon mosterd
1 eetlepel kruidenazijn
1 eetlepel balsamicoazijn
5 eetlepels olijfolie
100 gram pijnboompitten
peper en zout

Werkwijze:
Kook de aardappelen in water met het kippenbouillontablet gaar. Giet ze af en laat ze helemaal afkoelen. Was de sla en laat hem uitlekken. Pel en snipper de ui. Maak de paprika schoon (ontdoe de paprika van steel en zaadlijsten) en snijd hem in kleine blokjes. Snijd de tomaten grof. Verkruimel de feta. Rooster de pijnboompitten in een droge koekenpan al schuddend goudbruin. Roer een dressing van de mosterd, de azijnsoorten, de olie en wat peper en zout. Schep de gemengde sla, de aardappeltjes, de tomaten en de dressing door elkaar. Verdeel er de feta en de pijnboompitten over. Lekker met stokbrood.

Bevat per portie circa 345 kcal.

Ananas-komkommersalsa
(voor 4 personen)

Ingrediënten:
1 verse ananas
1 komkommer
1 verse rode peper
1 eetlepel vissaus (supermarkt of toko)
1 eetlepel sojasaus
1 eetlepel citroensap
1 theelepel bruine suiker

Werkwijze:
Maak de ananas schoon en snijd deze in blokjes. Doe hetzelfde met de komkommer. Verwijder de zaadjes uit de peper en snijd de peper zeer fijn. Meng in een grote kom de vissaus, sojasaus, rode peper, citroensap en bruine suiker. Schep de komkommer en de ananas erdoor. Lekker met bijvoorbeeld zilvervliesrijst en kipspiesjes.

Tip: Niet zo dol op rode peper? Laat de rode peper dan achterwege!

Bevat per portie circa 135 kcal.

Salade met perzik en walnoten
(voor 4 personen)

Ingrediënten:
1 grote krop ijsbergsla, gewassen (en goed uitgelekt)
2 appels, gewassen
1 eetlepel citroensap
5 halve perziken uit blik
40 gram walnoten
3 eetlepels sinaasappelsap
4 eetlepels Yofresh (dressing op yoghurtbasis)
1 zakje mix voor dipsaus Oriëntal

Werkwijze:
Snijd de sla in reepjes en de appels in partjes. Besprenkel met citroensap tegen het bruin worden van de appel. Perziken in

partjes snijden en de helft van de walnoten grof hakken. Klop een sausje van sinaasappelsap, Yofresh en het zakje mix. Schep de sla met de appel, perzik, walnoten en het sausje door elkaar. Garneer met de rest van de walnoten.

Bevat per portie circa 315 kcal.

Sonja's zomerse aardappelsalade

(voor 4 personen)

Ingrediënten:

500 gram voorgekookte krieltjes
200 gram gerookte kip, in stukjes gesneden
6 eetlepels olijfolie
1 citroen (geperst)
2 theelepels vloeibare honing
2 teentjes knoflook (geperst)
1/2 doosje Italiaanse kruiden (diepvries) of gedroogd, naar eigen inzicht
1 zakje ijsbergsla

Werkwijze:

Krieltjes volgens gebruiksaanwijzing beetgaar koken. In slakom olie met citroensap en honing tot dressing kloppen. Knoflook en kruiden erdoor roeren en dressing pittig op smaak brengen met zout en peper. Krieltjes afgieten, door dressing scheppen en tot kamertemperatuur laten afkoelen. Af en toe voorzichtig omscheppen. Meng de sla en de gerookte kip door de krieltjes en dressing heen.

Bevat per portie circa 310 kcal.

Maaltijdsalade met biefstuk

(voor 4 personen)

Ingrediënten:

300 gram biefstuk, in fijne stukjes snijden
2 zakjes gemengde sla
1 bakje cherrytomaatjes
1 komkommer, in dunne plakjes
witte wijnazijn, naar eigen smaak
grove mosterd, naar eigen smaak
1 eetlepel vloeibare honing
peper en zout, naar eigen smaak

Werkwijze:

Verhit de grillpan en gril daarna de biefstuk. Haal uit de pan en bestrooi daarna met peper en wat zout. Verdeel de sla over vier borden. Was de cherrytomaatjes, halveer ze en leg ze op de sla. Verdeel daarna de komkommer. Leg dan de biefstukreepjes op het bord. Klop een dressing van wat witte wijnazijn, naar smaak grove mosterd en maximaal 1 eetlepel honing. Besprenkel de salade hiermee.

Bevat per portie circa 310 kcal.

Mediterrane salade

(voor 4 personen)

Ingrediënten:

1 zak gemengde salade
1 komkommer, gewassen en in blokjes gesneden
4 trostomaten, gewassen en in partjes
200 gram sperziebonen, beetgaar gekookt
200 gram kipfilet met tuinkruiden (vleeswaren)
4 eieren, hardgekookt en in partjes
4 eetlepels kappertjes

Voor de dressing:
1 kopje magere yoghurt
scheutje (kruiden)azijn
scheutje olijfolie
2 eetlepels magere yoghurtdressing
2 theelepels Provençaalse kruiden (gedroogd)

Werkwijze:

Verdeel de salade over 4 mooie, grote borden. Leg op ieder bord 1/4 van de komkommer en 1 tomaat in partjes. Verdeel de sperziebonen erover. 'Vouw' de plakjes kipfilet in puntjes en leg deze op de sperziebonen. Garneer met de partjes ei en kappertjes. Klop alle ingrediënten voor de dressing door elkaar en breng op smaak met zout en peper. Verdeel de

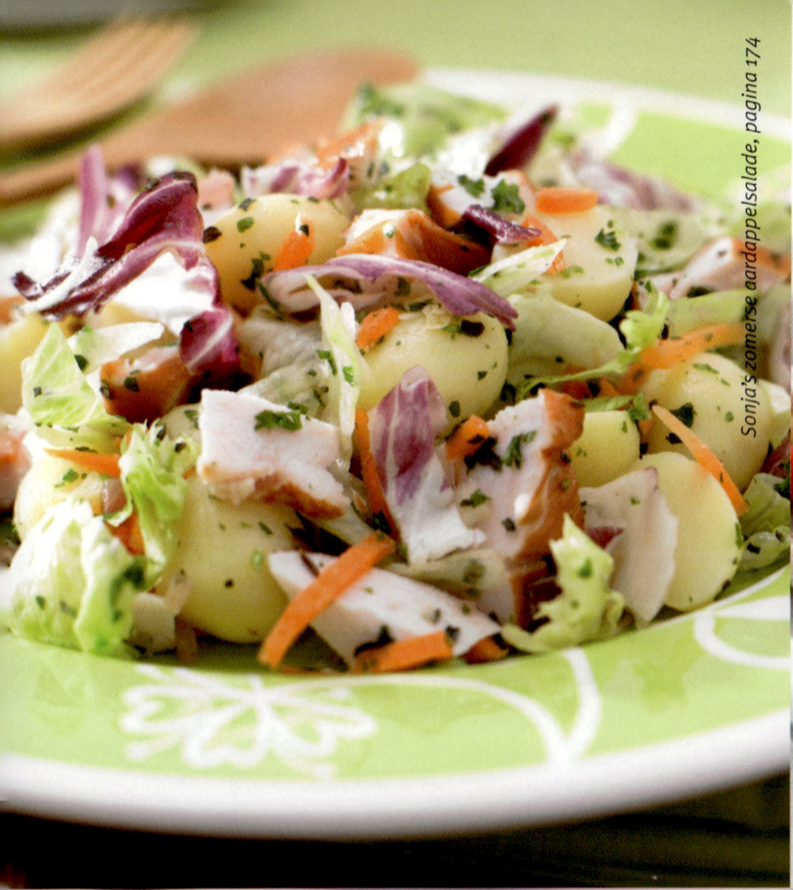

Sonja's zomerse aardappelsalade, pagina 174

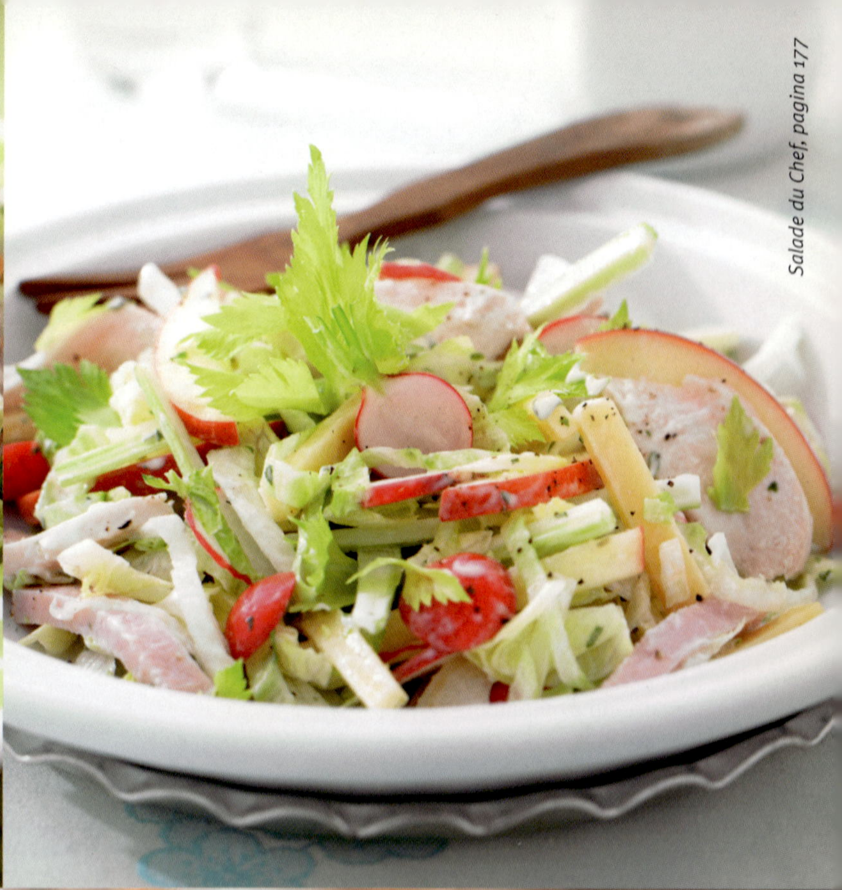

Salade du Chef, pagina 177

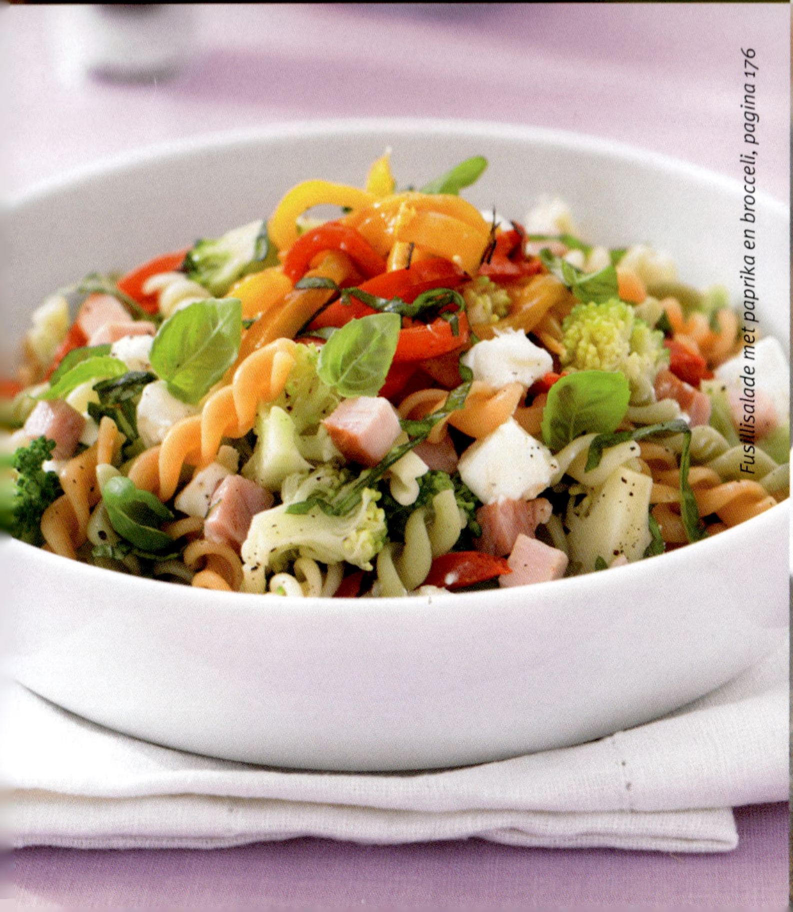

Fusillisalade met paprika en brocceli, pagina 176

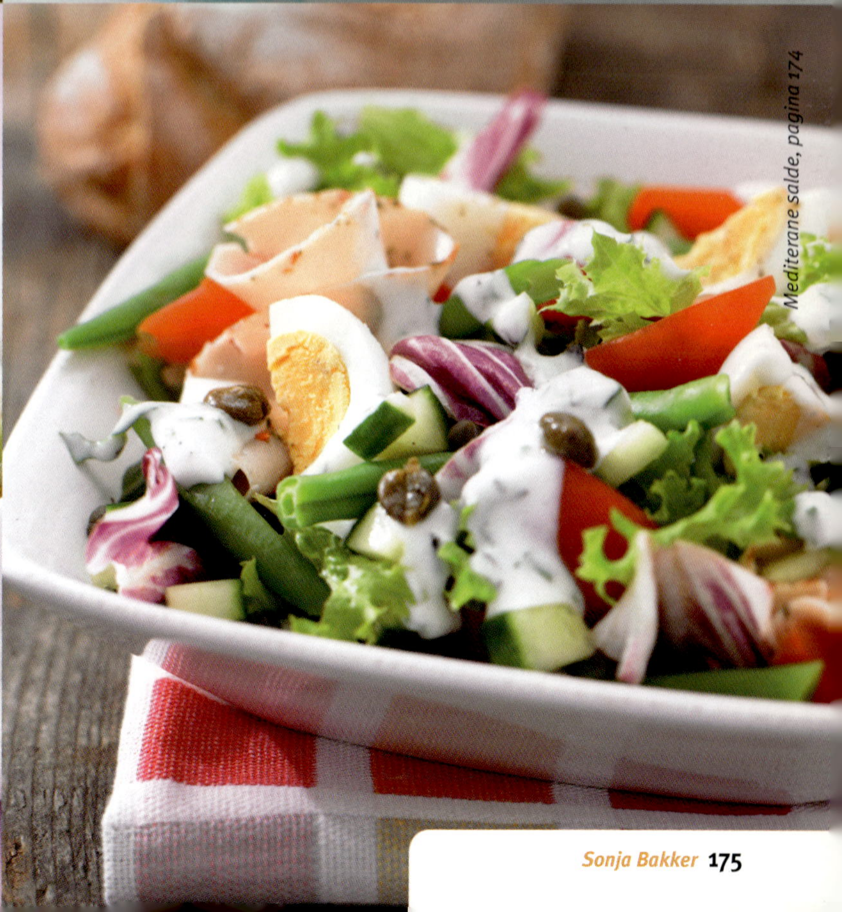

Mediterane salde, pagina 174

dressing vlak voor het serveren over de salade. Lekker met een afgebakken meergranen pistolet.

Bevat per portie circa 350 kcal.

Salade met tonijn en ratatouille

(voor 4 personen)

Ingrediënten:

2 blikjes tonijn op water à 100 gram
1 kleine krop ijsbergsla
1 paprika, geel
1 kleine courgette
1 tomaat, in 8 partjes
zoveel knoflook als je aandurft
2 eetlepels olijfolie
2 eetlepels azijn
2 eetlepels magere sladressing

Werkwijze:

Verhit olijfolie in een koekenpan en bak hierin knoflook in plakjes, paprika in reepjes, courgette in kwartplakjes. Haal de pan na drie minuten van het vuur en zet weg om goed af te laten koelen. IJsbergsla wassen en in dunne reepjes snijden en in diepe borden leggen. Daar het groentenmengsel op, tomaten erbij, beetje azijn erover druppelen. Dan de tonijn netjes erop schikken, daarover de magere sladressing gieten. Serveer met 125 gram gekookte zilvervliesrijst per persoon.

Bevat per portie circa 220 kcal.

Fusillisalade met paprika en broccoli

(voor 4 personen)

Ingrediënten:

1 rode en 1 gele paprika
200 gram fusilli
250 gram broccoli
150 gram zachte geitenkaas
100 gram achterham in dikke plakken

Voor de dressing:
1 sinaasappel (of wat jus d'orange)
zout en peper
1 eetlepel azijn
4 eetlepels olie
1 teen knoflook
15 gram verse basilicum

Werkwijze:

Paprika's in zijn geheel 20 minuten in de oven zacht laten worden (225° C), na 10 minuten keren. Uit de oven halen, afdekken en laten afkoelen. Ondertussen de fusilli koken, afgieten en laten afkoelen. Broccoli in kleine roosjes 4 minuten koken. Afgieten en laten afkoelen. Maak een inkeping in de paprika's en vang het vocht op, verwijder het vel en de zaadlijsten. Vruchtvlees in reepjes snijden. Verwijder de korsten van de geitenkaas en snijd de kaas en ham in blokjes.

Maak vervolgens de dressing:

Pers de sinaasappel uit en meng het sap met het vocht van de paprika's. Knoflook erboven uitknijpen. Basilicum erboven fijnknippen en olie en azijn toevoegen. Goed mengen, eventueel met staafmixer. Fusilli, paprikareepjes, ham, geitenkaas, broccoli mengen met saus. Maak eventueel op smaak met wat zout en peper. Goed doorscheppen en koud serveren met vers (Turks) brood en boter. Superlekker!
Bevat per portie circa 396 kcal.

Aspergesalade

(voor 2 personen)

Ingrediënten:

1/2 dl magere yoghurtdressing
1 eetlepel tomatenpuree
1 theelepel Worchestershiresauce
1 mespunt paprikapoeder
200 gram gesneden en gekookte asperges
100 gram gesneden meloen
1 hardgekookt ei
30 gram 30+ geraspte kaas
zout en peper

Werkwijze:
Maak een saus van de magere yoghurtdressing, tomatenpuree, Worchestershiresauce, paprikapoeder, peper en zout. Doe de gesneden stukjes asperges samen met de meloen, het ei en de geraspte kaas in een kom. Meng de saus erdoor. Lekker met een stuk stokbrood.

Bevat per portie 236 kcal.

Salade du chef

(voor 4 personen)

Ingrediënten:
1 grote krop ijsbergsla
4 stengels bleekselderij
1 bosje radijsjes, in schijfjes
3 appels
200 gram koude gekookte kip
200 gram ham in schijven
150 gram 30+ kaas
4 eetlepels magere yoghurtdressing

Werkwijze:
Schil de appel en snijd hem in stukjes. Snijd ook de ijsbergsla, selderij en de radijsjes en doe deze in een kom samen met de appel. Snijd de kip, ham en kaas in repen en doe ze bij de salade. Giet vervolgens de magere yoghurtdressing door de salade. Lekker met rijst of aardappelen.

Bevat per portie circa 345 kcal.

Krabsalade

(voor 4 personen)

Ingrediënten:
250 gram krabvlokken (surimi)
halve meloen
klein blikje gesneden ananas
klein blikje maïs
1 sinaasappel
1 bosje lente/bosuitjes
200 gram knolselderie
200 gram fijne gemengde sla

Voor de dressing:
1 teentje knoflook
1 eetlepel tomatenketchup
1 mespuntje mosterd
4 eetlepels magere yoghurtdressing
peper en zout
2 eetlepels geknipte dille
4 eetlepels zoetstof

Werkwijze:
Snijd de krab in blokjes en de meloen in blokjes. Snijd de uitjes met loof in ringetjes. Giet de maïs en de ananas af. Schil de knolselderie en rasp deze grof. Pel de sinaasappel en verdeel deze in partjes. Verdeel de sla over een schaal. Schep de ingrediënten voor de salade door elkaar.
Snijd de knoflook fijn voor de dressing. Voeg de tomatenketchup, magere yoghurtdressing, mosterd, peper, zout, zoetstof en de dille toe. Roer het door elkaar en schep de dressing voorzichtig door de salade. Schik het op de sla. Neem er 2 geroosterde boterhammen bij.

Bevat per portie, inclusief de geroosterde boterhammen, circa 330 kcal.

Aardappel-kipsalade

(voor 2 personen)

Ingrediënten:
2 eetlepels olie
2 kipfilets
1 zakje voorgekookte aardappelschijfjes
1 zakje botersla
2 bosuitjes, in ringetjes
1 bosje radijsjes, schoongemaakt en gehalveerd
4 eetlepels honing-mosterddressing

Werkwijze:
In koekenpan helft van de olie verhitten en kipfilets in 10 à 12

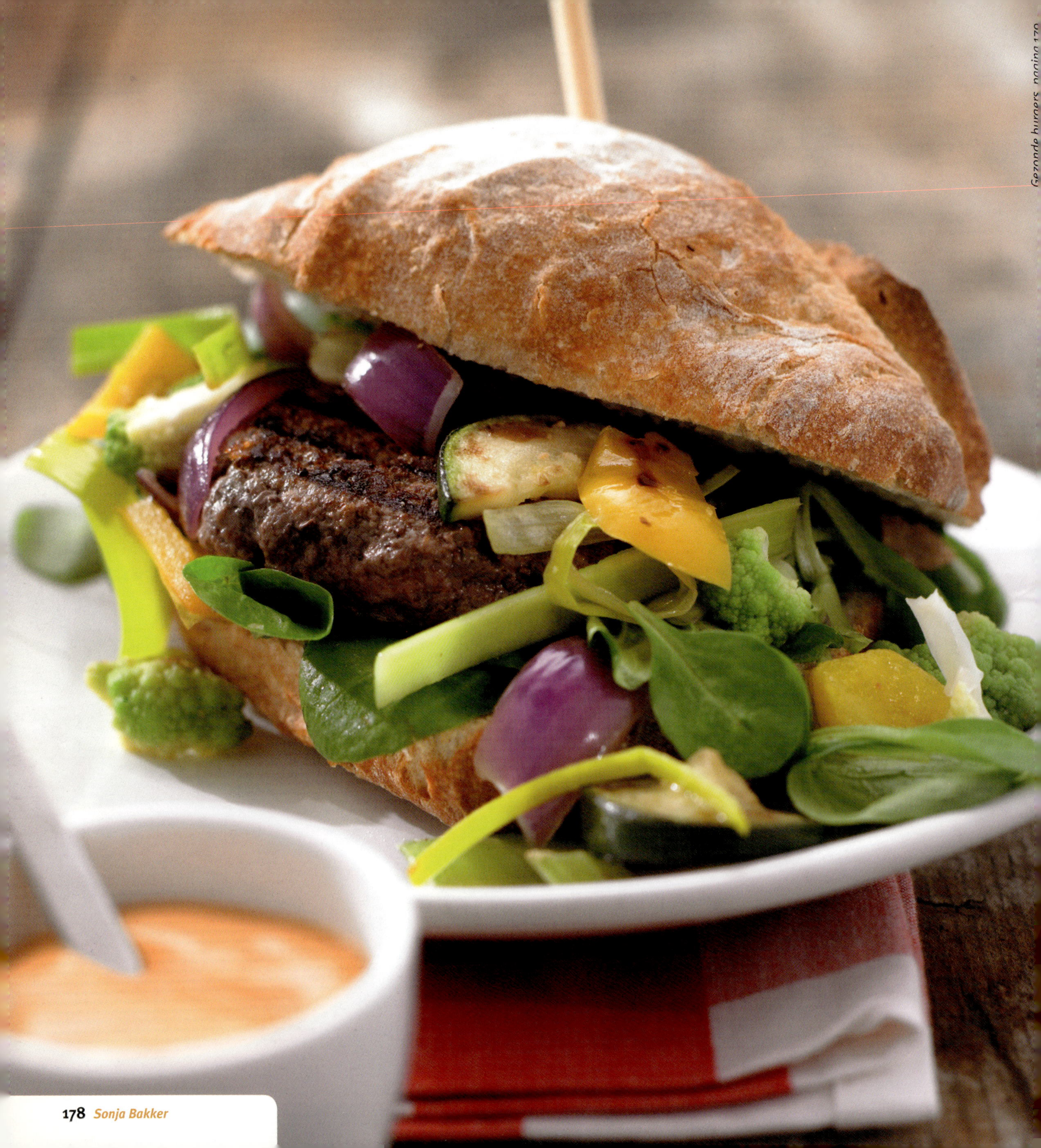

Gezonde burgers, pagina 179

minuten gaar bakken. Intussen in andere pan rest van olie verhitten en hierin aardappelschijfjes volgens gebruiksaanwijzing bakken. Kipfilets in plakjes snijden. In schaal botersla mengen met bosuitjes, radijs, warme aardappelschijfjes en kipfilet. Dressing erdoor mengen. Salade over twee borden verdelen.

Bevat per portie circa 360 kcal.

Gezonde burgers
(voor 4 personen)

Ingrediënten:
4 eetlepels olijfolie
1 zakje Italiaanse roerbakgroenten(250 gram)
4 tartaartjes
1 zak friséesla (200 gram)
1 zak veldsla (75 gram)
4 eetlepels sladressing naturel (fles à 450 ml)
4 Italiaanse bollen
6 eetlepels cocktailsaus
zout en peper

Werkwijze:
In wok of braadpan helft van de olijfolie verhitten. Roerbakgroenten ca. 5 minuten roerbakken, bestrooien met zout en peper. Tartaartjes plat slaan en bestrooien met zout en peper. In grote koekenpan rest van olijfolie verhitten (of grillpan gebruiken). Tartaartjes in ca. 2 minuten bakken (halverwege keren). Intussen friséesla mengen met helft van veldsla en dressing. Bollen halveren en beleggen met rest van veldsla. Tartaartjes op veldsla leggen, groentemix erop scheppen en cocktailsaus erover verdelen. Afdekken met bovenste helft van bollen. Serveren met friséesalade.

Bevat per bol circa 210 kcal.

Couscoussalade met feta
(voor 4 personen)

Ingrediënten:
300 gram couscous
4 eetlepels olijfolie
3 à 4 eetlepels balsamicoazijn
1 zak gebroken sperziebonen à 500 gram
8 zongedroogde tomaten
1 pakje feta (soort kaas) à 200 gram
verse peterselie
zout

Werkwijze:
Couscous in kom doen en er ca. 450 ml kokend water over schenken. Olie, 2 eetlepels azijn en zout toevoegen. Couscous 5 minuten laten wellen. In pan met weinig water en snufje zout sperziebonen in ca. 8 minuten beetgaar koken, in vergiet afspoelen met koud water en laten uitlekken. Met vork couscous tot losse korrels roeren. Couscous laten afkoelen, regelmatig omscheppen. Tomaatjes in stukjes snijden. Feta in blokjes snijden. Peterselie fijn snijden. Sperziebonen, tomaten, feta en peterselie door afgekoelde couscous roeren. Op smaak brengen met zout, peper en eventueel rest van azijn.

Bevat per portie circa 320 kcal.

Kiphachee met crème fraîche
(voor 2 personen)

Ingrediënten:
250 gram kipfilet in reepjes
1 eetlepel olijfolie
150 gram gesneden uien
1/2 eetlepel basterdsuiker
1/2 kippenbouillontablet
3 eetlepels demi crème fraîche
zout
versgemalen peper

Werkwijze:
Verhit de olie in een wok (of braadpan) en roerbak de uien met de basterdsuiker goudbruin. Voeg de reepjes kip toe en roerbak ze 1 minuut mee. Voeg 1 dl water, de verkruimelde bouillontablet en de demi crème fraîche toe en breng al roerende aan de kook. Laat de hachee ca. 3 minuten zachtjes pruttelen. Breng op smaak met zout en peper. Lekker met zilvervliesrijst of mihoen en groente naar keuze.

Bevat per portie circa 370 kcal.

Sperziebonenschotel met ham en ui

(voor 4 personen)

Ingrediënten:
800 gram sperziebonen
1 scheutje olijfolie
300 gram achterham in blokjes
1 fijngesneden ui
1 pakje aardappelpuree naturel van Maggi
paneermeel, naar eigen inzicht

Werkwijze:
Sperziebonen in ongeveer 6 minuten beetgaar koken. Ham en uitje even aanfruiten in een koekenpan. Volgens de verpakking de aardappelpuree maken (of verse aardappelpuree, wat vaak lekkerder is). Vervolgens de aardappelpuree, sperziebonen, ham en ui in een ingevette ovenschaal doen. Paneermeel er over strooien voor een mooi kleurtje en ongeveer 20 tot 30 minuten in de oven (180° C) zetten! Eet smakelijk!

Bevat per portie circa 380 kcal.

Stamppot zuurkool met gerookte kip

(voor 4 personen)

Ingrediënten:
500 gram (wijn)zuurkool
100 gram hamblokjes
1 rode paprika
250-300 gram gerookte kipfiletreepjes
75 gram rozijnen
3 eetlepels demi crème fraîche
1 eetlepel chilisaus
1 1/2 kg kruimige aardappelen of een pakje aardappelpuree
1 ui
1 1/2 liter halfvolle melk

Werkwijze:
Kook de aardappelen gaar, giet ze af en schenk er 1 dl melk bij. Haal ondertussen de zuurkool los en bak (in de wok) de hamblokjes zachtjes uit in eigen vet. Snipper de ui en snijd de paprika in kleine blokjes en schep dit bij de hamblokjes. Schep de kipreepjes, zuurkool, rozijnen erbij en laat het, al omschepend, even stoven. Roer er 3 eetlepels crème fraîche en 1 eetlepel chilisaus door. Breng dit aan de kook, stamp dan de aardappelen fijn. Breng puree op smaak met zout en peper. Schep het zuurkoolmengsel erdoor.

Bevat per portie circa 365 kcal.

Rijstschotel met rundvlees

(voor 4 personen)

Ingrediënten:
500 gram mager rundvlees
1 eetlepel olijfolie
1 zakje soepgroenten á 450 gram (uit de koeling)
1 blik fruitcocktail á 312 gram (uitgelekt)
1 zakje kerriesaus
200 gram zilvervliesrijst
zout en peper

Werkwijze:
Kook de zilvervliesrijst volgens de verpakking beetgaar. Snijd het rundvlees in blokjes, strooi er een beetje zout en peper over en bak ze in wat olie. Voeg het zakje soepgroenten toe, bak deze mee tot deze gaar is (ca. 5 minuten). Maak het zakje kerriesaus klaar volgens de verpakking, roer deze door het rundvlees-groentenmengsel en voeg tot slot het blik fruitcocktail toe (zonder sap). Serveer er 3 scheplepels rijst bij.

Bevat per portie circa 360 kcal.

Kalkoen uit de oven voor de kerst!

(voor 4 personen)

Ingrediënten:
2 kalkoen borststukken van samen 1 kilo (dit is inclusief de botten)
2 takjes rozemarijn
1 citroen
100 ml olijfolie
200 gram winterpeen
2 blaadjes laurier
1 eetlepel jeneverbessen
300 gram aardappelschijfjes met zout besprenkelen
peper en zout
3 teentjes knoflook

Werkwijze:
Snijd de knoflook in stukjes. Rits de naaldjes van de rozemarijn. Pers de citroen uit en roer er 75 ml. olijfolie, de rozemarijn en de knoflook door. Ontvel de borststukken, wrijf ze in met de marinade en laat het 30 minuten intrekken. Maak de winterpeen schoon en snijd het in plakken. Verhit de 25 ml olie en bak de kalkoen stukken aan beide kanten in ca. 5 minuten. Haal de kalkoen uit de pan en roerbak de winterpeen de laurier en de jeneverbessen in ca. 5 minuten. Voeg de marinade toe en laat het even door pruttelen. Verwarm de oven op 220° C, hetelucht 200° C. Doe de kalkoen in de ovenschaal met alles wat in de pan zit, voeg de aardappeltjes toe. Laat de kalkoen afgedekt midden in de oven in ca. 1 uur gaar worden. Lekker met gekookte broccoli. Serveer er voor de sier een vers takje rozemarijn bij!

Bevat per portie circa 430 kcal.

Spinaziestamppot

(voor 4 personen)

Ingrediënten:
100 gram zongedroogde tomaten
1 pak aardappelpuree voor stamppot (extra grof, 2 zakjes)
150 gram magere spekjes, snijd dit in plakjes
1 zak spinazie (300 gram)
3 eetlepels Becel Multi voor koken, (roer)bakken en braden
zout en peper

Werkwijze:
Tomaten fijnsnijden. Puree bereiden volgens gebruiksaanwijzing op de verpakking. Verhit intussen in de koekenpan de Becel. Voeg de magere spekjes toe en bak ze bruin. Spinazie grof snijden. Spinazie, tomaten, spekjes en de Becel door de puree roeren. Stamppot op smaak brengen met zout en peper.

Bevat per portie circa 360 kcal.

Italiaanse pasta

(voor 4 personen)

Ingrediënten
100 gram walnoten
2 rode pepers
4 teentjes knoflook
400 gram penne (soort pasta)
zout
3 eetlepels olijfolie
600 gram broccoli (roosjes)

Werkwijze:
Walnoten fijn hakken. Noten in droge koekenpan goudbruin roosteren, op bord laten afkoelen. Pepers halveren, zaadjes verwijderen en pepers in reepjes snijden. Knoflook pellen en in plakjes snijden. Penne in ruim water met zout in ca. 8 minuten beetgaar koken. Intussen broccoli in ca. 10 minuten beetgaar koken. In kleine koekenpan 2 eetlepels olie verhitten. Knoflook op laag vuur krokant en goudbruin bakken. Uit pan scheppen en op keukenpapier laten uitlekken. In bakvet de peperreepjes ca. 2 minuten zachtjes bakken. Penne afgieten en mengen met 1 eetlepel olie, broccoliroosjes, walnoten en rode peper. Knoflookplakjes erover strooien en direct serveren.

Bevat per portie circa 380 kcal.

Moussaka met tzatziki

(voor 4 personen)

Ingrediënten:

voor de moussaka:
1 grote aubergine
1 scheutje olijfolie
500 gram rundergehakt
1 rode peper
1 ui
half bakje champignons
1 pakje gezeefde tomaten
1 mespunt kaneel
1 teentje knoflook
3 mespuntjes Italiaanse kruiden, evt. meer naar eigen inzicht
2 eieren
scheutje halfvolle melk
100 gram 30+ geraspte kaas
zout

Voor de tzatziki :
1/2 komkommer
2 dl magere yoghurt
1 teentje knoflook
1 scheutje olijfolie

Werkwijze moussaka:

De oven voorverwarmen op 200 graden. Ruim water opzetten. Aubergine in plakjes snijden, met zout bestrooien en ongeveer 10 minuten laten staan. Gehakt braden met de gesneden ui, champignons, peper, knoflookteentje, kaneel en Italiaanse kruiden. Aubergine afspoelen en in ruim water 5-10 minuten koken (ze mogen nog niet gaar zijn). Als het gehakt gaar is de tomaten toevoegen. Een saus maken van eieren, melk en kaas, alles goed door elkaar roeren. Een ovenschaal vullen. Eerst een laag rode saus, dan een laag auberginеplakken, opnieuw een sauslaag en een auberginelaag en eindigen met de saus van de eieren en kaas. Plaats de schotel ongeveer 30 minuten in de voorverwarmde oven.

Werkwijze tzatziki:

Yoghurt laten uitlekken in een zeef bekleed met een schone theedoek. Komkommer schillen en raspen en ook even uit laten lekken. Een knoflookteentje pellen en uitknijpen. De knoflook door een heel klein beetje olijfolie mengen. Alle ingrediënten mengen.

Bevat per portie circa 380 kcal.

Roergebakken peultjes met ossenhaas

(voor 4 personen)

Ingrediënten:

250 gram peultjes
6 sjalotjes, gepeld en gesnipperd
375 gram ossenhaas
2 stengels bleekselderij, schoongemaakt en in plakjes
2 à 3 eetlepels olijfolie
1 à 2 eetlepels Thaise chilisaus
2 teentjes knoflook
2 eetlepels citroensap
Thaise vissaus naar smaak

Werkwijze:

Blancheer peultjes in kokend water, spoel ze af onder de koude kraan en zet ze apart. Snijd de ossenhaas in zeer dunne plakjes en houd ze apart. Verhit de helft van de olie in een wok of koekenpan, voeg de knoflook en vlees toe en roerbak op hoog vuur tot het vlees lichtbruin is. Neem het vlees uit de pan en zet het apart. Doe de rest van de olie in de wok en voeg de bleekselderij en sjalotjes toe. Roerbak 2 minuten. Roerbak de chilisaus, de vissaus en de peultjes erdoor. Serveer met rijst of mie. Lekker met een frisse salade.

Bevat per portie circa 320 kcal.

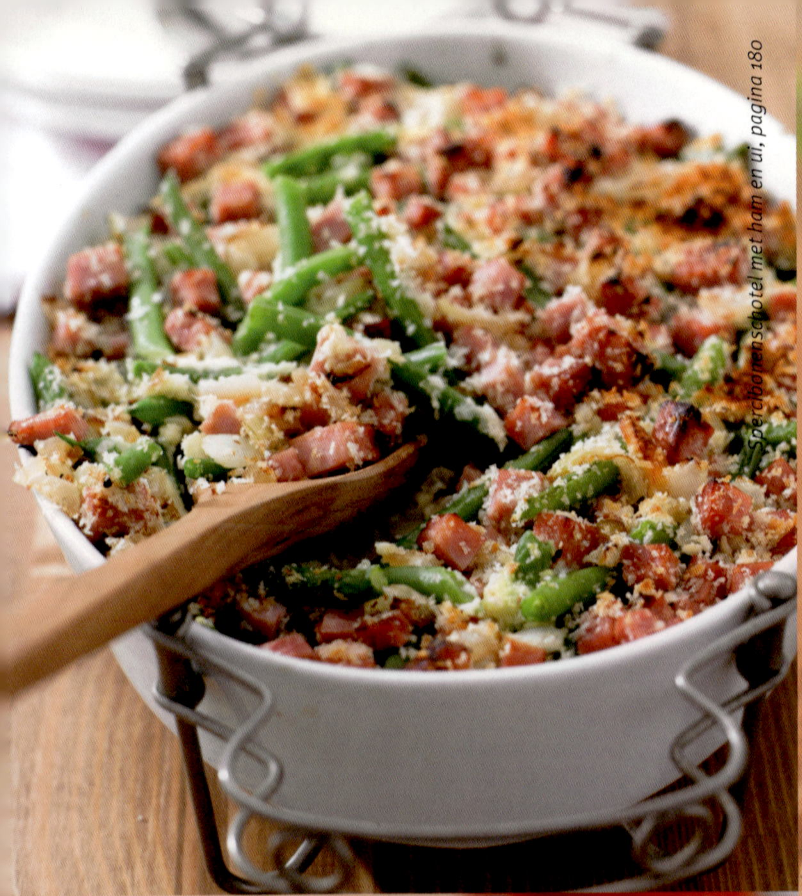

Sperziebonenschotel met ham en ui, pagina 180

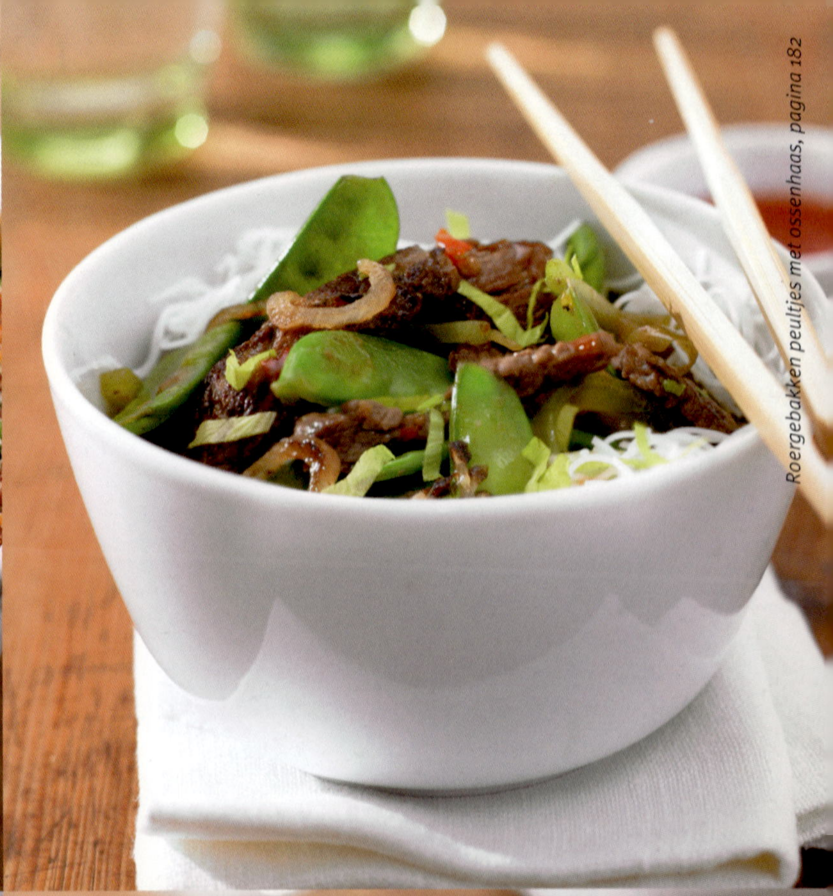

Roergebakken peultjes met ossenhaas, pagina 182

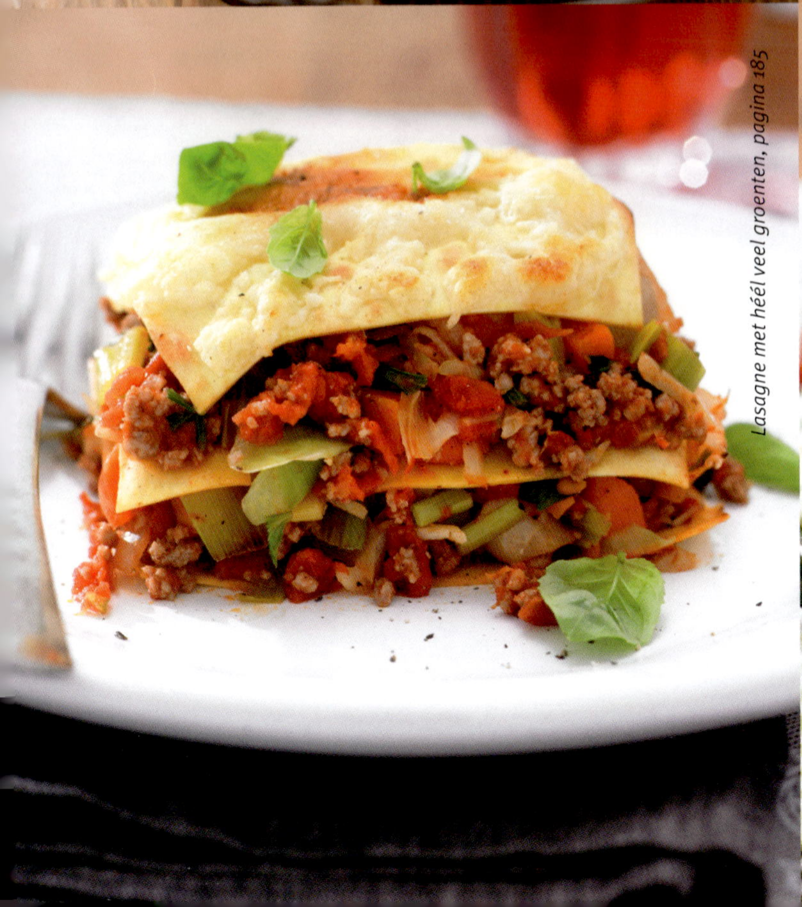

Lasagne met héél veel groenten, pagina 185

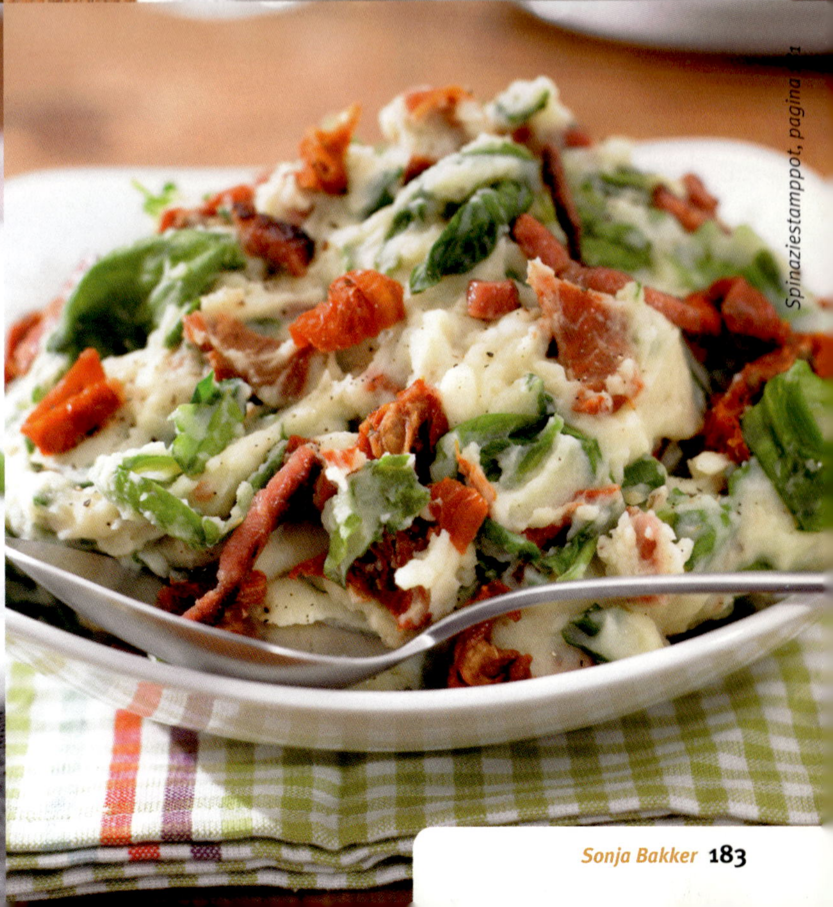

Spinaziestamppot, pagina 1[illegible]1

Roergebakken kip met broccoli en lente-ui
(voor 2 personen)

Ingrediënten:
200 gram kipfilet
1 stronk broccoli, in stukjes snijden
3 lente-uitjes, gepeld
2 eetlepels olijfolie
1 knoflookteentje
2 eetlepels sojasaus
1 mespunt cayennepeper
150 gram pijnboompitjes

Werkwijze:
Snijd de kipfilet in blokjes van ca. 2 cm. Kook de broccoli beetgaar. Snijd de schoongemaakte lente-uitjes schuin in stukjes van ca. 3 cm. Verhit de olie in een wok of braadpan en roerbak de blokjes kip rondom lichtbruin. Pers de knoflook erboven uit en voeg de lente-ui toe. Roer de sojasaus erdoor en voeg naar smaak cayennepeper toe. Roer de broccolistukjes en de pijnboompitjes erdoor en roerbak het geheel nog ca. 5 minuten tot de kip gaar is.

Bevat per portie circa 310 kcal.

Couscousschotel
(voor 4 personen)

Ingrediënten:
250 gram couscous
1 rode peper
3 bosuitjes
1 1/2 komkommer
3 eetlepels olijfolie
2 eetlepels citroensap
350 gram gerookte kip, in blokjes
200 gram feta (kaas)

Werkwijze:
Couscous bereiden volgens gebruiksaanwijzing. Rode peper schoonmaken en in reepjes snijden. Bosuitjes schoonmaken en in ringetjes snijden. Komkommer wassen in lengte halveren, zaadlijsten verwijderen en in blokjes snijden. Olijfolie mengen met citroensap. Couscous mengen met dressing van olijfolie en citroensap, bosui, rode peper en komkommer. Feta door de blokjes kip scheppen. Couscous over vier borden verdelen. Feta-kipmengsel er midden op scheppen en direct serveren.

Bevat per portie circa 295 kcal.

Rundervinken met rode uienjus
(voor 4 personen)

Ingrediënten:
5 eetlepels Becel Multi voor bak en braad
4 rundervinken
2 zakjes minikrieltjes
2 rode uien
1 zak roerbakgroenten
1 eetlepel tomatenpuree
2 eetlepels Worcestershiresauce (flesje)

Werkwijze:
In braadpan 3 eetlepels Becel verhitten. Rundervinken in ca. 12 minuten bruin en gaar bakken. Krieltjes in ca. 5 minuten gaar koken. Uien pellen en in ringen snijden. In wok rest van Becel verhitten. Roerbakgroente ca. 4 minuten roerbakken. Uiringen laatste 3 minuten met vlees meebakken. Vlees uit pan nemen en warm houden. Tomatenpuree en worchestershiresauce door braadvet roeren. Rundervinken serveren met uienjus, krieltjes en groenten.

Bevat per portie circa 410 kcal.

Pasta met spinazie
(voor 4 personen)

Ingrediënten:
1 eetlepel olijfolie
400 gram pasta
1 pak spinazie (uit diepvries)

300 gram kipfilet in blokjes
1 pakje Boursin light knoflook

Werkwijze:
Kook de pasta volgens de bereidingswijze op de verpakking (giet bij het water eventueel een scheutje olijfolie). Bak de kipblokjes goudbruin, gebruik wat olijfolie. Laat de kipblokjes uitlekken op een bord/schaal.
Ontdooi ondertussen de spinazie en kook het in een paar minuten beetgaar. Voeg de Boursin light toe. Het geheel goed mengen. Voeg de kipblokjes toe en geheel weer goed mengen. Pasta toevoegen of apart opdienen.

Bevat per portie circa 380 kcal.

Lasagne met héél veel groenten

(voor 4 personen)

Ingrediënten:
300 gram rundergehakt
gehaktkruiden naar eigen smaak toevoegen
500 gram boerensoepgroenten, gesneden
2 uien, fijngesneden
1 teentje knoflook
2 blikken tomatenblokjes
scheutje rode wijn
een paar druppeltjes Tabasco
scheutje Worchestersauce
1 blokje kruidenbouillon
1 pak lasagnebladen (naturel of 'verde')
1 zakje 30+ kaas, geraspt
Extra nodig: ovenschaal

Werkwijze:
Verwarm de oven voor op 200° C. Bak het gehakt met wat gehaktkruiden rul in een braadpan in eigen vet. Voeg de ui toe, bak deze glazig. Pers de knoflook uit boven de pan en laat 1 minuut fruiten. Doe daarna de soepgroenten erbij en bak deze een paar minuten mee. Voeg de tomatenblokjes toe en roer door. Breng de saus op smaak met de rode wijn, een scheut Worchestersauce, een paar druppeltjes Tabasco (let op, erg pittig!) en de bouillontablet. Bedek de bodem van de ovenschaal met de saus. Daarna wat lasagnebladen, weer wat saus, lasagnebladen enz. Eindig met de saus. Strooi als laatste de 30+ kaas over de lasagne. Zet de schaal ± 25 minuten in de voorverwarmde oven.

Bevat per portie circa 325 kcal.

Gegrilde tonijn met peultjes

(voor 4 personen)

Ingrediënten:
4 moten tonijn à ca 100 gram
1 uitje
1 teentje knoflook
2 eetlepels olijfolie
2 theelepels tomatenketchup
2 eetlepels fijngeknipte bieslook
75 gram zachte halvarine
peper en zout
700 gram peultjes
400 gram gekookte lintmacaroni (tagliatelle)

Werkwijze:
Kook de peultjes beetgaar. Kook ook de lintmacaroni beetgaar. Snipper de ui en knoflook. Verhit 1 eetlepel olie en fruit hierin het uitje en de knoflook op laag vuur in 3-4 minuten goudbruin. Voeg daarna de tomatenketchup toe en stoof het geheel al roerend nog 2 minuten. Laat het daarna afkoelen. Meng het koude tomatenmengsel met de bieslook, de zachte halvarine en een mespunt peper en zout. Bestrooi de tonijn met peper en zout. Bak de moten tonijn kort om en om in de overige olijfolie. Leg de tonijnmoten op 4 borden en schep de tomatenboter erop. Serveer de peultjes bij.

Bevat per portie circa 420 kcal.

Gestoofde kabeljauw
(voor 4 personen)

Ingrediënten:
400 gram kabeljauw
2 uien, gesnipperd
1 prei, in ringen
6 trostomaten, in stukjes gesneden
2 theelepel kruidenbouillonpoeder
zwarte peper
3 eetlepel Becel multi bak en braad
1 glas witte wijn

Werkwijze:
Smelt de Becel in een braadpan. Fruit de uien op een zacht vuur tot ze glazig zijn. Voeg de prei toe en bak nog 3 minuten. Schep de tomaten erbij, samen met de wijn, bouillonpoeder en zwarte peper. Laat nog even pruttelen en leg daarna de vis in de pan. Doe het deksel op de pan en laat de vis zo'n 20 minuten zachtjes stoven. Lekker met gekookte aardappelen en worteltjes. Lekker met bloemkool en aardappelpuree.

Bevat per portie à 100 gram circa 150 kcal.

Macaroni met kalkoen en kaas
(4 personen)

Ingrediënten:
1 middelgrote ui, gesnipperd
1,5 dl groenten- of kippenbouillon
2 eetlepels Becel multi bak en braad
3 eetlepels bloem
3 dl halfvolle melk
50 gram geraspte 30+ kaas
1 theelepel mosterdpoeder
225 gram macaroni
200 gram kalkoen of gerookte kipfilet, in plakjes
2 à 3 stevige tomaten in plakjes
paar verse blaadjes basilicum
1 eetlepel geraspte Parmezaanse kaas
zout en peper

Werkwijze:
Breng de gesnipperde ui en bouillon aan de kook in een koekenpan en laat het geheel onder af en toe roeren 5-6 minuten koken tot de bouillon is ingedikt en de ui glazig is. Verwarm de Becel, bloem en melk in een steelpan. Klop stevig tot er een dikke saus ontstaat. Neem de pan van het vuur en voeg 30+ kaas, mosterdpoeder en ui-mengsel toe. Kook de macaroni in water volgens de beschrijving op het pak. Giet hem goed af en schep hem door de saus. Het geheel in een ondiepe ovenschaal scheppen. Leg de plakjes kip of kalkoen en tomaten dakpansgewijs op het macaronimengsel. Steek de basilicumblaadjes ertussen, bestrooi het geheel met Parmezaanse kaas en grill het tot de bovenkant lichtbruin is. Serveer er warme ciabatta en een gemengde salade bij.

Bevat per portie circa 385 kcal.

Overheerlijke röstitaart
(voor 4 personen)

Ingrediënten:
600 gram kant-en-klare rösti
2 losgeklopte eieren
peper en zout
2 eetlepels tuinkruiden
1 prei, in dunne ringen
3 eetlepels geraspte kaas
3 vleestomaten
6 plakken mozzarella
1 bosje basilicum
olijfolie om in de schaal mee in te vetten

Werkwijze:
Verwarm de oven voor op 200° C. Meng de rösti met de eieren. Breng op smaak met peper en zout. Schep de tuinkruiden erdoor. Vul de ingevette ovenvaste schaal met de rösti en verdeel de prei erover. Strooi de geraspte kaas over de prei. Snijd de vleestomaten in dunne schijfjes en leg ze

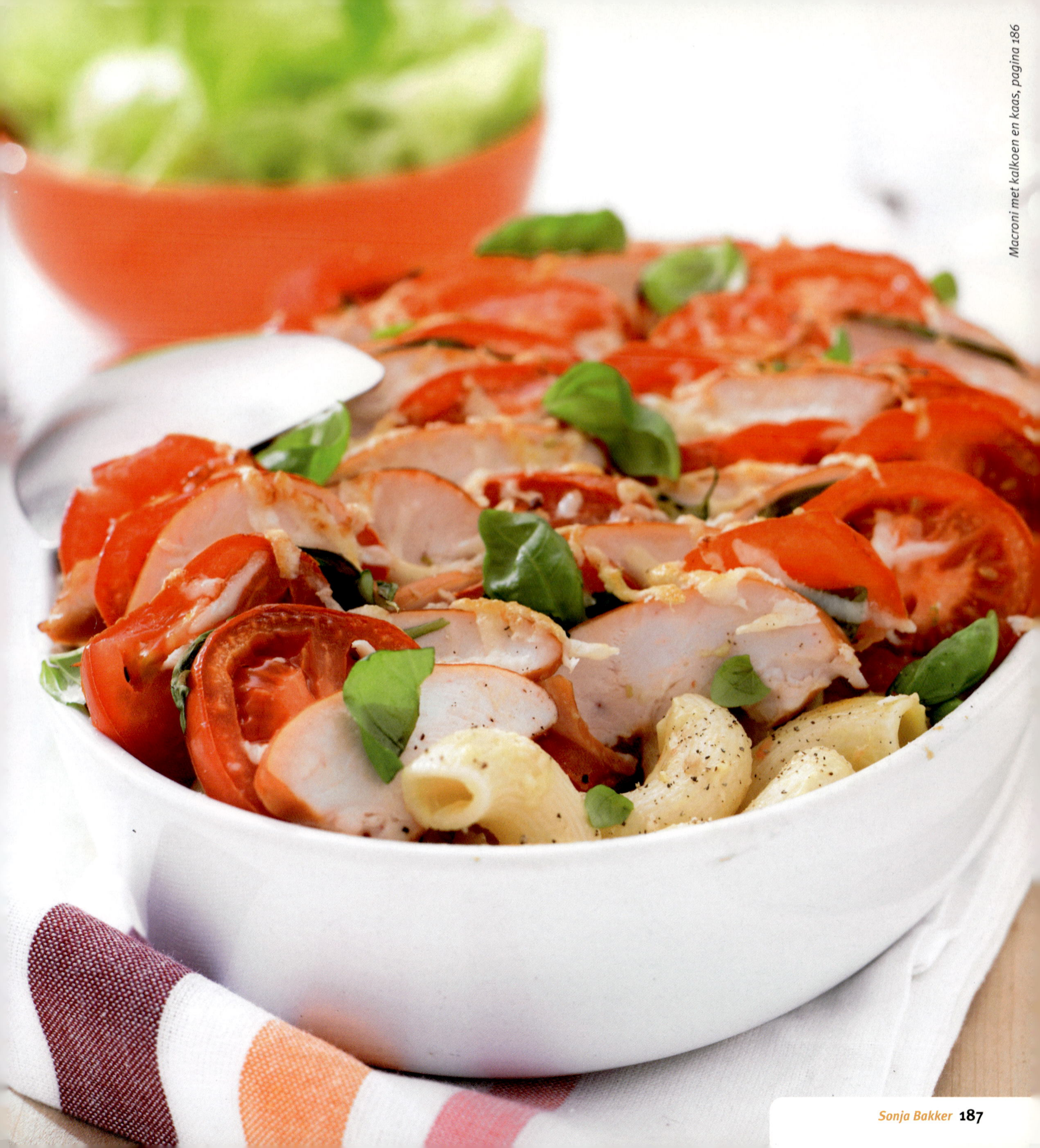

Macroni met kalkoen en kaas, pagina 186

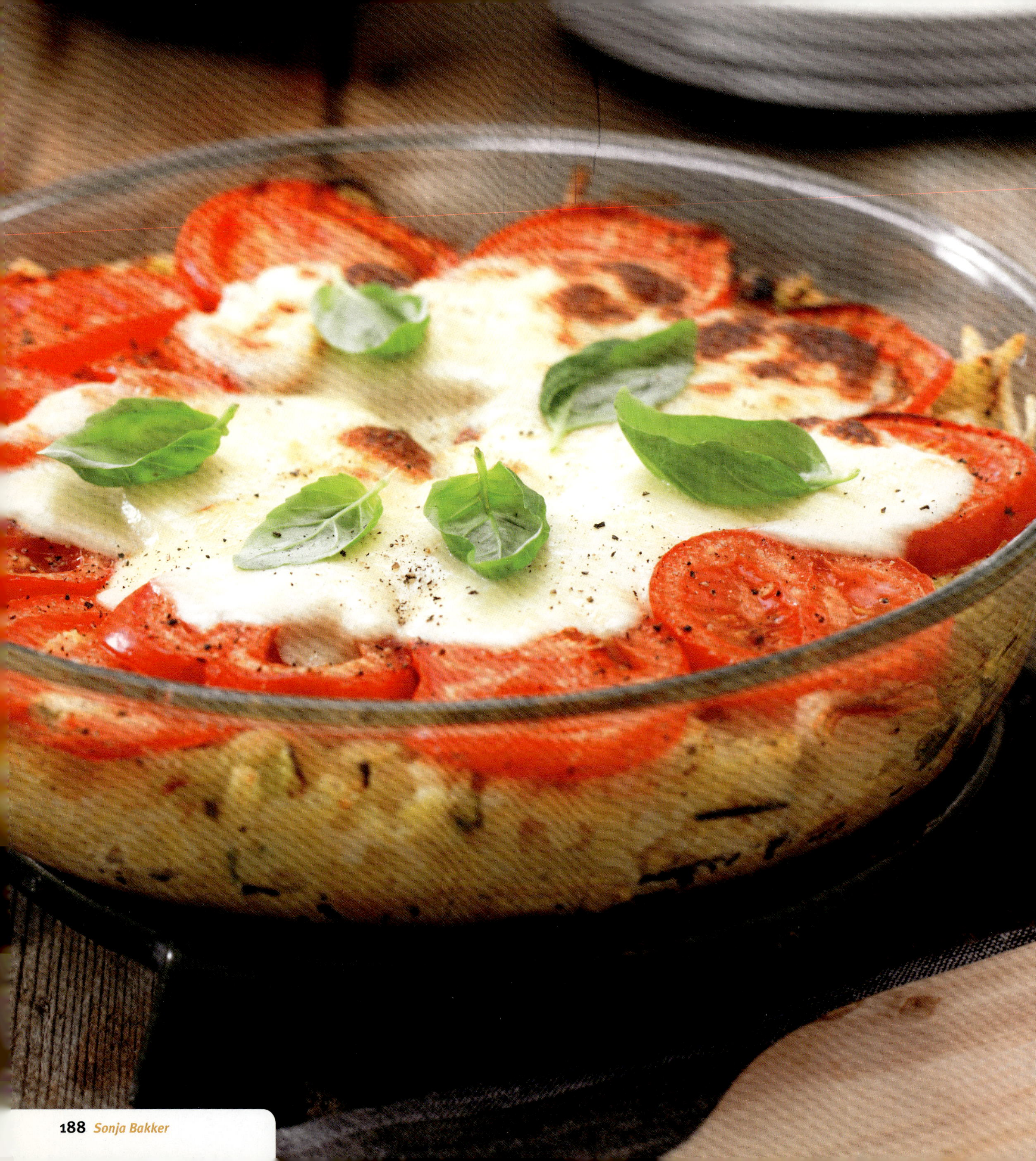

Overheerlijke röstitaart, pagina 186

dakpansgewijs op de prei. Dek de tomaten af met plakken mozzarella. Zet de ovenschaal onafgedekt 20 minuten in de oven. Ter garnering enkele fijn gesneden blaadjes basilicum op de tomaten leggen.

Bevat per portie circa 395 kcal.

Zalmcurry

(voor 4 personen)

Ingrediënten:
400 gram zalmfilet
2 uien, gesnipperd
400 gram peultjes of sugarsnaps
1 eetlepel rode currypasta (supermarkt)
2 dl magere yoghurt
zout, peper
1 eetlepel citroensap
3 eetlepels olijfolie

Werkwijze:
Snijd de zalm in blokjes en wrijf deze in met citroensap, zout en peper. Verhit de olie in de pan, fruit de ui glazig, bak de currypasta 1 minuut mee en voeg de zalmblokjes toe. Vijf minuten bakken. Giet de yoghurt erbij en laat doorwarmen, niet koken. Blancheer de schoongemaakte en gehalveerde peultjes vijf minuten in een pan kokend water. Laten uitlekken en door de viscurry roeren.
Lekker met een komkommersalade en gekookte aardappelen.

Bevat per portie circa 175 kcal.

Tilapiafilet met tagliatelle

(voor 2 personen)

Ingrediënten:
200 gram tilapiafilet of kabeljauw of tonijn
2 eetlepels olijfolie
viskruiden, naar eigen smaak toevoegen
250 gram gekookte tagliatelle
4 lente-uitjes
1 Spaanse peper
2 teentjes knoflook
1 blik tomatenblokjes

Werkwijze:
Verwarm de oven voor op 200° C. Wrijf de tilapiafilet in met olijfolie en bestrooi met viskruiden. Leg de vis in een ovenschaal en plaats deze in het midden van de oven, laat 30 minuten stoven. Kook de tagliatelle volgens de beschrijving op de verpakking. Hak een stuk van de Spaanse peper fijn en snijd de lente-ui in stukjes. Bak de peper en de lente-ui samen met de uitgeperste knoflook snel in een scheutje olijfolie. Voeg de gekookte tagliatelle toe. Doe de tomatenblokjes in een vergiet en laat het uitlekken. Gooi het sap weg. Voeg vervolgens de tomatenblokjes toe aan de tagliatelle. Serveer met een lekkere tomatensalade.

Bevat per portie circa 285 kcal.

Laagjesschotel van kabeljauw

(voor 4 personen)

Ingrediënten:
1 kilo kruimige aardappelen of 1 pakje aardappelpuree
1,5 dl halfvolle melk
1 eetlepel olijfolie
3 eetlepels Becel multi, bak en braad
zout, peper, nootmuskaat
verse peterselie
2 uien
knoflook
600 gram kabeljauwfilet
1 blikje tomatenpuree
1 blik tomatenstukjes
350 gram diepvriesdoperwten
citroensap

Werkwijze:
Kook de aardappelen gaar, giet ze af, schenk er 1,5 dl melk bij, voeg de Becel toe en stamp de aardappelen fijn. Klop de puree met de mixer snel luchtig en breng op smaak met zout, peper

en nootmuskaat. Knip een flinke toef peterselie fijn en roer de helft door de puree. Warm de oven voor op 175° C. Vet een ovenschaal in. Schep de puree erin. Snipper de uien en fruit ze in 1 eetlepel olijfolie, knijp er 1 teen knoflook boven uit en roer de tomatenpuree erbij. Bak kort. Snijd de kabeljauw in stukjes. Schep de tomaatstukjes met vocht, de doperwten, de kabeljauw, een beetje citroensap en de rest van de peterselie erdoor. Schep dit op de aardappelpuree. Zet de schotel in het midden van de oven en bak het gerecht in 30 minuten.

Bevat per portie circa 245 kcal.

Gebakken spinazieschotel
(voor 2 personen)

Ingrediënten:
4 losgeklopte eieren
200 gram gekookte, uitgelekte en gehakte spinazie
2 eetlepels gehakte peterselie
1/4 theelepel zout
1/4 fijngehakt teentje knoflook
peper en gemalen nootmuskaat
1 eetlepel olijfolie
2 eetlepels fijngehakte lente-ui
1 theelepel sesamzaad

Werkwijze:
Roer de eieren door de spinazie met peterselie, zout, knoflook, peper en nootmuskaat. Verwarm de olijfolie in een koekenpan die ook in de oven kan en bak de lente-ui bruin. Voeg het ei-spinaziemengsel erbij en bak bij hoge temperatuur, de pan flink heen en weer schuddend om aanbakken te voorkomen. Bak de omelet tot de onderzijde lichtbruin is. Plaats het gerecht onder de grill totdat het ei-spinaziemengsel gestold is. Bestrooi het met sesamzaad.
Lekker met een waldkornbol.

Bevat per portie circa 189 kcal, exclusief brood.

Roerbakschotel met peultjes, mango en koriander
(voor 4 personen)

Ingrediënten:
300 gram vegetarische schnitzels
2 teentjes knoflook
250 gram peultjes
1/2 mango
200 gram witte snelkookrijst
4 eetlepels oosterse roerbakolie
3 eetlepels sojasaus
zout, peper
3 eetlepels fijngehakte koriander

Werkwijze:
Snijd de schnitzels in repen van 2 cm breed. Pel en snipper de knoflook. Maak de peultjes schoon. Schil de mango en snijd hem in blokjes. Kook de rijst gaar volgens de aanwijzing op de verpakking. Verhit de olie en fruit de knoflook. Bak de peultjes en de schnitzelrepen al omscheppend 2 à 3 minuten mee. Voeg de mango en de sojasaus toe en laat het gerecht door en door warm worden. Breng op smaak met zout en peper en bestrooi met de koriander. Verdeel de rijst over 4 borden. Schep het groente-schnitzelmengsel ernaast.

Variatietip: Vervang de peultjes en de mango door gesneden witte kool en stukjes ananas.

Bevat per portie circa 375 kcal.

Fantasie 'paëlla'
(voor 4 personen)

Ingrediënten:
500 gram gele rijst, gekookt
300 gram Quorn, in stukjes (vleesvervanger)
1 ui, gesnipperd
1 winterwortel, in dunne plakjes
1 broccoli, in roosjes
1 handje rozijnen

1 banaan
2 theelepels kruidenbouillonpoeder
1 eetlepel olijfolie
1 eetlepel kerriepoeder

Werkwijze:
Kook de gele rijst gaar. Bak de Quorn in de koekenpan in een scheutje olijfolie. Fruit de ui glazig en voeg het samen met de winterwortel en broccoli bij de Quorn, samen met de kerriepoeder. Giet er de kruidenbouillon, opgelost in een theekopje heet water bij. Blijf omscheppen tot het vocht verdampt is en de groente beetgaar. Voeg nu de rozijnen toe, even laten meewarmen. Schep daarna de gele rijst erdoorheen en als laatste de banaan in plakjes. Serveer direct als de banaan warm geworden is. Lekker met een scheutje sweet chilisaus.

Bevat per portie circa 245 kcal.

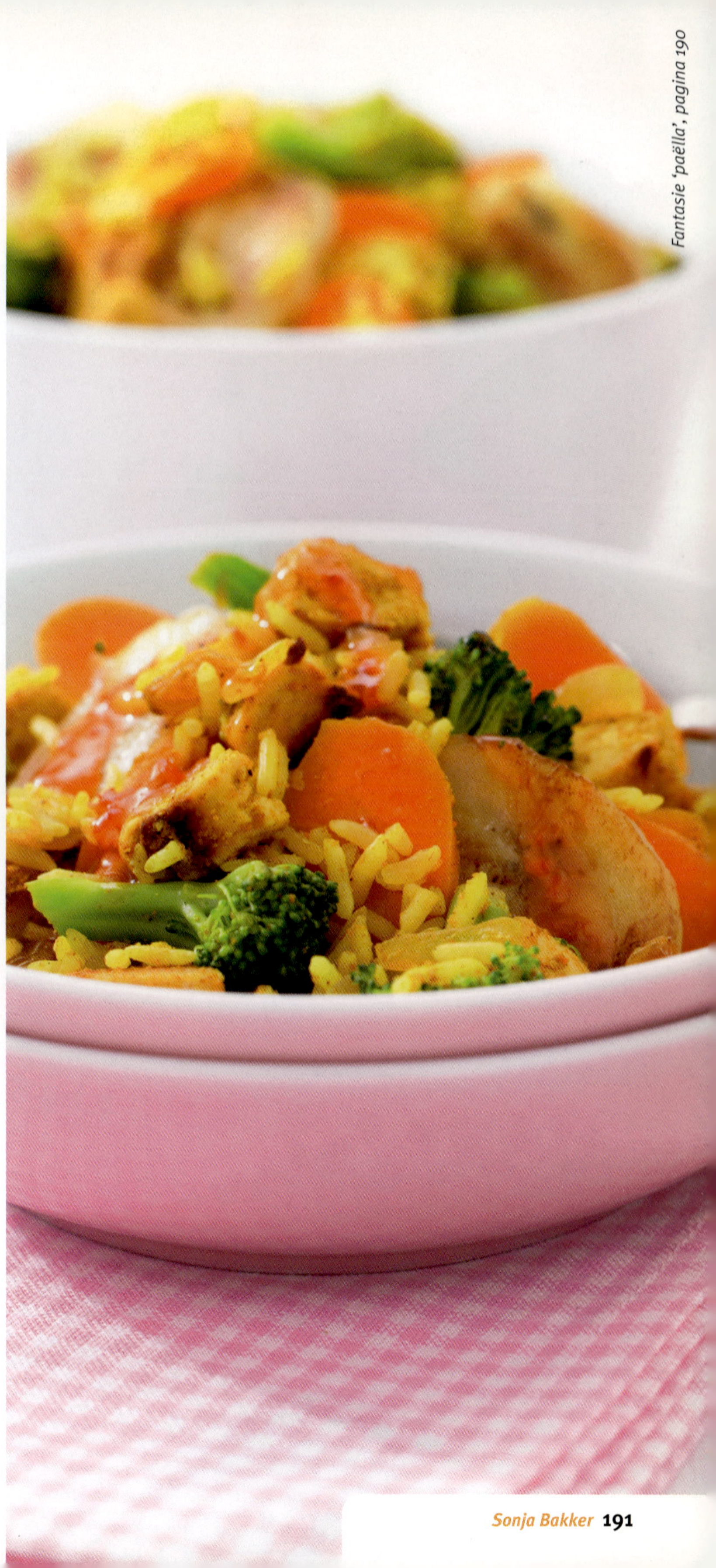

Fantasie 'paëlla', pagina 190

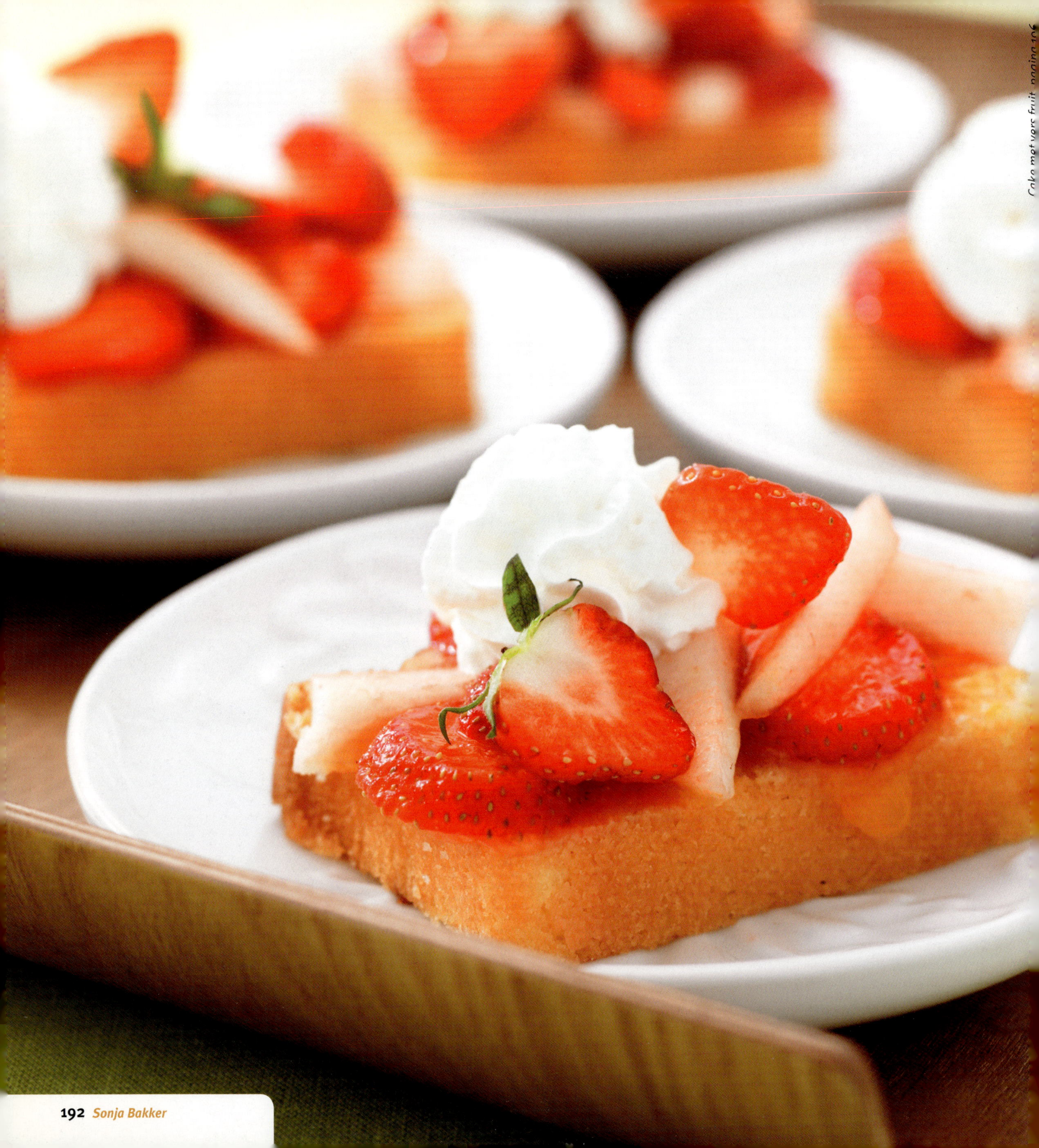

Cake met vers fruit, pagina 196

Nagerechten

Rabarber-banaantoetje met kwark
(voor 4 personen)

Ingrediënten:
500 gram rabarber, in dunne reepjes
4 eetlepels bruine suiker
2 bananen, in dunne plakjes
citroensap
1 eetlepel poedersuiker of zoetstof
225 gram magere kwark
2 eiwitten
Extra nodig: mixer

Werkwijze:
Kook de rabarber gaar in ca. 10 minuten, pureer en laat afkoelen. Voeg suiker en bijna alle banaan toe (houd wat banaan achter ter garnering en meng die plakjes met wat citroensap om verkleuren tegen te gaan). Meng alles goed door elkaar. Klop de poedersuiker of zoetstof door de kwark en roer dit beetje bij beetje door de rabarber. Klop de eiwitten stijf en meng dit voorzichtig door het rabarbermengsel. Verdeel het toetje over 4 dessertschaaltjes en laat in de koelkast koud worden. Garneer voor het opdienen met de plakjes banaan.

Bevat per toetje circa 178 kcal.

Aardbeienvruchtenshake
(2 porties)

Ingrediënten:
25 gram verse aardbeien, gewassen
1 rijpe banaan, gepeld
1,75 dl ananassap
1 theelepel vloeibare honing
Extra nodig: staafmixer of keukenmachine

Werkwijze:
Doe het fruit, ananassap en de honing in een keukenmachine en meng alles tot een glad geheel. Schenk het in glazen.

Bevat per shake circa 65 kcal.

Sonja's aardbeientrifle
(voor 4 personen)

Ingrediënten:
12 lange vingers
1,5 eetlepel halvajam aardbeien
250 gram aardbeien
2 eetlepels zoetstof
4 dl magere vanillevla
1 eiwit
2 dl slankroom
Extra nodig: mixer

Werkwijze:
Bestrijk de lange vingers aan de gesuikerde kant met halvajam en rangschik ze met de jamkant naar boven in een rechthoekige schaal. Halveer de aardbeien en verdeel ze over de lange vingers (houd een paar halve aardbeien achter). Bestrooi ze met 1 eetlepel zoetstof. Schenk de vla eroverheen. Klop het eiwit stijf. Klop de slankroom met de rest van de zoetstof stijf en schep door het eiwit. Strijk het roommengsel over de vla en garneer met de aardbeien. Laat een uur in de koelkast koud worden. Om je vingers bij af te likken!

Bevat per portie circa 178 kcal.

Yoghurttaart
(voor 6 punten)

Ingrediënten:
450 gram magere kwark (aardbei)
500 gram verse aardbeien, schoongemaakt
2,5 dl verse jus d'orange

4 blaadjes gelatine
2 zakjes klop-klop (soort imitatie slagroom)
160 ml magere melk
1 pak lange vingers
Extra nodig:
cakevorm
plastic folie
Extra nodig: mixer

Werkwijze:
Snijd de helft van de aardbeien in kleine stukjes (gaat door de taart), de rest in de lengte doormidden (garnering). Week de blaadjes gelatine in koud water. Neem de blaadjes uit het water en knijp ze uit. Doe de blaadjes in een pannetje waarin 2 à 3 eetlepels jus d'orange zijn verhit en los de gelatine erin op (niet koken!). Maak de klop-klop klaar met de melk, zoeten is niet meer nodig. Klop de kwark en de klop-klop door elkaar. Meng het afgekoelde gelatinemengsel (op kamertemperatuur) door het kwarkmengsel. Schep er de kleine stukjes aardbei door. Haal de lange vingers door de jus d'orange. Bedek de cakevorm met plastic folie. Leg de lange vingers in de cakevorm en schep de kwark er bovenop. Laat de taart in de koelkast opstijven (minimaal twee uur, langer is beter). Vorm vlak voor serveren een hart van halve aardbeien op de taart en garneer de kwarktaart aan de rand van de taart eventueel met toefjes stijfgeklopte slankroom.

Bevat per punt circa 195 kcal.

Muffins

Ingrediënten:
300 gram zelfrijzend bakmeel
2 theelepels bakpoeder
1 eetlepel speculaaskruiden
75 gram bruine basterdsuiker
snufje zout
2 dl halfvolle melk
2 eieren
3 eetlepels Becel Multi voor koken, (roer)bakken en braden
Extra nodig:
12 papieren muffinvormpjes of muffinbakplaat voor 6 stuks

Werkwijze:
Verwarm de oven voor op 200° C. Zeef het meel met de bakpoeder, speculaaskruiden, de suiker en het zout boven een kom. Doe de melk in een maatbeker met de eieren en de Becel en klop dit los. Giet nu dit melk-ei-mengsel bij het meel in de kom en roer losjes met een vork tot een klonterig geheel. Het moet niet een glad beslag worden want anders worden de muffins niet zo mooi luchtig. Verdeel het beslag met een lepel in de muffinvormpjes. Bak de muffins goudbruin en gaar in 25 minuten en laat ze afkoelen.

Bevat per muffin circa 110 kcal.

Appelsoufflé

Ingrediënten:
4 eieren
25 gram Becel Multi voor koken, (roer)bakken en braden
25 gram bloem
2 dl halfvolle melk
2 eetlepels zoetstof (die je kunt verwarmen)
1 zakje vanillesuiker
1 dl appelmoes
2 eetlepels citroensap
1 theelepel kaneelpoeder
Extra nodig:
6 papieren muffinvormpjes of muffinbakplaat voor 6 stuks
Spray om in te vetten b.v. van Baukje, zo gebruik je veel minder vet
mixer

Werkwijze:
Oven voorverwarmen op 175° C of gasovenstand 3. Eieren splitsen. In pan boter verwarmen. Bloem erdoor roeren. Melk scheutje voor scheutje erdoor roeren tot gladde saus ontstaat. Zoetstof en vanillesuiker erdoor roeren. Door saus, appelmoes, citroensap en kaneel roeren. In schone vetvrije kom eiwitten stijfkloppen. Saus luchtig door eiwitten spatelen. Giet

het soufflémengsel met een lepel in de muffinvormpjes en bak ze 20 tot 25 minuten gaar.

Bevat per appelsoufflé circa 95 kcal.

Fantasiemuffins

Ingrediënten:
250 gram zelfrijzend bakmeel
1 mespunt zout
150 gram rozijnen of 150 gram gedroogde appelstukjes
1 ei
3 eetlepels basterdsuiker
5 eetlepels Becel Multi voor koken, (roer)bakken en braden
1 dl halfvolle melk
1 beker geklopte slagroom light of spuitbus slagroom light
Extra nodig: papieren cakevormpjes of muffinbakblik

Werkwijze:
Oven voorverwarmen op 200° C of gasovenstand 4. Bakmeel mengen met zout en rozijnen of appelstukjes. Ei loskloppen met basterdsuiker. Becel en melk met ei mengen. Eimengsel door meel scheppen tot stevig deeg ontstaat. Deeg in muffinvormpjes scheppen. Muffins in midden van oven in ca. 20 minuten gaar en bruin bakken. Muffins laten afkoelen en serveren met slagroom light.

Bevat per muffin circa 105 kcal

Appelbol met rozijnen

Ingrediënten:
4 appels
4 plakjes bladerdeeg
handvol rozijnen
3 theelepels kaneel
2 eetlepels honing
1 eigeel
Extra nodig:
appelboor
deegroller

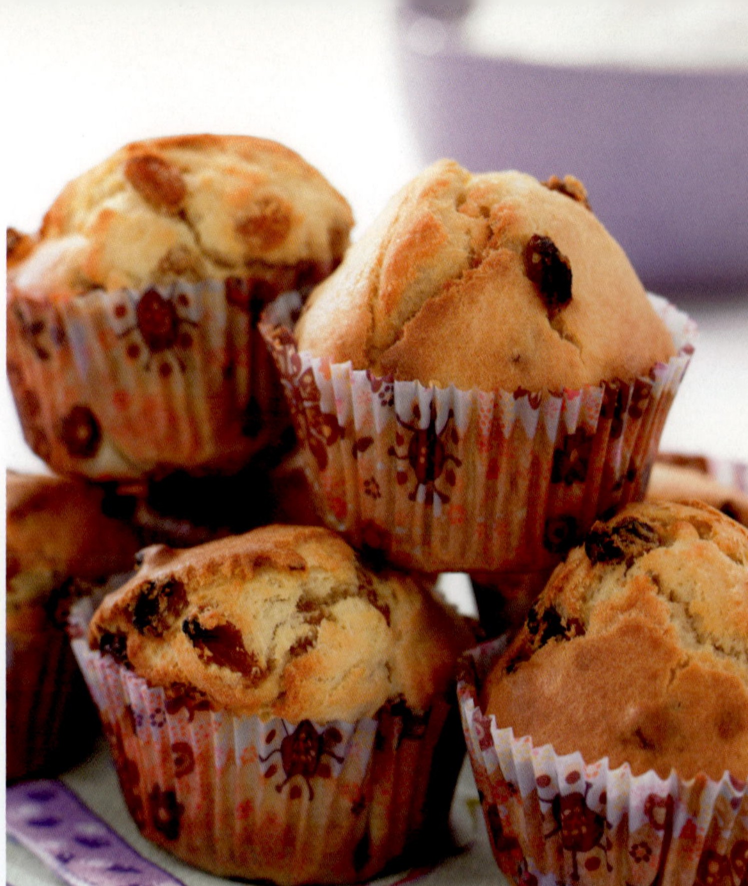

Fantasiemuffins, pagina 195

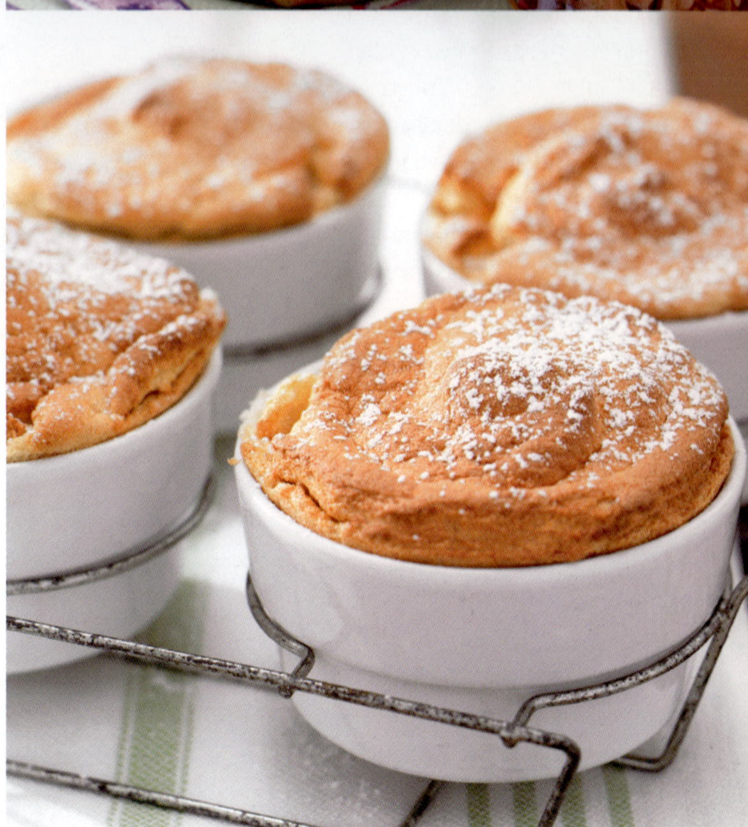

Appelsoufflé, pagina 194

Werkwijze:
Schil de appels en boor het klokhuis uit, wel intussen de rozijnen. Maak een mengsel van rozijnen, kaneel en honing, vul de appel met dit mengsel. Rol de plakjes bladerdeeg een beetje uit. Zet de gevulde appel in het midden van een lapje en vouw dit dicht (gebruik wat water om de randen te plakken). Bestrijk de appels in bladerdeeg met wat eigeel. Zet de appel in een voorverwarmde oven op 180° C en bak de appels in 30 minuten goudbruin.

Bevat per appelbol circa 185 kcal.

Cake met vers fruit

(voor 4 personen)

Ingrediënten:
6 aardbeien
1 peer
4 plakken cake
2 eetlepels halvajam
1 spuitbus slagroom light

Werkwijze:
Aardbeien wassen, kroontjes verwijderen en halveren. Peer schillen, klokhuis verwijderen en peer in stukjes snijden. Plakken cake elk op bord leggen. Cake besmeren met halvajam. Fruit erover verdelen. Garneren met toef slagroom light.

Bevat per portie circa 165 kcal.

Appeltaart 'Succes'

Ingrediënten:
300 gram bloem
200 gram witte basterdsuiker
200 gram Becel Multi voor koken, (roer)bakken en braden
2 eierdooiers, losgeklopt
snufje zout
6 appels (van 2 à 3 verschillende rassen)
3 eetlepels custard (pak à 500 gram)
1 theelepel koek- en speculaaskruiden
100 gram rozijnen
2 sneetjes wit casinobrood, zonder korst
Extra nodig:
keukenmachine, deegroller
springvorm doorsnede ca. 22 cm
plasticfolie

Werkwijze:
(In keukenmachine) bloem, 150 gram basterdsuiker, Becel, 1 eierdooier en mespunt zout met 1 eetlepel koud water mengen tot stevig deeg. Deeg tot dikke worst vormen, strak verpakken in plasticfolie en minstens 30 minuten in koelkast laten rusten. Oven voorverwarmen op 175° C. Appels schillen, in kwarten snijden en klokhuis wegsnijden. Kwarten in plakjes snijden. In schaal appelplakjes omscheppen met 2 eetlepels custard, koekkruiden, rozijnen en rest van basterdsuiker. Tweederde van deeg op met bloem bestoven werkvlak uitrollen tot lap van ca. 26 cm doorsnede. Ingevette springvorm met deeg bekleden. Brood in blokjes snijden en met rest van custard over bodem strooien. Appelmengsel in springvorm doen. Resterend deeg uitrollen en in repen snijden. Repen in vlechtvorm op appelvulling leggen. Rand van taart en deegrepen met de rest van de eierdooier bestrijken. Taart in midden van oven in ca. 1 uur en 15 minuten goudbruin en gaar bakken.

Bevat per punt circa 170 kcal.

Kiwi-aardbeisalade

(voor 4 personen)

Ingrediënten:
1 citroen
2 eetlepels ananassap
1 theelepel honing
100 gram aardbeien
8 kiwi's
4 eetlepels demi crème fraîche

Werkwijze:
Citroen schoon boenen en schil eraf raspen. Halve citroen uitpersen. In kom citroenrasp, -sap, ananassap en honing tot

dressing roeren. Aardbeien schoonmaken en in stukjes snijden. Kiwi's schillen en in dunne plakken snijden. Kiwiplakken op vier borden leggen en dressing erover druppelen. Stukjes aardbei en crème fraîche erop scheppen.

Bevat per portie circa 65 kcal.

Perziktaart

Ingrediënten:
2 perziken, vers of uit blik in partjes
1 eetlepel rozemarijn of tijm fijngehakt
1 eetlepel citroensap
2 eieren
2 eetlepels honing
50 gram bloem
150 gram Griekse yoghurt
50 ml sinaasappelsap
2 eetlepels Becel Multi voor koken, (roer)bakken en braden
poedersuiker uit strooibus
quichevorm (doorsnede 22 cm), ingevet
Extra nodig: mixer

Werkwijze:
Oven voorverwarmen op 175° C. In kom perzik, rozemarijn en citroensap door elkaar scheppen. In andere kom eieren en honing met mixer tot luchtig mengsel kloppen. Bloem, yoghurt, sinaasappelsap, Becel en mespunt zout erdoor kloppen. Beslag in quichevorm schenken. Perzikmengsel erover verdelen. In midden van oven taart in ca. 45 minuten gaar bakken. Taart uit oven nemen en bestrooien met poedersuiker. Lauwwarm of koud serveren.

Dit nagerecht kan ook in eenpersoonsvormpjes gemaakt worden. De baktijd is dan ca. 25 minuten.

Bevat per punt circa 160 kcal.

Aardbeientaart

Ingrediënten:
50 gram Becel Multi voor koken, (roer)bakken en braden
200 gram tarwebiscuits
2 eetlepels aardbeien halvajam
4 eierdooiers
100 gram suiker
2 zakjes vanillesuiker
65 gram bloem
250 ml halfvolle melk
250 ml slankroom
250 gram aardbeien
2 kiwi's
Extra nodig:
keukenmachine, handmixer
springvorm (doorsnede ca. 24 cm)

Werkwijze:
In keukenmachine biscuits fijnmalen. Becel en jam erdoor mengen. In taartvorm kruimeldeeg over bodem en wanden verdelen en goed aandrukken. In kom eierdooiers, suiker en vanillesuiker met handmixer in ca. 5 minuten dik en romig mixen. Bloem zeven en door eimengsel spatelen. In pan melk en slagroom aan de kook brengen en al kloppende in kleine scheutjes door eimengsel kloppen. Mengsel terug in pan schenken en al roerende op zacht vuur laten indikken tot dikke vla. Pan in bak met koud water zetten en vanilleroom laten afkoelen, regelmatig roeren. Aardbeien schoonmaken en halveren. Kiwi's schillen en in plakken snijden. Afgekoelde vanilleroom over taartbodem verdelen. Op ene helft van taart aardbeien, op andere helft plakjes kiwi leggen. Taart in koelkast in 1/2 uur laten opstijven.

Bevat per punt circa 185 kcal.

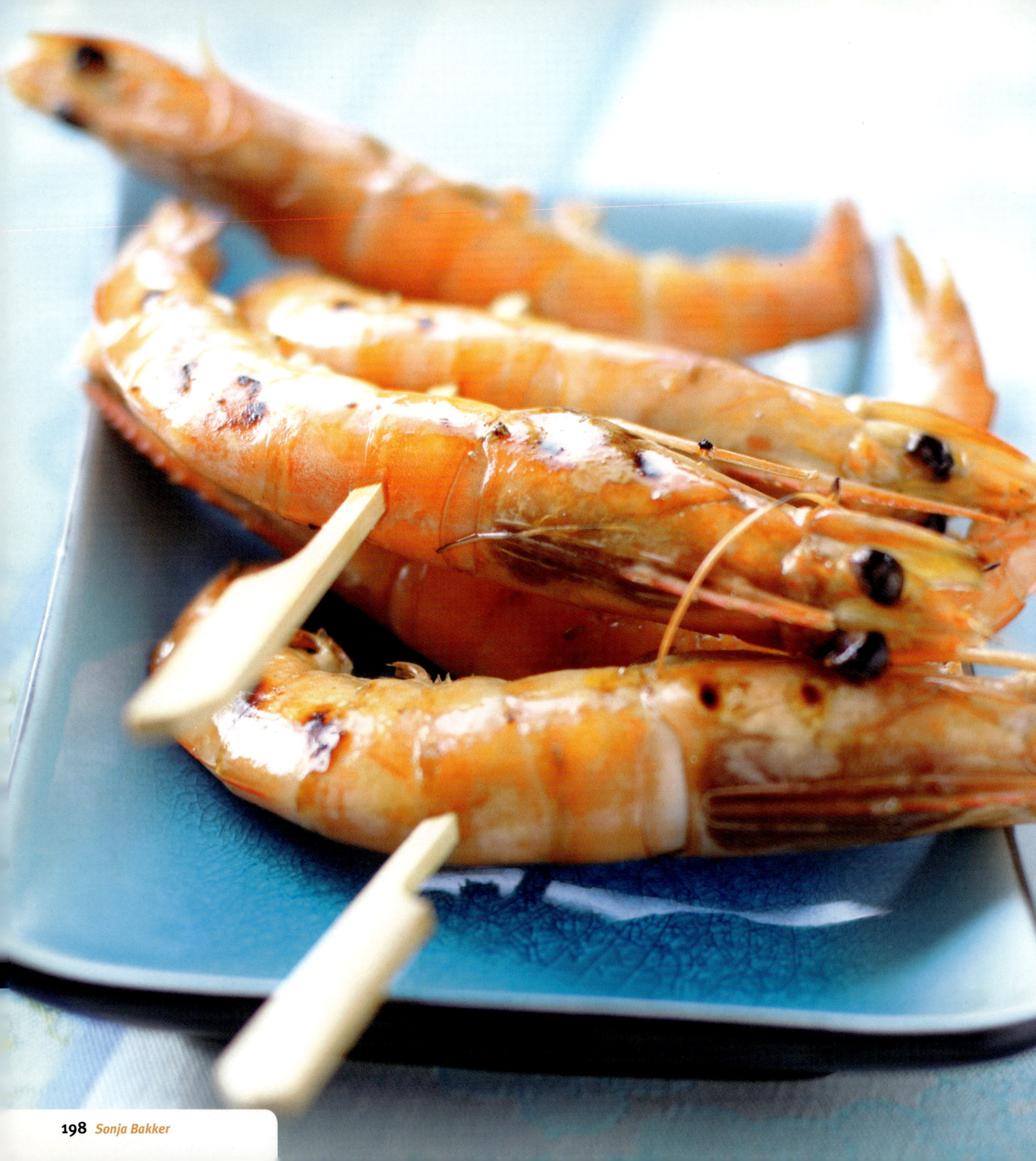

Spaanse garnalenspiesje met knoflook, pagina 199

Snacks

Spaanse garnalenspiesje met knoflook
(voor 4 personen)

Ingrediënten:
2 sneetjes pain de campagne
1 bakje jumbo garnalen (100 gram)
2 teentjes knoflook
1/2 rode peper
3 eetlepels olijfolie
1 eetlepel peterselie (diepvries kruiden)
1 eetlepel citroensap
zout
Extra nodig: satéprikkers, broodrooster, keukenpapier

Werkwijze:
Brood roosteren en elk sneetje in 4 puntjes snijden. Garnalen droogdeppen. Knoflook pellen en fijnhakken. Peper wassen, halveren, zaadlijsten verwijderen en in grove repen snijden. In braadpan (of wok) olie verhitten. Knoflook en peper lichtbruin bakken. Garnalen toevoegen en al omscheppend ca. 2 minuten bakken. Pan van vuur nemen, peterselie en citroensap erdoor roeren, met zout op smaak brengen. Aan elk prikkertje 3 garnalen en een tweehoekjes brood steken. In pan achtergebleven olie erover druppelen.

Bevat per garnalenspiesje circa 85 kcal.

Tonijnwraps
(voor 30 stuks)

Ingrediënten:
3 wraptortilla's (supermarkt)
2 blikjes tonijn op water
1 eetlepel magere yoghurtdressing
1 eetlepel magere yoghurt
1 eetlepel citroensap
3 augurken, fijngesneden
1 teentje knoflook, fijn gehakt
peper
zout
tabasco
3 handen fijngesneden ijsbergsla, ongeveer 100 gram
extra nodig: feestelijke prikkertjes

Werkwijze:
Laat de tonijn uitlekken en meng deze in een kom met de yoghurtdressing, yoghurt, augurk, citroensap, peper, knoflook, zout en een paar druppels tabasco. Verwarm de tortilla's (dan kan je ze beter oprollen). Leg de wraptortilla's op een werkblad, besmeer ze helemaal met het tonijnmengsel en verdeel de sla erover. Rol strak op en snijd elke wrap in 10 plakjes. Steek ieder plakje vast met een prikker.

Tip: vervang de tonijn door plakjes gekruide kipfilet.

Bevat per portie circa 110 kcal.

Pizzapuntjes
(voor 12 puntjes)

Ingrediënten:
1 pakje Danerolles Pizza en Tomato (in koelvak supermarkt)
beleg naar keuze uit:
uien
knoflook
paprika
champignons
courgette
achterham
tonijn uit blik (op water)
mozzarella
30+ kaas
kruiden als gedroogde basilicum en oregano
peper en zout

Werkwijze:
Volg de instructies op het pakje Danerolles. Beleg de pizza daarna met de tomatensaus uit het pak, de fijngesneden groenten, vlees of vis. Breng op smaak met peper en wat zout. Dek af met plakjes mozzarella. Laat ongeveer 15 minuten bakken (de kaas mag smelten, maar niet bruin worden!). Snijd voor serveren in stukjes. Zowel warm als koud een aanrader!

Bevat per pizzapunt circa 285 kcal.

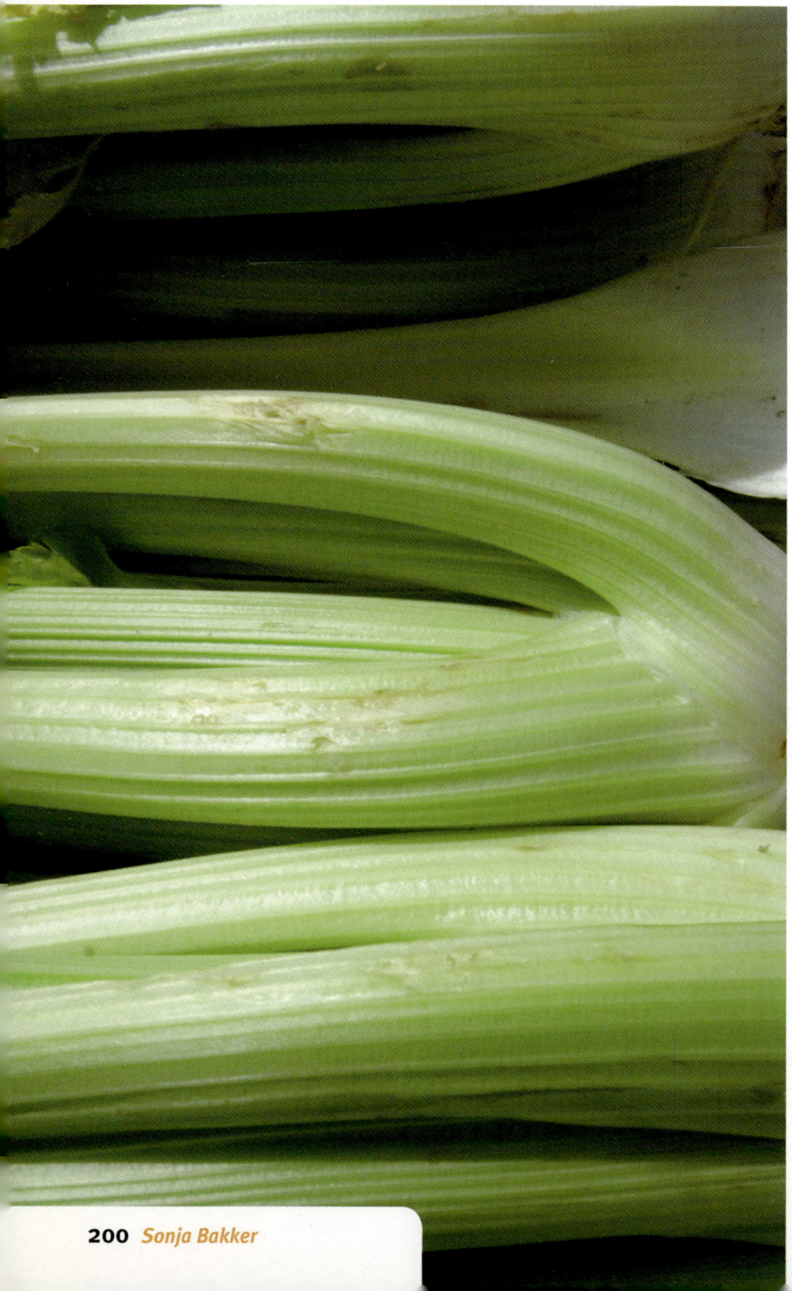

Doe de dip!
(voor 1 groot bord)

Ingrediënten:
Rauwkost (bijv. wortel, bleekselderij, komkommer, radijs, bloemkool, paprika)
1 dl magere yoghurt
2 eetlepels magere yoghurtdressing
4 eetlepels zoete chilisaus
peper en zout

Werkwijze:
Maak de rauwkost schoon en verdeel in lange repen en hapklare stukken. Blancheer eventueel de bloemkoolroosjes 5 minuten in kokend water, als je rauwe bloemkool niet lekker vindt. Meng in een mooi kommetje de yoghurt, magere yoghurtdressing en chilisaus. Breng op smaak met peper en zout. Zet het kommetje op een mooi, groot bord en rangschik de rauwkost eromheen. En dan... dippen maar!

Bevat per dip circa 45 kcal.

Slanke tonijnsalade
(voor op brood of op een toastje)

Ingrediënten:
2 blikjes tonijn op water
2 eetlepel magere yoghurt
2 eetlepel magere yoghurtdressing
2 augurken, fijngesneden
1/2 rode paprika, fijngesneden
1 sjalotje, fijngesneden
1 eetlepel citroensap
peper en zout

Werkwijze:
Meng alle ingrediënten in een kom, net zolang tot het een smeuïg geheel is. Is de salade nog iets te droog? Voeg dan een beetje extra yoghurt toe. Breng eventueel op smaak met peper en zout. Lekker op een geroosterd broodje.

Bevat per portie circa 160 kcal.

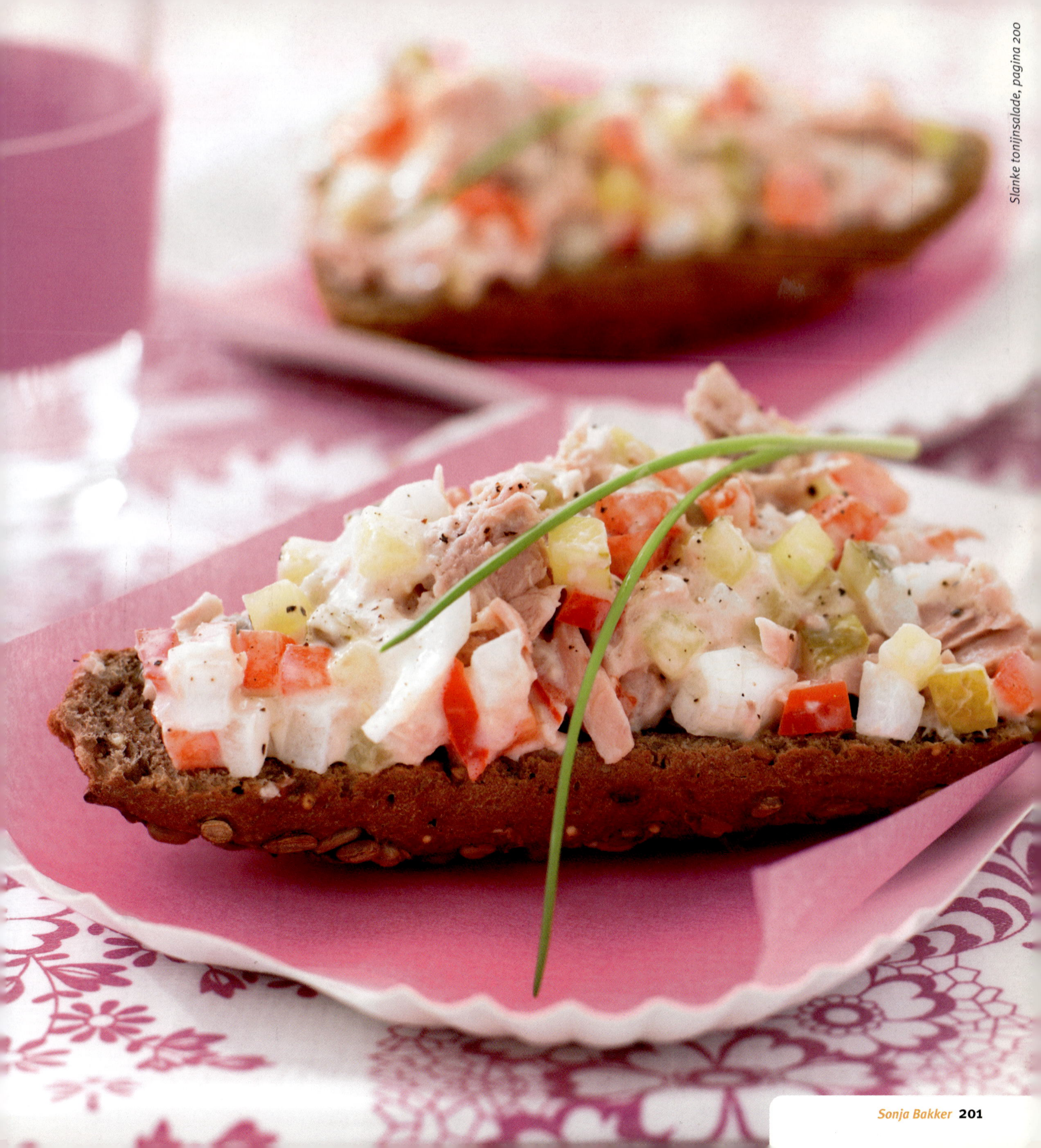

Slanke tonijnsalade, pagina 200

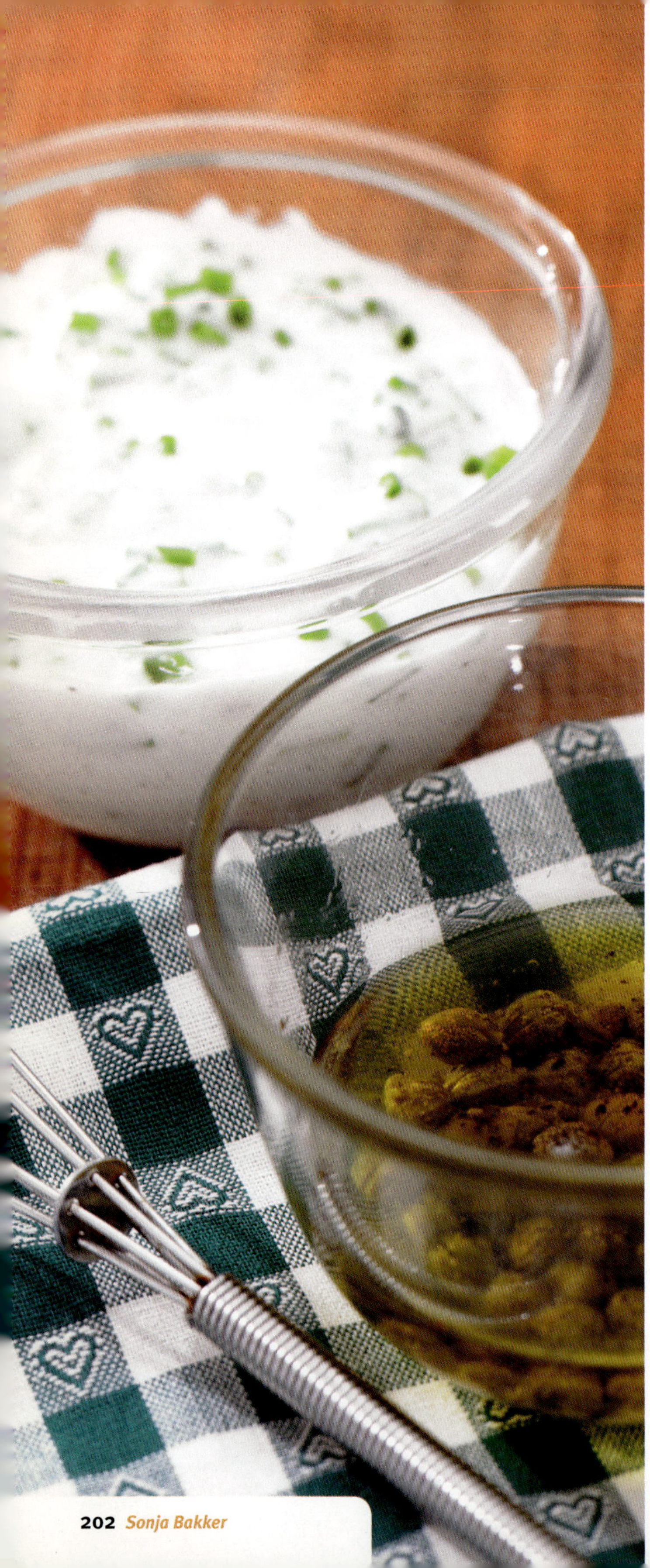

Sauzen en dressings

Satésaus

Ingrediënten:
250 gram pindakaas
250 ml halfvolle melk
3 eetlepels ketjap (zout)
1 eetlepel sambal
1 teen knoflook

Werkwijze:
Doe de pindakaas in een pannetje op een heel laag vuur en giet daar 200 ml melk bij. Heel langzaam verwarmen tot een dikke saus ontstaat. Doe nu de sambal, ketjap en geperste knoflook erbij. Even goed roeren. Roer nu langzaam het restant van de melk erdoor tot een mooie egale saus ontstaat. De volgende dag nóg lekkerder!

Bevat per eetlepel circa 35 kcal.

Knoflooksaus

Ingrediënten:
5 eetlepels magere sladressing op yoghurtbasis
2 tenen knoflook
2 theelepels knoflookpoeder
1 theelepel verse gehakte peterselie

Werkwijze:
Meng de sladressing met geperste knoflook, de knoflookpoeder en gehakte peterselie. Is de saus te dik? Roer er een eetlepel water door.

Bevat per eetlepel circa 30 kcal.

Stroganoffsaus

Ingrediënten:
2 grote uien
1 rode paprika
250 gram champignons
2 eetlepels olijfolie
2 tenen knoflook
2 blikjes tomatenpuree
groentenbouillonblokje
scheutje cognac
paar druppels Worchestershiresauce
250 ml demi crème fraîche

Werkwijze:
Snijd de champignons in plakjes en snipper de uien. Maak de paprika schoon en snijd de paprika in kleine stukjes. Fruit de ui samen met de knoflook in wat olijfolie aan en bak daarna de champignons en paprika samen met de ui even kort. Afblussen met een flinke beker water en bouillonblokje erdoorheen roeren. Doe de tomatenpuree erbij zodat de saus gaat binden, maak de saus op smaak met een scheut cognac en een paar druppels Worchestershiresauce. Zet het vuur laag en roer de demi crème fraîche er door heen.

Bevat per eetlepel circa 45 kcal.

Mosterd-balsamicodressing

Ingrediënten:
2 theelepels Zaanse mosterd
2 eetlepels balsamico azijn
klein scheutje olijfolie
1 eetlepel appelsap

Werkwijze:
Meng alle ingrediënten in een kom. Is de dressing nog te zuur? Voeg dan een drupje extra appelsap toe.

Bevat per eetlepel circa 20 kcal.

Honing-mosterd-dressing

Ingrediënten:
2 theelepels Zaanse mosterd
3 eetlepels witte wijnazijn/kruidenazijn
1 flinke eetlepel honing

Werkwijze:
Meng alle ingrediënten in een kom. Is de dressing nog te zuur? Voeg dan een klein schepje extra honing toe.

Bevat per eetlepel circa 22 kcal.

Oosterse dressing

Ingrediënten:
2 eetlepels lichte sojasaus
1 eetlepel vissaus
1 eetlepel limoensap
2 theelepels bruine suiker
1/2 rode peper in ringetjes
1 eetlepel gembersiroop

Werkwijze:
Meng alle ingrediënten in een kom. Eventueel neutraliseren met een klein scheutje gembersiroop. Lekker bij rauwkostsalade van komkommer, ananas, bleekselderij en taugé.

Bevat per eetlepel circa 30 kcal.

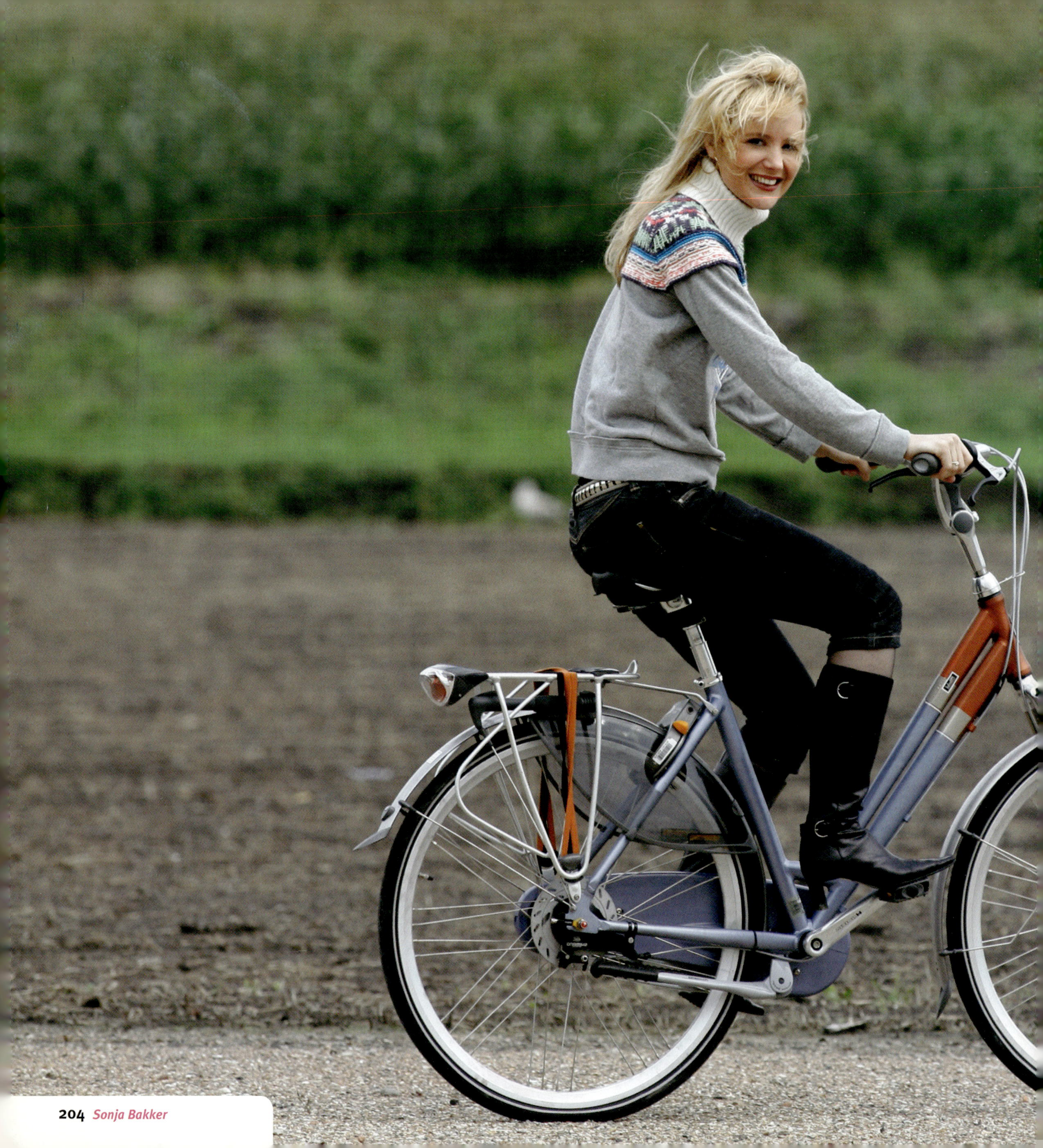

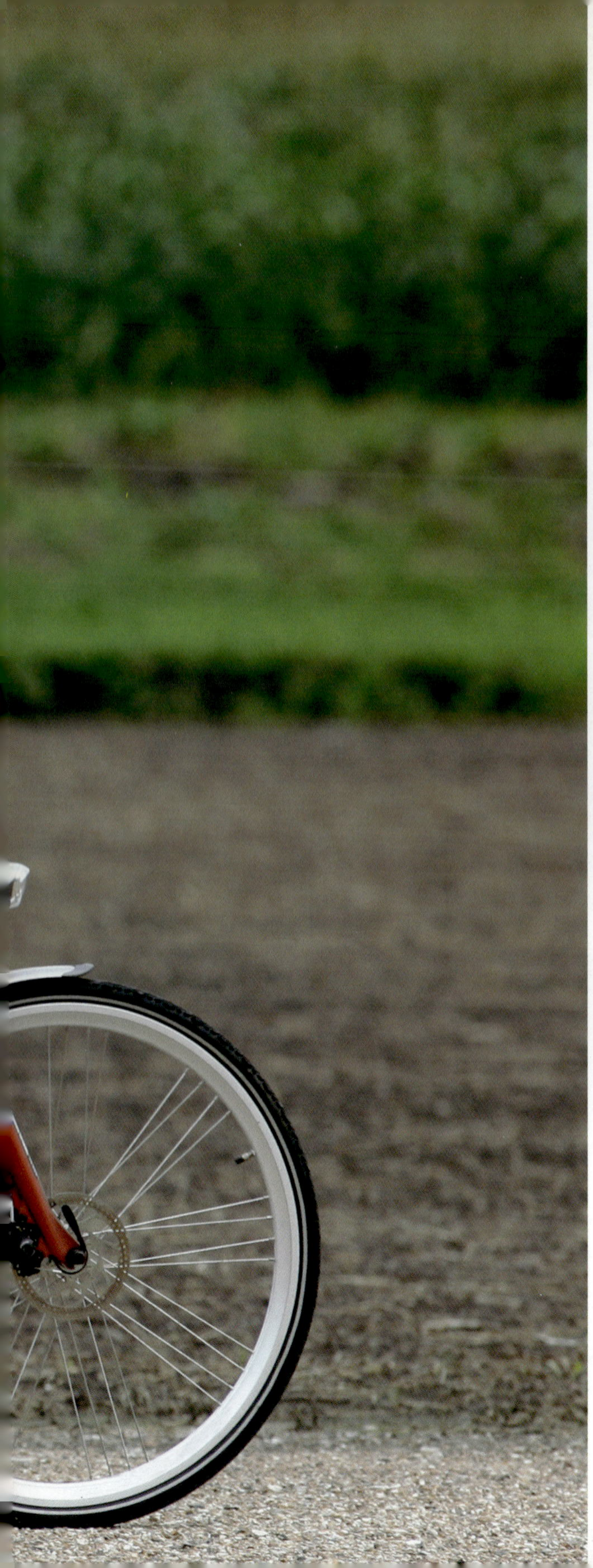

Tot slot

Zoals je waarschijnlijk inmiddels weet, heb ik jaren geknokt om de strijd tegen overgewicht te winnen. Ik heb er zelfs mijn beroep van gemaakt. Daarom is het hartverwarmend om te weten dat zo veel mensen zijn afgevallen door mijn methode.
Dat geeft mij enorme voldoening. Al die duizenden brieven, mailtjes en telefoontjes hebben me gelouterd en versterkt. Want net als jij blijf ik elke dag mijn doelen nastreven, en laat ik me niet verleiden om dat gezonde patroon te doorbreken.
Want verleidingen liggen altijd op de loer.

Dit boek kan je weer inspireren om vol te houden, of om de draad weer op te pakken. Ieder lichaam is anders. De een heeft nét weer iets meer of minder nodig dan de ander. Stel met behulp van mijn methode je eetpatroon af op je behoefte. Gezond leven is een cadeau wat je jezelf kunt geven. En vooral iets waar je trots op mag zijn. Houd vol, net als ik. Want er is maar een iemand de baas is over je beslissingen: dat ben je zelf!

Sonja.

Reeds verschenen

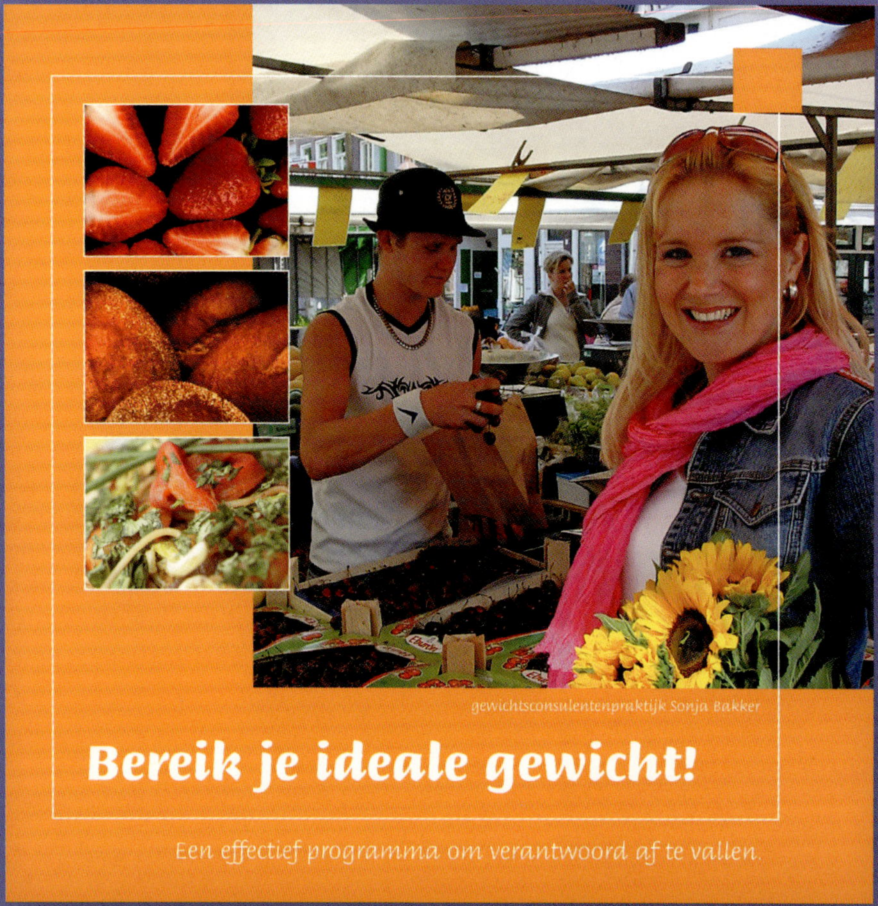

isbnnr. 90-90192-24-7
isbnnr. 978-90-90192-24-6
prijs: € 13,95

Sonja Bakker had al heel wat diëten gevolgd, voordat ze op haar twintigste met de opleiding voor gewichtsconsulente begon. Daardoor kreeg ze meer inzicht in voeding en kon ze haar eigen dieetmethode ontwikkelen.
Het resultaat is een vernieuwende methode waarbij je van alles mag eten, geen calorieën of punten hoeft te tellen,en toch afvalt.
De kracht zit vooral in de variatie en de hoeveelheden. Het resultaat is verbluffend, blijvend en daardoor bijzonder motiverend!
'Bereik je ideale gewicht!'
Een effectief programma om verantwoord af te vallen biedt weekmenu's voor mannen en vrouwen, herkenbare verhalen uit de praktijk van de gewichtsconsulente, handige tips en adviezen en smakelijke recepten voor een gezond en slank leven.

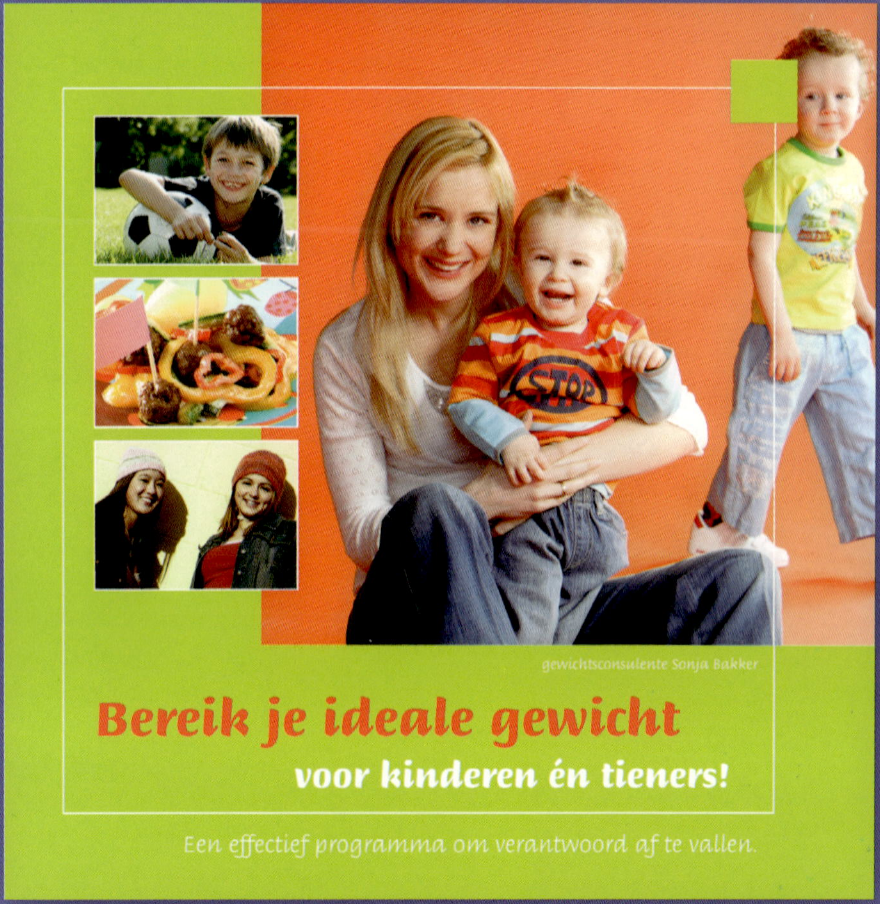

isbnnr. 90-78211-03-2
isbnnr. 978-90-78211-03-7
prijs: € 14,95

'Hoe komt het toch dat steeds meer kinderen te zwaar zijn?' wordt gewichtsconsulente Sonja Bakker vaak gevraagd. Haar antwoord is eigenlijk heel simpel: we weten niet meer zo goed wat een gezond eetpatroon is voor onze kinderen. Zelf was Sonja een dikke baby. Voor haar vijftiende had ze alle diëten die er waren al gevolgd. Toen Sonja de opleiding tot gewichtsconsulente is gaan volgen, ontwikkelde ze haar eigen dieetmethode. Haar eerste boek: Bereik je ideale gewicht! is een bestseller. Door haar nuchtere aanpak en de bruikbare weekmenu's zijn duizenden mensen met behulp van dit boek afgevallen. Gewichtsconsulente Sonja Bakker garandeert je: met haar kant-en-klare weekmenu's speciaal voor kinderen, leer je je kind een gezond eetpatroon aan, zonder dat je er heel gekke dingen voor hoeft uit te halen. Dit boek is bedoeld voor kinderen van 4 t/m 18 jaar die hun ideale gewicht willen bereiken. Voor elke leeftijdscategorie is er een apart hoofdstuk, opgebouwd uit verhalen uit de praktijk, tips en adviezen, recepten en weekmenu's. Gewichtsconsulente Sonja Bakker, moeder van twee kinderen, runt haar eigen praktijk. Zij begeleidt mannen, vrouwen en vooral kinderen die op een gezonde manier van hun overgewicht willen afkomen.

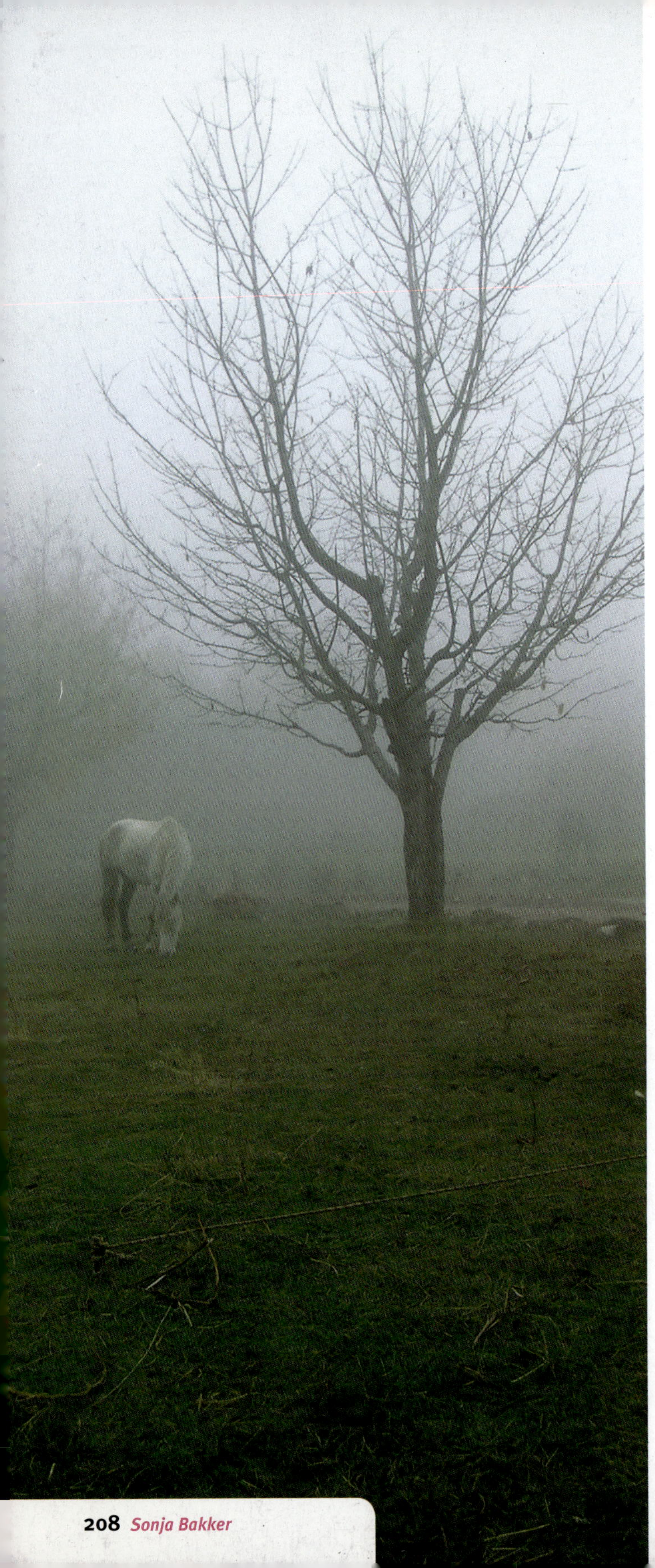

Colofon

Gewichtsconsulente Sonja Bakker
www.sonjabakker.nl

Tekst: Sonja Bakker
Redactie: Sonja Bakker, Nathalie Bunschoten, Andrea Wesdorp, Gees van Asperen, Mathijs Vrieze
Adviezen: Hans Vos
Vormgeving: Studio Brouwer, Hoorn
Fotografie cover: Albert den Iseger
Fotografie binnenwerk: Lieke Heijn & Pim Janswaard - Cameron-studio
Albert den Iseger pagina 35, 35, 36, 37, 204
Haar & Make-up: Bert Richter
Styling: Jan-Willem van Riel - De Stijlbrouwerij
Foodstyling: Jacqueline Pietrowski - Fotokok
Haar & Make-up coverfoto: Rob Peetoom, Marjan van Drie
Drukwerk: Roto Smeets GrafiServices
Uitgeverij: Sunbeam publishing www.sunbeampublishing.com
Met dank aan: Veldhuis Sport, Hoorn

isbnnr. 90-78211-00-8
isbnnr. 978-90-78211-00-6

1e druk
30 november 2006

Sonja Bakker is niet verantwoordelijk voor aandoeningen of schade die voortvloeien uit het gebruik van dit boek. Schakel bij twijfel altijd een huisarts in. Dit boek is niet bedoeld voor diabeten.